中国百年百名中医临床家丛书

马 光 亚

梁明达 整理

中国中医药出版社

·北京·

图书在版编目（CIP）数据

马光亚 / 梁明达整理 . -- 北京：中国中医药出版社，2001.02（2025.5 重印）

（中国百年百名中医临床家丛书）

ISBN 978 - 7 - 80156 - 133 - 6

Ⅰ.①马…　Ⅱ.①梁…　Ⅲ.①中医学：临床医学—医话—中国—现代　Ⅳ.① R249.7

中国版本图书馆 CIP 数据核字（2000）第 59996 号

中国中医药出版社出版

北京经济技术开发区科创十三街 31 号院二区 8 号楼

邮政编码　100176

传真　010-64405721

廊坊市佳艺印务有限公司印刷

各地新华书店经销

开本 850 × 1168　1/32　印张 11　字数 247 千字

2001 年 2 月第 1 版　2025 年 5 月第 5 次印刷

书号　ISBN 978 - 7 - 80156 - 133 - 6

定价　39.00 元

网址　www.cptcm.com

服 务 热 线　010-64405510

购 书 热 线　010-89535836

维 权 打 假　010-64405753

微信服务号　**zgzyycbs**

微商城网址　**https://kdt.im/LIdUGr**

官 方 微 博　**http://e.weibo.com/cptcm**

天猫旗舰店网址　**https://zgzyycbs.tmall.com**

如有印装质量问题请与本社出版部联系（010-64405510）

出版者的话

祖国医学源远流长。昔岐黄、神农，医之源始；汉仲景、华佗，医之圣也。在祖国医学发展的长河中，临床名家辈出，促进了祖国医学的迅猛发展。中国中医药出版社为贯彻卫生部和国家中医药管理局关于继承发扬祖国医药学，继承不泥古、发扬不离宗的精神，在完成了《明清名医全书大成》出版的基础上，又策划了《中国百年百名中医临床家丛书》，以期反映近现代即 20 世纪，特别是新中国成立 50 年来中医药发展的历程。我们邀请卫生部张文康部长做本套丛书的主编，卫生部副部长兼国家中医药管理局局长佘靖同志、国家中医药管理局副局长李振吉同志任副主编，他们都欣然同意，并亲自组织几百名中医药专家进行整理。经过几年的艰苦努力，终于在 21 世纪初正式问世。

顾名思义，《中国百年百名中医临床家丛书》就是要总结在过去的 100 年历史中，为中医药事业做出过巨大贡献、受到广大群众爱戴的中医临床工作者的丰富经验，把他们的事业发扬光大，让他们优秀的医疗经验代代相传。百年轮回，世纪更替，今天，我们又一次站在世纪之巅，回顾历史，总结经验，为的是更好地发展，更快地创新，使中医药学这座伟大的宝库永远取之不尽、用之不竭，更好地服务于人类，服务于未来。

本套丛书第一批计划出版 140 种左右，所选医家均系在中医临床方面取得卓越成就，在全国享有崇高威望且具有较高学术造诣的中医临床大家，包括内、外、妇、儿、骨伤、针灸等各科的代表人物。

本套丛书以每位医家独立成册，每册按医家小传、专病论治、诊余漫话、年谱四部分进行编写。其中，医家小传简要介绍医家的生平及成才之路；专病论治意在以病统论、以论统案、以案统话，即将与某病相关的精彩医论、医案、医话加以系统整理，便于临床学习与借鉴；诊余漫话则系读书体会、札记，也可以是习医心得，等等；年谱部分则反映了名医一生中的重大事件或转折点。

本套丛书有两个特点是值得一提的：其一是文前部分，我们尽最大可能收集了医家的照片，包括一些珍贵的生活照、诊疗照，以及医家手迹、名家题字等，这些材料具有极高的文献价值，是历史的真实反映；其二，本套丛书始终强调，必须把笔墨的重点放在医家最擅长治疗的病种上面，而且要大篇幅详细介绍，把医家在用药、用方上的特点予以详尽淋漓地展示，务求写出临床真正有效的内容，也就是说，不是医家擅长的病种大可不写，而且要写出"干货"来，不要让人感觉什么都能治，什么都治不好。

有了以上两大特点，我们相信，《中国百年百名中医临床家丛书》会受到广大中医工作者的青睐，更会对中医事业的发展起到巨大的推动作用。同时，通过对百余位中医临床医家经验的总结，也使近百年中医药学的发展历程清晰地展现在人们面前，因此，本套丛书不仅具有较高的临床参考价值和学术价值，同时还具有前所未有的文献价值，这也是我们组织编写这套丛书的初衷所在。

中国中医药出版社

2000 年 10 月 28 日

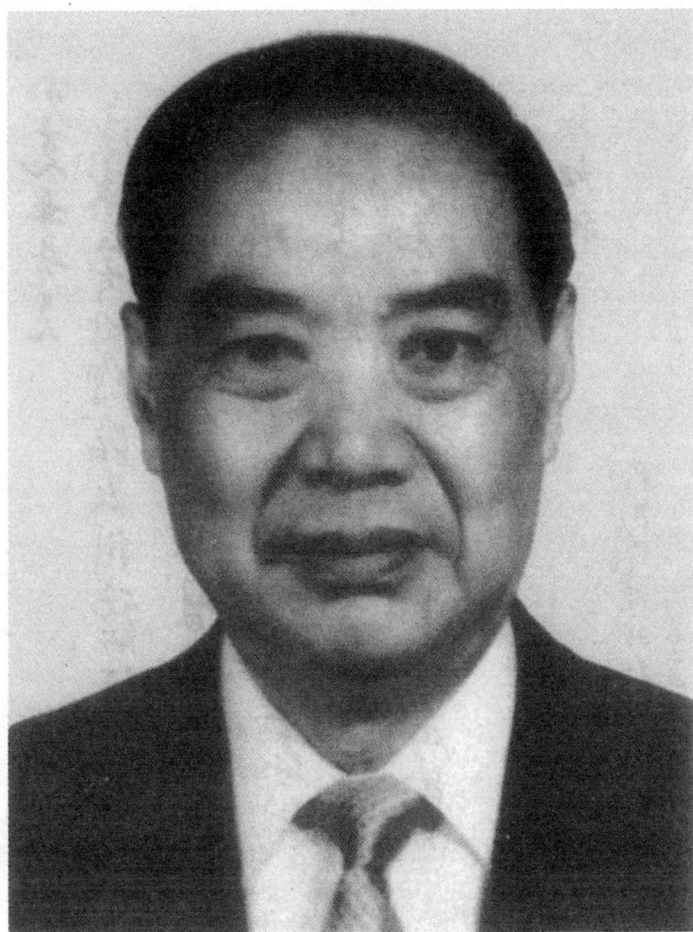

马光亚教授近影

先亚吾兄，

成寧大作"臨床辨證論治經驗實錄"
拜讀之餘，毋任欽佩習法律的必須
重視判例，習醫者亦然，此書詳匯
師之言獻至為重矣，今學院可以此
為高年級學生必讀之書，庶幾近
寫，专此申謝並頌

如祉！

　　　　　陳立夫

　　　　　八二八

1993 年陈立夫先生给马教授之信

内容提要

本书介绍台湾著名医家马光亚教授临床经验。马光亚，原籍湖南湘潭，1914 年出生，自幼爱好文学及书画，湖南省立国学专修馆毕业。15 岁随湘中名医彭文彩习医，24 岁起独立应诊，1947 年参加中医师考试，正式步入岐黄之途。1951 年入台，在名中医覃勤门下执弟子礼，次年在台北市开业，对温病、气管炎、过敏性鼻炎、肝炎、肾炎及多种疑难病证有单效，声誉大著。1954 年被考试院聘为中医师襄试委员、典试委员，1972 年被中国医药药院聘为董事会董事；1975 年聘为教授，后任中医学主任、中国医药学院副院长等职。著述颇多，如《中医诊断学》、《中医外诊法》、《台北临床三十年》正续集、《温热病新解》、《临床辨证与经验实录》等，对中医学术有重大贡献。

目　录

医家小传

　　翻开中国医药学院及台中附设医院院史，会使你饶有兴趣地发现特殊的一页。《台湾自由报》1997年4月20日第5版"人物素描"专栏报道：知识分子型的医师，精研中医勤学不辍，积极培养后进毫不藏私，强调中医是辨证学，反对郎中乱用偏方治病；《台湾联合报》1989年1月20日第15版亦报道：病人要挂一位名医的号，必须彻夜排队，代抢位子的"医院黄牛"应运而生，该院决定专门为此名医装设预约专线电话，并拟妥特别的挂号制度，传为杏坛奇闻。媒体竞相报道，病患奔走相告，无不欢欣鼓舞，"青囊寿世"，有口皆碑。此位名医，即为德高望众、医技超群、誉满台岛的马光亚先生，亦为本书之作者。

　　马光亚先生，原名马建中，原籍湖南省湘潭县，1914年11月1日出生。自幼爱好文学及书画，湖南省立国学专修馆毕业。其外祖父彭公文彩，为晚清秀才，亦为湘中名医。马光亚先生私塾于外祖父，教读四书、五经及唐宋诗文等；15

岁随之习医，读《伤寒论》《金匮要略》《医宗金鉴》《温病条辨》《医方集解》《张氏医通》等书。因之，文学功底深厚，医学理论扎实。继之，彭公在乡间临床，常跟于其后，学取实践经验；24 岁即能独立为乡人诊病，处方多效，深得乡人称赏。1947 年参加中医师考试，成绩合格，正式步入岐黄之途。

1951 年东渡入台，不久由何键先生介绍拜访中医界领袖覃勤（醒群）先生，未久，即正式执弟子礼，拜其为师。次年在台北市厦门街开业。地域的变更，气候的差异，使马光亚先生学术产生一次较大的飞跃。他开业之初，临床是以湖南家乡之见解断证立方，处方常不发生良效。如在湖南治外感，伤寒证居多，常用麻黄、桂枝、细辛等辛温发散之药，桂枝可用至 18 克或 30 克，投药辄效；而台湾地处亚热带地区，温病居多，解表应为辛凉之剂，方可药到病除。从此他对温病、气管炎、过敏性鼻炎、肝炎、肾炎及多种疑难病证，发奋研究。他认为温病临床应以叶香岩之卫气营血为辨证纲要，辨舌最为重要，脉象、证候合参，如此才能窥得温病全貌，订立最适当的有效治方；发现过敏性鼻炎，多由阴虚肺肝热炽而成，属寒者少，用养阴平肝之法而屡试不爽；总结肝炎辨证，按病因、归属分型，贴近临床，后学易法，突出腹诊，发前人未发，且大张旗鼓重树辨证论治旗帜，海来者不要数典忘祖；辨治肾病，先贤以肺为娇脏，临床发现表邪很快入肾，故他提出："肾亦为娇脏"之崭新理论，彰明治疗肾炎，应以肺脾肾三脏为纲之经验。他治学诸多建树，临证常有奇验，因之，声誉大著。1956 年考试院聘为中医师襄试委员，后聘为典试委员 6 次；1972 年中国医药学院聘为董事会董事；1975 年聘为兼任教授；1978 年

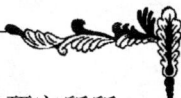

改聘为专任教授，兼中医系主任；后兼任中国医学研究所所长，聘为中国医药学院副院长等职；1992年退休，仍矢志不移振兴中医，专心著述，无私传于后人。

马光亚先生一生著作颇多。著有《中医诊断学》、《中医外诊法》、《台北临床三十年》正续集、《临床辨证与经验实录》、《温热病新解》、《中风与昏厥之辨证与治验》、《中医如何诊治肝病》等。陈立夫老先生曾多次致函赞誉其学术："兄对于医学方面之贡献确实伟大，以今证古，使书本知识与事实相互引证，此之谓真知，其所以臻至此者，以兄之国文精深，而智慧之过人也"；"承寄大作《临床辨证与经验实录》，拜读之余，毋任钦佩。习法律的必须重视判例，习医者亦然。此著对医师之贡献至为重大也，学院可以此为高年级学生必读之书，庶几近焉"。兹爱引部分文字，以期充分证明：马光亚先生学验咸丰，至为允当！

马光亚先生的传略，充分显示他在中医生涯中不断探索、进取，对中医学之继承、发扬、光大而奋斗不息。是书付梓，并将继续作出意义深远的重大贡献。研读有益，诚可知矣！

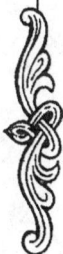

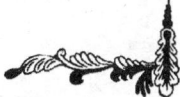

专病论治

咳嗽　气喘　鼻炎

　　马师继承发扬前贤辨治咳嗽、气喘、鼻炎颇具特色。师辨证，破白主寒痰一统天下之论；正湿热内伏而西医谓之无病之误。师论治，抒治肺轻灵取胜，寒咳去饮为上，湿咳治分表里，燥咳夹风夹寒，清润中微佐辛温，虚咳、虚喘治肺、治脾、治肾各有侧重不同，以及独行补益见咳不治咳，与补泻合法、相反相成之经验；养阴平肝治过敏性鼻炎，发前人之所未发。提要书此，必鼓动读者探索兴趣，领悟真义。

上焦如羽　轻灵取胜

翁某（病历 802201 号）

女，2 岁。咳嗽，痰涩，不易略出，夜咳尤甚，阵阵发作，通宵不寐。曾服用多种特效药，及抗生素治疗，历时两月，均为乏效，家人忧虑，苦不堪言，一日抱来请诊。证属内热感风，肺气失宣使然。宜宣清肺气为务。

桑皮 0.6 克　杏仁 0.6 克　前胡 0.6 克　黄芩 0.6 克　白前 0.6 克　橘红 0.6 克　薄荷 0.5 克　瓜蒌 0.6 克　贝母 0.6 克　甘草 0.5 克

1 日量，分 3 次服。配 3 日量。

该药为顺天堂科学提炼，服药三日，两月之咳痊愈。

按语：马师凭患儿咳嗽阵作，痰涩难咯，断病机为内热感风，热邪遏伏，肺失宣肃。铭吴瑭"治上焦如羽"之训，而遣使前胡、杏仁、橘红、白前、薄荷宣发肺气，桑皮、黄芩清肺肃降，瓜蒌、贝母润燥化痰。病程虽久，用药轻灵；药中病的，立竿见影。

燥咳清润　切忌温散

张某（病历 112323 号）

男，年逾花甲，居南投中兴新村。1968 年秋月患咳，咽干无痰。缘于政府公职人员，就诊于公立医院，服多种特效药物乏效，也自行向药肆购买多种治咳便药，亦无效，历时两月余，一日因公差来台北，延师诊治。老师主立清润，二剂即愈。

北沙参 10 克　紫菀 10 克　款冬 10 克　麦门冬 12 克　白前 10 克　百部 10 克　橘红 5 克　天花粉 10 克　浙贝 10 克　桑白皮 10 克　杏仁 10 克　甘草 3 克

按语：叶天士云："燥自上受，均是肺先受病"，又曰："秋令感伤，恰值夏月发泄之后。初起，治肺为急，当以辛凉甘润之方。"马师师承天士肺先受燥，燥咳治法之学，广敷其义。他认为：肺燥咳嗽，喉头干痒，干咳无痰，无寒热症状者，投药清润即效，忌用温散，不但麻黄、桂枝不能下咽，即便荆芥、紫苏也非所宜，方中有橘红、杏仁担当宣肺足矣！因散药能损伤津液，服之干燥益甚故也。若夹表者，亦仅能命薄荷凉解可也。老师经验，验之临床，罔不获效！

燥咳夹风　并行温散

严某（病历 662444 号）

女，28 岁。病咳 20 余天，经几家医院，服多种治咳药乏效，请老师诊治。刻诊咽干无痰，喉头阵阵觉痒，痒即呛咳不止，头痛鼻塞，口渴无汗，周身酸痛。辨证肺燥夹风，宜清肺润燥，解表宣肺并进。

麻杏甘石汤 3 克　荆芥 0.6 克　防风 0.8 克　桔梗 0.8克　百部 0.8 克　前胡 0.8 克　花粉 0.8 克　麦冬 0.8 克

本方为 1 日量，分 3 次服，服药 5 日病瘥。

按语：燥咳无表，主以清润，切忌温散，前案言明。然本案夹有风邪，马师洞察真相，无专主一边，疏漏一边，而运筹麻黄、荆芥、防风解表；杏仁、前胡、桔梗宣肺；石膏清热；花粉、麦冬、百部润燥。既无独行解表，令肺燥更甚之弊，又无专主清热润燥，致表邪留恋之过，制方周全，表里兼顾，故而收效捷速。

沉寒在肺　进退麻黄

宋某（病历 309038 号）

男，58 岁，住台北市兴隆路二段某巷某号。

咳嗽年余，几进医院，屡服多种特效药乏效，1981 年 3

月 23 日就诊。

症状：干咳无痰，夜间尤甚，喉头起痒，辄发阵咳，连咳多声，咽干喉痛，大便不实，舌干略有白苔。综合脉症，辨证肺燥而有伏寒。宜润燥温肺、宣降敛散合法，《千金》麦门冬汤加减主之。

紫菀 10 克　桑皮 13 克　麻黄 2.1 克　姜夏 6 克　橘红 5 克　竹茹 13 克　麦冬 30 克　生地 10 克　五味子 3 克　车前子 10 克　厚朴 6 克　甘草 3 克

3 月 31 日 2 诊，服药 3 剂，咳嗽减轻，大便已聚。试看疗效，停药未续服，结果咳嗽未加重，遂再次求诊，处方如下：

竹茹 13 克　桑皮 10 克　麦冬 30 克　生地 10 克　姜夏 6 克　广皮 5 克　紫菀 6 克　麻黄 2.5 克　五味子 2.1 克　甘草 3 克　生姜 2 片

4 月 7 日 3 诊，服方 3 剂　咳嗽更轻　仍守原法。

麦冬 30 克　生地 10 克　竹茹 13 克　橘红 5 克　桑皮 10 克　法半夏 6 克　紫菀 10 克　白前 10 克　五味子 3 克　荆芥 5 克　细辛 2 克　甘草 3 克　生姜 2 片

患者 4 月 18 日来云，此方效果最佳，咳嗽痊愈，遂停服药。

按语：药应随症消息，一诊缘于大便不实，益厚朴苦辛温，燥湿祛寒；增车前甘淡寒，利小便而实大便。三诊咳嗽轻减，然肺经留恋寒邪，仍须除之务尽，降逆气以止咳，继续前进，故退麻黄之力峻，而免过于升散之弊，易荆芥与细辛，而取适度温散之优；伍白前善降气，而显温而不燥之长。同为燥咳，用药进退，适其所宜，足征老师辨证精细，法药活泼。

白痰主寒　并非确论

丁某（病历 102032 号）

男，84 岁。居永和镇民族街某巷某号。

患者轻度中风，神志半明半暗，语言謇涩，行动须人搀扶；咳嗽已久，常彻夜不能入眠。1981 年 3 月 11 日，请师出诊，其家人告曰：痰白而多，服遍诸药，咸无寸效。师见吐痰，粘连不断，判为燥痰，处方 3 剂而咳止。方药如下：

北沙参 10 克　天冬 10 克　贝母 10 克　桑皮 10 克　紫菀 6.5 克　知母 10 克　麦冬 10 克　白前 10 克　杏仁 10 克　茯苓 10 克　五味子 3 克　甘草 3 克

按语：白色主寒，古有名训，故医家一见白痰，咸作寒痰论治。然马师认为：白痰非为寒家专利，其痰白清如水而带泡沫者，断之寒痰诚是；痰白稠黏而若丝不断者，判为燥痰无疑。燥痰作寒痰论治，如"以地事秦，譬犹抱薪而救火也"。精于临床，揆度奇恒，后学不可不明！

寒邪恋肺　去饮显功

张某（病历 112341 号）

男，居台北市和平东路三段某巷某弄某号。

1979 年 2 月 11 日就诊。据告患咳 4 年有余，吐痰清稀带泡。曾经许多医生诊治，投药罔效，甚者病情反而加剧，患者失去诊治信心；时而因病相逼，自己试用生姜、苏子、蜜糖蒸服，发现生效，不能根治，稍一着凉，咳嗽又起。师诊脉紧数，察苔白湿。合参病史，辨证患者肺有沉寒使然，处方小青龙汤加味：

紫菀 10 克　麻黄 6 克　桂枝 6 克　姜半夏 10 克　白芥

子10克　细辛3克　干姜3克　五味子3克　酒芍10克
甘草3克

2月14日复诊，服方3剂，咳嗽减轻，惟有心悸现象。
改用苓桂术甘汤加味。

茯苓13克　白术10克　桂枝6.5克　甘草6.5克　干
姜5克　细辛3克　五味子3克

2月15日三诊，告药后大效：痰大减，咳渐止，心悸
瘥。师未更方，嘱前方尽剂，继进5剂，4年余咳病霍然。

按语：师曰，外感咳嗽，以除去病邪为先，病邪不去，
或去而未净，必久咳不止。如风寒咳嗽，不及时发散，病必
淹缠；若误服寒凉，更是助桀为虐，终成水饮之害；若蛮行
补涩，必令气闭立见，铸成留寇之祸。因之马师认为清·陈
复正谓人参败毒散为治咳第一方之说，但可师其法，而不可
泥其方；赞同清·陈念祖治咳喜用姜、辛、五味三药之见，
而于临证中，遇痰清带泡者方用；心悟本案为寒邪在肺成
饮，不去水饮，治咳无用，而在小青龙初效后，改用苓桂术
甘汤专攻其饮，令功效始显而全。临证选方之难，学者不可
不察。

湿邪为患　治分内外

吕某（病历606058号）

男，居高雄市鼓山区某街某号。

1980年4月17日就诊。咳嗽3月余，经他医治疗，服
多种中西药无效。刻诊：痰多泡沫，身疲胸满，胃纳不甘，
舌苔白腻，脉象濡缓。脉证合参，斯为湿咳，当以去湿为第
一要义，宜苍白二陈汤加味主之。

苍术10克　白术10克　法半夏10克　橘红5克　茯

苓 10 克　藿香 10 克　前胡 10 克　杏仁 10 克　甘草 3 克 生姜 2 片

4月20日复诊。服药5剂，咳嗽病瘥，身体亦不觉疲倦，惟胃纳仍不甚佳，宜六君子汤加味收功。

西党参 10 克　白术 10 克　茯苓 10 克　广皮 5 克　姜 半夏 10 克　桔梗 10 克　紫菀 10 克　白前 10 克　甘草 3 克 嘱服 5 剂

按语：本案患者身疲胸满，痰多泡沫，显系湿之表征，故师命苍术、白术、二陈汤，去在里之湿，藿香、前胡、杏仁，去在表之湿，令邪去而肺复宣降之职，咳嗽必愈。二诊湿虽去，咳近愈，然胃纳欠佳，示脾虚，防湿邪有卷土重来之患，故师遣六君汤健脾气，化痰湿，桔梗、紫菀、白前行宣发、司肃降，脾肺同治，防患未然。

陈某（病历 752989 号）

男，70 岁。1966 年 10 月患咳，缘于自知几许治咳中药，首买麻黄、杏仁、生姜、冰糖蒸水饮服，咳曾减轻；继购胖大海、杏仁、川贝蒸服，却未见效；后服多种治咳中成药，咸不愈疾。11 月 23 日，延师诊治。症状：咳嗽痰多，清稀带沫易咯，从晨至晚，吐痰半盂，不能平卧；食欲呆钝，口淡乏味。诊断脾虚肺寒，拟补脾温寒，六君子汤加味治之。

西党参 10 克　白术 10 克　茯苓 10 克　姜半夏 10 克 广皮 5 克　干姜 3 克　细辛 2.5 克　五味子 3 克　炙甘草 3 克

服上方 3、4 日，咳嗽即减轻。后用异功散 20 余剂，才竟全功。

按语：患者初为感寒致咳，故自服温散，曾奏功效；然继用凉润，闭其肺窍，留邪成痰；后屡投寒凉中西成药，致年老本不任克伐之胃气多次伤残，犯虚虚之戒，酿成肺寒未去，脾湿踵至之局。马师针对病因，拨乱反正，任用六君益脾气以蠲除内湿；委派干姜、细辛内以温肺化饮，外可辛散风寒，五味子温敛肺气以止咳，又防肺气之耗散。陈、吕两案，同为湿咳，咸以去湿为先，然表里有别，次第有异，细究便知。

湿热内伏　焉谓无病

李某（病历 404043 号）

男，68 岁。居台北市中华路二段某巷某弄某号。

1980 年夏月患湿热症，因系退伍军人，进住几大医院，进行全身检查，皆云无病。然他日夜感觉不适：咳嗽不爽痰多色黄，纳谷乏味，强食不舒，胸腔郁闷，身倦乏力，懒于迈步。7 月 17 日，延师诊治。师云：斯证显系湿热遏伏使然，法宜清化宣泄。

藿香 10 克　连翘 10 克　浙贝 10 克　杏仁 10 克　薤白 13 克　白蔻 3 克　蒌实 13 克　豆豉 10 克　焦栀 10 克　枳实 6 克　苡仁 10 克　橘红 5 克　郁金 10 克　法夏 10 克　前胡 6 克

服方 3 剂，前来复诊。告曰，胸已开朗，周身舒畅，酷似锁被打开之状。惟仍咳嗽有痰，师谓：湿邪减轻，肺热仍炽，乃改方药如下

瓜蒌 13 克　前胡 10 克　浙贝 10 克　桑皮 10 克　杏仁 10 克　苡仁 10 克　银花 13 克　黄芩 6 克　白蔻 3 克　竹茹 13 克　法夏 10 克　焦栀 6 克　枳实 5 克　广皮 5 克　甘草 3 克

服药 3 剂，咳嗽告愈。

郑某（病历 874238 号）

女，56 岁。居台北市罗斯福路四段 119 巷某号。

1980 年 7 月 7 日就诊。气喘痰多，胃常闷痛，舌苔厚腻底白上层黄色。证属湿热交阻，上干于肺，清肃之令不行，肺气为之上逆。拟清热渗湿之方：

藿香 10 克　厚朴 6.5 克　川连 5 克　桑皮 10 克　白蔻 3 克　杏仁 10 克　法夏 10 克　黄芩 6.5 克　枇杷叶 10 克　全瓜蒌 13 克　枳壳 6.5 克　薏苡仁 10 克　滑石 13 克　焦栀 6.5 克　苍术 6.5 克　淡豆豉 6.5 克

服药 3 剂，气喘即平，心胸开朗，惟痰仍多。7 月 9 日复诊，更方服二剂痊愈。

苍术 6.5 克　白蔻 3 克　桑皮 10 克　藿香 10 克　杏仁 10 克　厚朴 6.5 克　枇杷叶 10 克　苡仁 10 克　六一散 13 克　川连 5 克　焦栀 6.5 克　淡豆豉 6.5 克　瓜蒌 13 克　黄芩 6.5 克　法夏 10 克　枳实 5 克

按语：马师认为中西医在诊断上不同之处，可用"象"与"物"两字说明。中医诊断是基于"象"，象即为现象，有物便有象，病人有某病即有某象，古人谓病象为"证"，"象"有盈虚，"证"有阴阳、虚实、表里、寒热。"物"即为物质，从病人身体的实质上去诊断，通过放射、化学分析等方法，检查各种病菌，从"物"字上下功夫，此为专在发病的局部寻求实质的变化。求病位部分虽无可厚非，若认为疾病之所在，则颇有问题：因为其忽略了人体全部的生活力。所以单纯凭物的诊断，对某些疾病得不到结果。例如上述两案，即为明证，然中医病象存在，安可谓之无病？即便从病位部分求治，孰能取得疗效？故马师从其象，究其因，清除湿热而病证霍然。马师对中医是否要科学化？如何科学化？亦作了论述：现在，许多人云中医要科学化，是无庸反对的，然如果主张舍弃固有的辨证法或诊断法，而采用机械主义的诊断，那便是舍本逐末，不可与言医学改革之道。中医要迎接新时代，研究新的生理及解剖学，采用科学上有关技术方面的辅助，是要促成中医科学化，而不是要中医演变为西医化。论述精辟，别有见地。

肺肾虚咳　治法殊途

侯某（病历 272347 号）

女，65 岁。患妇为同乡尹秋成岳母，1968 年 3 月病咳请治。生活清苦，咳嗽淹缠 7 月有余，肌瘦咽干，口干不多饮，脉弦数无力。证属肺肾阴虚久咳，宜麦味地黄汤补阴滋水治之。

熟地 13 克　山药 10 克　山萸 10 克　茯苓 6 克　丹皮 6 克　泽泻 6 克　麦冬 10 克　五味子 3 克

服药 1 剂，斯夜未咳，效不更方，服药 10 剂；后用生脉散合六味地黄汤作丸，嘱服 1 月，健康逾恒。

陈某（病历 752934 号）

男，57 岁。1974 年 12 月 29 日，因患咳喘就诊。咳嗽夜甚，咽痒，每至午夜后 3、4 点钟，痰向上涌，呼吸困难，咳喘不止，不能平卧，舌红苔糙，脉形虚细。师云：脉细舌红咽干，昭示阴虚无疑；午夜咳喘尤加，肝气肺气相交，肝气冲逆凌厉。此当养肺肾之阴，柔肝气之冲，理肺气之逆。处方如下：

生地（炒）13 克　枇杷叶 10 克　黛蛤散 15 克　杏仁 10 克　茯苓 10 克　白芍 10 克　阿胶 10 克　橘红 5 克　麦冬

10 克 紫菀 6 克 款冬花 10 克 五味子 1.5 克 桑皮 10 克

按语：清·韦协梦《医论三十篇》对治病求本，本于致病之因尝云："病之起也，有所以起者，治之必求其本。"且例举"咳嗽，肺症也。有因本经风寒拂逆者；有心火炽盛，金为所制者；有肾水亏竭，金无所藏者。"马师继承前贤，故对侯案肺肾阴虚久咳，置咳嗽于一旁，专一补阴滋水，清除病因，见咳不治咳，而咳症自愈。清·罗浩《医经余论》对治病之难，缘于辨缓急，知分合时亦云："分治之法，审其轻重；合治之法，辨其宾主。"并举例"如证属虚，外邪复甚，补正则助邪，祛邪则伤正，两全之法，在于合治。"马师思求合治旨趣，分清宾主等次，故对陈案肺肾阴虚午夜咳喘之证，明治虚为主，而养肺肾之阴；察肝肺气交，而佐柔肝之逆；知咳喘为标，而伍宣降肺气；标本合治，而收 7 剂愈疾之功。

补泻合法 相反相成

叶某（病历 499064 号）

男，3 岁。1958 年因患咳嗽，由其父抱来就诊。主诉：咳嗽半载，咳声干哑，未咳之时喉有痰鸣；大便二三日一行，形似颗粒。望诊：唇舌色红，苔薄微黄。辨证：阴虚肺热。立法：养阴清肺。方药：百合固金汤加味主之。

百合固金汤 6.0 克 黄芩 0.6 克 杏仁 0.6 克

1 日量，分 3 次服，服 3 日。

过些时日，其父叶大成先生介绍友人就诊，云及患儿上次请诊，服药 3 日，咳嗽即瘥。

按语：该案缘于肺阴虚亏，故用百合固金汤以补肺养阴；因于肺经有热，故遣黄芩长于清肺；基于肺气上逆，故使杏仁苦泄降气。或谓：药虽对证，何以补肺泻肺互为相悖？马师教诲：患儿肺阴虚亏，补肺毋庸置疑；虚中夹热，无用黄芩，恐热不清；肺气上逆，不命杏仁，恐气不降；纯行补益，反足泥之。老师之言，足征："补泻合法，相反相成"，洵至理也。

制药轻忽　奶哮病进

婴儿痰鸣而喘，世人谓之奶哮。师每遇此病，辄用《慈幼新书》卷九一方，往往服数日即效。处方如下：

川贝 15 克　甘草 3 克　共研细末，临卧每服 2 克，红糖少许拌和，开水调服。

老师于 1954 年在台北市夏门街一家药店执业，以此方给一位胡太太，治疗她的婴儿，服完即感气管无痰声了。胡太太心善，每遇别人婴儿奶哮，即抄而与之，且不忘道出方药来处。一日，她邻里张太太来师诊所道谢，称药方灵验无比。师问及她购买的川贝何状时，方知大如指头的浙贝，从而发觉浙贝与川贝治奶哮一样有效。又一日，另一位太太的婴儿，服了胡太太传抄之方，咳嗽反剧，伴见血痰，即来询问老师何以有此结果。后来老师从她的药粉中发觉有胡椒之辛味，知其乃药店制药轻忽：未将研过胡椒的工具洗净，复研川贝使然。师以为："医乃仁术，药店亦要以仁为心，万不可专以营利为目的，而忽略卖出的药是治病救人的。"效与不效，经验教训，并录于此，吾等应当切记。

过敏嚏喘　平肝养阴

李某（病历 404002 号）

男，12 岁。初患过敏性鼻炎，旦夕发嚏流涕，气候变化，发嚏更甚，后来演变气喘。常在夜半 3、4 点时，大喘发作。进过医院，亦服过某先生之祖传秘方，不能根治，多年不愈。1980 年 8 月 18 日就诊，处方如下：

柴胡 6.5 克　杏仁 6.5 克　广皮 5 克　黄芩 6.5 克　白芍 6.5 克　蛤粉 10 克　法夏 6.5 克　茯苓 6.5 克　当归 6.5 克　白芷 6.5 克　薄荷 5 克　甘草 2 克　水煎。

六味地黄丸 4 克，五味子 0.4 克，2 次吞服。（顺天堂科学提炼的中药）

9 月 27 日复诊，服药 7 剂，喘平，发嚏亦甚少，仍用原方，服药月余，体质增强，不再发嚏，不再畏风，亦不因风发嚏。后以丸方善后。

西洋参 60 克　麦门冬 60 克　五味子 15 克　熟地 90 克　山茱萸 60 克　山药 60 克　茯苓 45 克　丹皮 45 克　泽泻 45 克　柴胡 30 克　当归 30 克　白术 30 克　薄荷 21 克　甘草 21 克　枇杷叶 30 克　广皮 21 克　白芷 21 克　法半夏 30 克　黄芩 15 克　蛤粉（提炼的）20 克

上为丸梧桐子大，早晚每服 30~50 丸。

简某（病历 882223 号）

女，居台北市八德路三段某巷某弄某号。

患者为过敏性体质，晨起床频频发嚏，午夜后时有发喘，作过若干次过敏性试验，服过若干种抗过敏之特效药，咸无寸效。1980 年 9 月 15 日就诊。舌红苔薄白，咽干口燥，上腭窦尤干，目痒。证系阴虚肝肺热炽，其气喷逆而上使然。处方如下：

正阿胶 10 克　枇杷叶 13 克　黛蛤散 10 克　法半夏 10 克　白芍 10 克　橘红 5 克　柴胡 6.5 克　玉竹 10 克　茯苓 10 克　黄芩 6.5 克　水煎。

六味地黄丸 4.0 克，五味子 0.4 克，以上为顺天堂科学提炼药，分 2 次用上煎药汁送服。

服药 3 剂，功效甚著，喘息未犯，嚏发亦少，继进 15 剂，平旦起床，未再发嚏。再以丸药收功，丸方如下：

西洋参 60 克　麦门冬 60 克　五味子 15 克　熟地 120 克　山萸 60 克　山药 60 克　薄荷 21 克　茯苓 45 克　泽泻 45 克　丹皮 45 克　柴胡 30 克　当归 30 克　蛤粉（提炼剂）10 克　白芷 21 克　枇杷叶 45 克　杏仁 45 克　白芍 45 克　法夏 30 克　黄芩 21 克　白术 30 克　甘草 30 克。

蒋某（病历 442415 号）

男，26 岁，居台北市永康街某巷某号。

患过敏性鼻炎，气喘，1972 年 12 月 12 日就诊。鼻塞涕黄，晨起频频发嚏，夜半经常发喘，口苦，大便干结，舌边质红，苔薄微黄，脉弦。肝肺热炽于内，发越气道于外。宜顺天堂科学提炼中药主之。

北沙参 1.0 克　麦门冬 1.0 克　柴胡 1.0 克　法夏 0.8 克　陈皮 0.6 克　黄芩 0.8 克　白芍 0.8 克　龙胆草 0.6 克　甘草 0.6 克

1 日量，分 3 次服，嘱服 7 日。

一年之后，患感冒就诊，告曰服上方 7 日，过敏性鼻炎、气喘悉愈。

梁某（病历 339083 号）

女，21 岁。患气喘多年。原病过敏性鼻炎，每日清晨发嚏频频，清涕如注，初视感冒小恙，岂料后来加重，演变喘疾，常在半夜大发，至平旦方止。服治喘药，只能生效于一时，停药辄发，病根难除，已成痼疾。1974 年 12 月 17 日来诊所求治，师予处方两笺，一为汤方，一为丸方。

汤方：柴胡 10 克　当归 10 克　白芍 10 克　黄芩 6.5 克　法夏 10 克　广皮 5 克　黛蛤散（布包）10 克　茯苓 6.5 克　杏仁 10 克　枇杷叶 10 克　薄荷 5 克　白术 6.5 克　白芷 6.5 克　服 5 剂，继服丸药。

丸方：西洋参 30 克　熟地 60 克　怀山 60 克　茯苓 30 克　山萸 30 克　当归 30 克　泽泻 24 克　白芍 30 克　白术 24 克　丹皮 45 克　法夏 30 克　黄芩 30 克　麦门冬 30 克　广皮 21 克　柴胡 30 克　薄荷 13 克　杏仁 24 克　枇杷叶 30 克　苏叶 15 克　五味子 10 克

梁小姐服汤方，服第 1 剂，喘未止；至第 2 剂，喘减轻；服第 3 剂，喘即止。服完汤药 5 剂，继服丸药，每日早晚各服 40 粒，药后不再发喘，亦未发嚏。为了巩固疗效着重固本，丸方略有增减，续服丸药两料。

西洋参 60 克　熟地 120 克　山萸 60 克　山药 60 克　丹皮 45 克　茯苓 45 克　泽泻 45 克　麦门冬 45 克　五味子 15 克　柴胡 30 克　当归 30 克　白术 30 克　白芍 30 克　薄荷 15 克　甘草 21 克　蛤粉 30 克　沉香 15 克　阿胶 60 克

毛某（病历 207136 号）

女，24 岁，居台北市基隆路一段某号之六。

初诊时间：1980 年 7 月 11 日。

症状：早晚发嚏频频，清涕如注，夜半 2、3 点时发喘，不能平卧，呼吸极度困难，舌红少苔，脉象滑数。

处方：生地 10 克　杏仁（去皮）10 克　白芍 10 克　阿胶 10 克　枇杷叶 15 克　茯苓 13 克　黛蛤散（布包）10 克　橘红 5 克　苏子（炒，布包）10 克

（提炼中药）六味地黄丸 4.0 克，五味子 0.4 克，2 次吞服，3 剂。

7月14日复诊，喘渐平，惟偶觉太阳穴痛。

处方：柴胡 6.5 克　杏仁（去皮）10 克　茯苓 10 克　白芍 10 克　生地 10 克　钩藤 13 克　阿胶 10 克　枇杷叶 15 克　橘红 5 克　苏子（炒，布包）10 克　黛蛤散（包）10 克

（提炼中药）六味地黄丸 4.0 克、五味子 0.4 克，2 次吞服，5 剂。

丸方：熟地 90 克　当归 30 克　白芍 60 克　阿胶 60 克　蛤粉（提炼剂）10 克　枇杷叶 60 克　山萸肉 60 克　怀山药 60 克　丹皮 45 克　柴胡 30 克　茯苓 45 克　麦门冬 45 克　五味子 15 克　泽泻 45 克　广皮 30 克　西洋参 60 克　白术 30 克　薄荷 15 克　白芷 21 克　甘草 30 克

服完丸方，病即痊愈，并多次荐同样病者请师诊治。

按语：鼻为肺之外窍，呼吸之门户，鼻炎之发生，首先也是由外邪所伤。台湾为海洋型气候，寒热变化不定，故罹患此病者众。马师对此疾曾有专门研究，并在继承前贤的基础上，有所发现，有所创新。兹将探索过程简述于后。师在台执业之初，以搜求密方为努力方向，医疗实践使老师渐知密方不能治病，及读喻嘉言《医门法律》"先议病，后议药"便认识了辨证论治的道理。老师开始也认为过敏性鼻炎和气喘，作寒证论治，赞同日本大塚敬节等汉医名家，主张用小青龙汤；或作虚证论治，踵武明末张石顽等先哲，主张用鹿茸、人参、黄芪、钟乳石之类；效法他人运用苏子降气汤、补中益气汤、麦门冬汤加味等方，发觉仅苏子降气汤暂效，余皆不效。后来读唐容川《血证论》及《张聿青医案》，知发嚏为肝逆，且印证患者症状，鼻塞，遇冷空气即发嚏连声，流涕如注，似是弱不禁风，甚者鼻痒，目痒，多眵泪，

更甚者半夜前发喘，从而悟出发病机理。子丑正为气血流经肝胆之时，至寅时流注肺经，故斯时病重；早晚发嚏频频，触遇冷气即作，乃为内热接触外寒，即发生冲激和抗拒作用使然。此内热亦可谓之神经性的火为祟——肝火冲逆。老师考校临床，继而总结该病多由阴虚肺肝热炽，喷逆向外发越而成，属寒者寡。治疗大法应降肝清火，滋肾保肺。前举5例，足征"虽方不尽同，逍遥散、小柴胡汤、生脉散、六味地黄丸几方综合加减因病而殊；药因病异，其清降之力，亦因人轻重不等；然养阴平肝治法则一。"老师进而告诫医者：当今多数人为风寒入肺，表虚补气诸说所绊，不敢采用其法，有采用者亦疑信参半或改用轻剂，或加参芪固表之药，必不见效。更有甚者欺世盗名，自命秘方，而把西药"可的松"羼入中药的药粉之中，虽可见效于一时，然患者久服，必面肿如盘，戕害肝肾，不可收拾。老师最后叮咛：治疗过敏性鼻炎，虽有发明，然治分新久，新病非寒即热，久则病成他证，有变热的，有变虚的，决非一方一药所能图效，如确属寒者，可用吴茱萸汤加减获效（吴茱萸、当归、防风、细辛、藁本、茯苓、麦冬、丹皮、柴胡、桂枝、半夏、干姜、木香、甘草）。景岳尝云："医非小道"，老师学习前贤，艰辛求索，郑重全面，谆谆教导，足征医道非易，不亦明乎？

寒饮喘症 青龙功擅

周某（病历 772202 号）

男，7岁，居台北县永和市永元街某巷某号3楼。

3岁病喘，不时发作，发则辄送医院打针，否则喘难制止，1980年10月3日就诊。

鼻塞气喘，气管痰鸣，常吐清稀多沫之痰，舌湿苔白。师诊胸有寒饮，邪气壅实，气失宣降使然，宜温肺化饮，祛痰利气，小青龙汤加味主之。

小青龙汤4克　杏仁0.8克　前胡0.8克　桑皮0.8克陈皮0.6克

1日量，分3次服，配5日。

服上方2次，喘息即止。5日尽剂，前来复诊，更方如下：

小青龙汤4.0克　白术0.8克　茯苓1.0克　杏仁0.8克
1日量，分3次服，服10日。

服此方10日，喘未再犯，亦未闻痰音。10月19日三诊，处方六君子汤加味。

六君子汤6克　桑皮0.8克　杏仁0.8克　桔梗0.8克
1日量，分3次服，配方1个月。

服完1个月六君子汤加味，气喘痊愈

按语：小青龙汤是温肺逐饮之良方。举凡痰液清稀多沫之寒饮在肺之咳喘之证。无论有无外感，小青龙汤是的对之证，师喜用之，常显奇功。本案喘作喘止，均用小青龙汤温肺化饮，着意祛邪务尽，宜将剩勇追穷寇；善后运筹六君子汤，立足健脾强胃，杜绝脾胃生痰之源。同时方药加味，亦别具特色，小青龙汤益入杏仁、前胡、桑皮、陈皮，力求寒温并用，宣降相伍，既制麻桂温散太过，又防寒邪郁久化热，更助降气平喘之功；末诊六君子汤参伍桑叶、杏仁、桔梗，扶正祛邪，脾肺同治，体现治喘不泥乎肺，亦不忘乎肺。吾等临证之时，如能潜心研究老师辨治，欲达法药之巧，何虑远矣！

在肾为虚　温肾纳气

陈某（病历 752903 号）

男，71 岁，居台北市中华路二段某巷某号。

1978 年 11 月 15 日就诊。痰多气喘，不能平卧，动步即喘，手足清冷，小溲频数而清长，脉象沉迟，舌苔湿白。证属年事已高，形气衰惫，喘促日久，穷必及肾，真阳不足，肾不纳气，肾气上奔使然。治当温补肾阳，纳气归元为务，宜肾气丸加减主之。

熟地 15 克　山萸 10 克　山药 13 克　肉桂 3 克　（研粉 2 次冲服）雄附片 6.5 克　五味子 3 克　茯苓 10 克　补骨脂 6.5 克　核桃肉 10 克　怀牛膝 10 克　5 剂

1978 年 11 月 20 日二诊。服药 5 剂，喘减轻甚多，惟仍不能多动步，咽微觉干，更方如下：

熟地 15 克　山萸 10 克　山药 13 克　高丽参 6.5 克　麦冬 10 克　五味子 3 克　肉桂 3 克（研粉 2 次冲服）核桃肉 10 克　雄附片 6.5 克　蛤蚧 1 对（去头足）茯苓 6.4 克　补骨脂 6.5 克　怀牛膝 10 克

服上方 5 剂，气喘渐平，后用此方减为丸，服药 2 个月，病告痊愈。

按语：《景岳全书·喘促》篇云："实喘者有邪，邪气实也；虚喘者无邪，元气虚也"，将喘证归纳为虚实二类，实为辨治之纲领。叶天士《临证指南医案·喘》曰："在肺为实，在肾为虚"，斯为扼要说明肺肾两脏病机之重点。《类证治裁》谓："由内伤者治肾"，显系指明治疗之方向。故马师选方《金匮》肾气丸，去清泄肝肾之火之丹皮、泽泻，立意补益，且补阳补阴并用，乃取景岳"善补阳者，必于阴中求阳，则阳得阴助而生化无穷"之说；增补骨脂、核桃、五味子、参蛤散，强化补益阵容，乃救耗损之真元，纳浮越之肾气；后以丸方缓治，乃宗《医宗必读》"治虚者补之未必即效，须悠久成功"之义。他如肺气上逆，动则喘急，坐卧不动，尚可安然之肺热气逆，现代医学称之肺气肿者，师告诫：切不可误作肾不纳气误治；阴不配阳，阳亢于上，肺失清肃之阴虚阳浮喘息者，师认为：治当滋阴潜阳，用六味地黄丸加人参、麦冬、五味子、核桃之属；脾虚气陷，运化失职，清浊不分，痰浊上逆之喘息者，师主张：治应升阳益胃，遣补中益气汤之辈，不可泥守"一般喘证，升提之品，宜为禁药"之清规，而欲求浊阴下降必升其清阳，故升柴在所必用。兹录老师虚喘辨治病案一例，对其他喘证辨治，后学自可举一反三，不言自明。

虚实鼻炎　相映成趣

刘某（病历 721058 号）

男，居台北县板桥镇四川路某号。

1962 年患急性鼻炎，4 月 12 日就诊。发热头痛，口渴，鼻涕稠浊如脓，气秒，小便短赤，脉数苔黄。证属外寒内热，宜表里两治，师用顺天堂科学中药治之。

川芎茶调散 6.0 克　龙胆泻肝汤 6.0 克

1 日量，分 3 次服，配方 5 日。

4 月 17 日复诊。服药 5 日，头痛鼻炎痊愈，唯咳嗽有痰，宜清肺化痰止嗽，处方如下：

紫菀 0.8 克　贝母 1.0 克　桔梗 1.0 克　白前 0.8 克　橘红 0.6 克　薄荷 0.6 克　百部 0.8 克　黄芩 0.8 克　甘草 0.6 克

李某（病历 404022 号）

男，居台北市光复南路 308 巷某号。

1976 年 9 月 20 日初诊。每日清晨，频频发嚏，清涕如注，口有秽气，舌苔黄厚。斯证即新医学称之过敏性鼻炎症，乃痰火内伏，触遇空气发生冲激抗拒使然。宜清泄肝火，龙胆泻肝汤加味与之。

龙胆草 6.5 克　羌活 10 克　白芍 10 克　防风 10 克　栀子 6.5 克　黄芩 6.5 克　川芎 6.5 克　当归 10 克　薄荷（后下）6.5 克　生地 10 克　泽泻 10 克　钩藤 15 克　柴胡 3 克　黛蛤散 13 克

9 月 23 日二诊。服方 3 剂，即未发嚏，口臭亦除。恐有余火未清，仍用原方。

9 月 27 日三诊。服方 4 剂，嚏涕全无，至感愉快。病邪已去，宜更方调补，左归饮益平肝息风之药主之。

熟地 10 克　枸杞 10 克　柴胡 5 克　当归 10 克　牡蛎 10 克　山萸 10 克　白芍 13 克　龙骨 13 克　菊花 6.5 克　丹皮 10 克　怀山 13 克　茯苓 10 克　甘草 3 克

服方 4 剂，即停服药，后去美国，心身健康，至 1981 年 4 月，其家属来告，患者因感冒引发口臭，要求开方诊治。因查出此一治案。

戴某（病历 438570 号）

男，47 岁，居嘉义市。患鼻塞数载，天气晴和之际，鼻孔不塞，一遇阴雨，鼻窍闭塞不通。1968 年 3 月 12 日就诊。师诊为热邪内伏使然，宜凉膈散加味治之，处方如下：

凉膈散 7.0 克　白芷 1.0 克　荆芥 0.8 克　1 日量，分 3 次服。

服药 7 日，鼻即畅通，多年之疾告愈。

林某（病历 449984 号）

女，54 岁。患副鼻窦炎，涕多黄稠，伴见头痛，服中西药甚多，半年未愈，甚感痛苦。1978 年 5 月 15 日就诊。脉数而虚，舌红唇干咽干，师判阴虚火旺兼夹湿热之证，制方知柏地黄丸加味治之，一剂而浊涕大减，五剂而痊愈。

川芎 10 克　葛根 6.5 克　升麻 8 克　白芷 6.5 克　柴胡 6.5 克　黄芩 6.5 克　甘草 3 克　知柏地黄丸 5.0 克（科学提炼中药，分 2 次吞服）

水某小妹妹（病历 122334 号）

女，居台北市永吉路 187 巷某弄某号 4 楼。

初诊时间：1980 年 10 月 2 日。

鼻塞清涕如涌，自出生即有此病象，面白唇淡，口涎亦多，证属脾虚肺热，宜健脾清肺。

处方：怀山 1.0 克　茯苓 0.8 克　白术 0.8 克　黄芪 0.6 克　桑皮 0.8 克　地骨皮 0.8 克　诃子 0.6 克

上用顺天堂科学提炼中药，1 日量，分 3 次服，服 3 日而愈。

韩某（病历 444500 号）

男，64 岁，居新竹。

1979 年 7 月 14 日因感冒就诊，处方毕，他追述前年曾因流涕年余不愈，到处寻医，诸方遍及，咸不生效，后请师诊，服药 3 剂疾瘳。师按王云五四角号码编次姓氏，立即查出处方存底。处方记载脾虚证：鼻渊，流涕多，食欲不振，食后饱满，便软不实，用方为六君子汤。

西党参 10 克　焦白术 10 克　姜半夏 10 克　广皮 5 克　茯苓 10 克　炙甘草 3 克　3 剂

杜某（病历 449121 号）

男，31 岁，居台北县新店市光明路某号。

1978 年 5 月 14 日就诊。患副鼻窦炎，蓄脓黄稠，到处求医，多年不愈，曾开刀 2 次，不效，遍及方药，亦不效，患者久病成医，已能将所服中药苍耳子散、清鼻汤、黄连解毒汤、龙胆泻肝汤……等方名，一一枚举。师见面色无华，唇淡舌胖，断为虚证，运用托里消毒饮加减治之，处方如下：

西党参 10 克　黄芪 13 克　白术 10 克　桔梗 10 克　川芎 10 克　白芍 10 克　当归 10 克　茯苓 13 克　白芷 5 克　金银花 10 克　天冬 10 克　花粉 10 克　5 剂。

5 月 21 日复诊。告服上方有效，鼻涕减少 60%。师未更方，嘱再服 10 剂，服后电告病已痊愈，不再服药，表示感谢。

按语：兹选马师鼻炎验案 7 例，证情有寒热虚实，立法具温清攻补，可谓备矣。刘案，师凭发热头痛，断为外寒；口渴、涕浊如脓，判为内热。遣派川芎茶调散与龙胆泻肝汤二方合用，既可解表邪，而无辛散药势助炎之弊；又可清内热，而无苦寒药势遏邪之过。李案，师据口臭苔黄，认作内火外现之征；清晨遇冷频嚏，判属肝火喷逆使然。选用千古名方龙胆泻肝汤功擅泻肝清火；参伍羌、防、薄荷，宗"郁火宜发"之旨，使内火发越消散；增益白芍、川芎、钩藤、黛蛤散诸药，共奏补水、散郁、柔肝、清肝、平肝之功。戴案，师摒鼻塞遇阴雨加重，为风寒外客之俗见；赞河间、李梴主热邪内伏之慧眼；委以凉膈散益风药白芷、荆芥而任散火于上，荡热于中之重任。林案，为阴虚火旺兼夹湿热之证，师遵"标本兼治"古训，任命知柏地黄滋补真阴，三泻脾湿、肝肾之火；川芎、葛根、升麻、白芷、甘草升散阳明郁火；柴胡、黄芩疏清少阳邪热。水案，系脾虚肺热之证，师聘用山药、白术、茯苓、黄芪补益脾气，桑皮、地骨皮清泄肺热，开补清合法，肺脾同治又一法也。韩案，师明食欲不振，食后饱满，便软不实，为该案着眼之处，故弃鼻炎于一旁，专行补脾治本，而奏"不治鼻病，鼻病霍然"之奇效。杜案，师察面色无华，唇淡舌胖，乃病久失治误治而致鼻渊虚证，故主以益气养血，佐以解毒排脓，而达"正气复则托邪外出，邪气去则正气自安"之目的。总之，证有千方百证，难将鼻病说尽短长，辨治之要，贵在审详，治在活法，用之必得其当，堪为后学提纲。

中风偏瘫　口眼㖞斜　附眼风

竖看医史，中风大证，名列篇首，古今医家论述纷纭。马师宗尚、发扬前贤泻肝、清热、涤痰、镇降活血、顺气平肝、养阴息风诸法；棒喝当今时尚湮没外中大错，恢复小续命辈声价，然不袒护方书神化其效之过，不囿一方图效，而总结诸多行之有效治疗外中方药；疾呼中风及其后遗症，勿要偏执补阳还五为尚方宝剑专事祛瘀；警示中风昏迷若与温病邪入心包亥豕相混，必然偾事；解析中医善用气药对神经有影响之力，在于有宣通之奥；发明金水相生能却眼风之疾，着意畅发"治病求本"之旨。马师潜心研究、批判继承、发扬创新，诚令医者耳目一新。

中风昏迷与半身不遂治验

外风之说　不应摒弃

刘君（病历 721041 号）

女，60 岁，居台北市临沂街 26 巷某号。

1965 年 8 月，夏天气候炎热，贪凉夜卧室外屋檐之下，遂致中风，半身不遂。孟兄送她进某大医院，治疗 1 个月，毫无功效，接家中疗养。一日专车接师往诊，证见半身不遂，神志无恙，诊断为风从外来，名曰风痱。方用《古今录验》续命汤治之。

西党参 10 克　当归 10 克　川芎 10 克　麻黄 6.5 克　桂枝 6.5 克　石膏 10 克　干姜 5 克　杏仁 10 克　甘草 6.5 克

服方 2 剂，已瘫之手能活动。接师复诊，效不更方，再服两帖，已能坐起。第三次诊，仍用原方，续服 2 剂，病即痊愈。

林某（病历 449944 号）

女，70 岁，居永和镇仁爱街某巷某号。

1970 年正月中风，21 日延师出诊。发热恶寒，头痛，口眼㖞斜，左半身不遂，言语清楚，神志无恙，舌苔白，脉浮紧。证属风寒外客使然，宜《千金方》小续命汤加减主之。

麻黄 6.5 克　附子 6.5 克　防风 10 克　藁本 10 克　羌活 10 克　黄芩 10 克　白芍 10 克　党参 10 克　防己 10 克　甘草 3 克　川芎 6.5 克　桂枝 6.5 克　生姜 3 片

服 2 剂，病轻减，未更方，服 5 剂痊愈。

李某（病历 404031 号）

女，65 岁，居永和市永和路一段 135 巷 12 弄某号 4 楼。

1981 年 1 月 4 日初诊。突然中风，右半身不遂，住永和市中兴医院治疗。4 日晚 7 时半，请师往诊。师入病室，患者坐在床旁休息，右手、足不用，吩咐家人背她睡到床上。患者云："吾瘫痪了，日后怎么办？"心情异常着急。师为之切脉、望舌、询问病情。神志清楚，略感畏寒，口不渴，二便正常，舌苔薄白。师取她右手，针灵骨、大白（董景昌先生奇穴），手呆如木棒，针后，甚感舒畅。师断为风邪中络之疾，处方为乌药顺气散加减。

乌药 10 克　防风 10 克　白芷 6.5 克　天麻 6.5 克　川芎 65 克　独活 6.5 克　荆芥 65 克　全蝎 3 克　桔梗 10 克　枳壳 5 克　橘红 5 克　麻黄 5 克　甘草 3 克

1 月 8 日复诊。服药 3 剂，左半身关节渐能活动，手稍能举，足亦稍能提动，惟诉肩胛畏寒，前方略予增减：

天麻 6.5 克　乌药 10 克　桔梗 10 克　荆芥 6.5 克　白芷 6.5 克　川芎 6.5 克　广皮 5 克　独活 6.5 克　枳壳 6.5 克　麻黄 5 克　全蝎 3 克　防风 10 克　威灵仙 10 克　甘草 3 克　鸡血藤 15 克　大枣 3 枚　生姜 2 片

1 月 13 日 3 诊。由家人陪着来师诊所，可以攀扶上楼。据告服 1 月 8 日方 5 剂，右半身已能活动，扶着可以行走，惟肩胛仍感畏寒，口略觉苦，师更方于后：

天麻 5 克　川芎 6.5 克　枳壳 6.5 克　当归 10 克　白芷 6.5 克　桂枝 5 克　麻黄 5 克　广皮 5 克　白芍 10 克　乌药 6.5 克　黄芩 6.5 克　甘草 3 克　独活 6.5 克

1 月 20 日 4 诊。由家属陪着来师诊所，上楼比前更轻松。师予处方，服后行动不需人搀扶，遂停服药。

　　当归 10 克　天麻 5 克　川芎 6.5 克　独活 6.5 克　麻黄 5 克　白芷 6.5 克　桑寄生 10 克　乌药 6.5 克　桂枝 5 克　白芍 10 克　桔梗 6.5 克　橘红 5 克　枳壳 6.5 克　黄芩 6.5 克　甘草 3 克

　　罗某（病历 609124 号）

　　女，60 岁，居嘉义县新港乡福德村。系外交部科长陈清云先生之岳母，1977 年冬中风昏迷。1978 年 3 月 9 日，将患者送至台北县永和镇中兴医院住院求医，此院距师家甚近，便于请师往诊。3 月 10 日，师望得患者人事不省，时有焦躁，舌苔黄厚；询知发热，小便短赤，大便秘结。师诊病为热中，拟凉膈散加减治之。

　　连翘 10 克　黄芩 10 克　栀子 10 克　薄荷 6.5 克　防风 10 克　荆芥 6.5 克　竹叶 10 克　菖蒲 6.5 克　郁金 10 克　大黄 6.5 克后下　甘草 3 克　枳壳 6.5 克　天竺黄 6.5 克

　　水煎，用塑胶管行鼻饲法，服二剂，辄更衣；即减去大黄，每日 1 剂，服至第 5 日，身热全退，双目能左右顾盼，神志已有苏醒之望。同时，嘱家人每日以牛黄 0.3 克水调灌服。10 日后，能辨识亲人，再过数日，即完全苏醒，惟四肢不用，舌上黄苔未退。师以驱风至宝丹加减治之。

　　连翘 10 克　防风 10 克　荆芥 6.5 克　栀子 6.5 克　白芍 10 克　麻黄 5 克　桔梗 10 克　川芎 6.5 克　薄荷 5 克　石膏 10 克　当归 10 克　羌独活各 6.5 克　僵蚕 6.5 克　大黄 3 克　黄芩 6.5 克　甘草 3 克　鸡血藤 15 克

　　服 10 余剂，上肢渐能活动，惟足软无力，师更方如下。

　　生地 10 克　熟地 10 克　秦艽 10 克　杜仲 10 克　牛膝 10 克　防风 10 克　桑寄生 10 克　木瓜 10 克　黄柏 6.5 克　苍术 10 克　独活 10 克　续断 10 克　甘草 3 克　当归 10 克

白芍 10 克　川芎 6.5 克

服 10 余剂，足能在床上伸缩，惟不能行走。4 月 13 日转至荣民总医院，作物理治疗，每日由医师利用机械推动肢体，促其恢复体能与活动。住院多时才出院回家。回家时，行走未能完全恢复正常，然其他一切情形均好。

按语：古人云"风为百病之长"，医学著述，多以"中风"列为首篇，从古至今，论说纷纭。马师潜心研究诸家之说，认真考校临床实践，而形成他独有的对前人学说之认识与批判，很值得吾等后学研读。师云："汉唐以前，《内经》所载诸风，谓'诸风掉眩，皆属于肝'，'诸暴强直，皆属于风，咸指外邪而言，故无神昏愦乱，痰涎壅盛，瘫痪拘急，二便失禁等说；《难经》谓伤寒有五，其中所举之中风，亦是指外邪为病；《金匮要略》云：'夫风之为病，当半身不遂，或但臂不遂，此为痹，脉微而数，中风使然'，更明显的是论外邪。当时治中风之方，皆以续命汤为主。考其所自，始于《金匮要略》附方之中有古今录验续命汤，张介宾谓此必宋时校正之所增，非仲景本方；隋唐以后，孙思邈《千金方》，乃有小续命、大续命、排风等汤，后世宗之，无不以为治中风之主方；到金元始有刘、李、朱三家提出异见，河间持中风由于火盛，东垣主中风为本气自病，丹溪论中风为湿生痰，痰生热，热生风使然，三人咸谓中风不是因于外风，然惜其未对小续命汤等方提出很明显的批判，未将外风与内火之界线泾渭分清。迨明·王安道分真中风、类中风为二。谓中风昏厥，以无口眼㖞斜不仁不用之证的为类中，此说亦含混不清。张介宾立'非风'之说，谓：'此证多见卒倒，卒倒多由昏愦，皆内伤积损而然'。张氏统言中风为内伤积损，反对河间主于火盛之说，亦未尽然：当中风发生'气之与血，并走于上'，而以内伤积损为病因，概用补法治之，难免误人。迨缪希雍倡养阴柔肝治法於前，魏玉璜、叶天士诸家和之于后，中风为阴虚不能制木之说，久成时尚，对风邪外中及痰火内发诸证，很少论及。读《医宗金鉴》，始能明其梗概；近人张锡纯、冉雪峰倡用镇降之法，对急证用降而通下之方，验之临床，内风颇效；张山雷著《中风斠诠》，认定中风为脑溢血之证，否定续命汤为治中风之方，而以镇降为有效之疗法，洋洋乎数十万言，独未言外风之治法，亦有偏而不全之瑕疵。"中风证因论治，搜罗详尽；评点功过是非，中肯公允。

马师结合临床，参读前人著述，对中风证治颇有心得。他认为：从病证来分，大体可分为外中与内中。外中为风从外受，病在经络经脉之间，有半身不遂，四肢不用，口眼㖞斜等症，而神志无恙，虽乱不甚。印证临床，外中有寒中、热中不同，有虚证、实证之异。内中为风从内起，病自内发。其实者为痰火内生，血压骤升，卒然昏厥，人事不省，痰涎壅盛，遗尿不禁，脉数或弦；虚者为阴虚不能制木，气虚清阳不升，阳虚浮越于上，证现脉虚无力，肢软冒汗，昏不知人，神识昏沉等证。症状迥然不同，临床须辨明白，方不致差以毫厘，失之千里。

前选验案四则，老师旨在警示今人：外风之说不应摒弃，外风证治亦非一方统之。刘案为身体虚弱，贪凉受风，邪自外受，而病风痹之证。师以《古今录验》小续命汤治之。此方为麻黄汤之变方。方中加干姜以温入荣之寒邪；石膏以清入肌之热邪；人参益气，当归和血，扶正气而振衰起敝；川芎行血散风，乃"治风先治血，血行风自灭"之谓。斯方堪为风邪外中之良方。林案，发热、恶寒、头痛，而神志清楚，显系风寒外中而邪不在内之明证。师用《千金方》小续命汤治之。此方亦为麻桂之变法，方中麻、桂、防风、生姜，与师增益之藁本、羌活辛温散表；附子温经通络，人参、甘草补气扶正，且甘温力宏、大补脾胃之人参，得大辛大热、温壮元阳之附子，具有上助心阳，下补肾命，中补脾土，能瞬息化气于乌有之乡，顷刻生阳于命门之内；黄芩、防己佐使麻、桂、附，既能防其三味偏热，又能却风证常夹湿热之邪。该方亦为风邪外中之佳方。然马师认为，诸书所载"治中风不省人事，神气愦乱"等语，应予删除，中风之神气愦乱，昏迷不醒，显为内中，用之必偾事。或谓诸方书咸称续命辈能治痰火，亦切不可信：缘于方中麻、桂、参附，虽佐有黄芩、石膏，不足以制其温热之性故也。李案为风邪中络之证，师借用世人咸以用来治中气之乌药顺气散，而加减用之，着意调顺逆气，消风化痰；并因其肩胛畏寒加桂枝、独活，口苦稍佐黄芩，此乃取法丹溪治经络风寒之邪，常用苍术、黄芩、羌活之经验。罗案为外风热中之证，昏不知人与发热，大便秘结，小便短赤，舌苔黄厚等证同时俱现，实乃揭示热盛之故，非为痰火内生之内风之疾。师遵"热者清之"古训，一诊用凉膈散，荡涤中焦实热，清散上焦实热，待釜底抽薪便通热退初见成效之后，继进沈氏尊生祛风至宝丹清热祛风通络。其方曾为台湾民间作中风后遗证而流传于世，可见治中风半身不遂，兼有腑热者，其功卓著。同时，该案每日用牛黄灌服，老师临床发现，牛黄擅治其热，为清脑之上品。综上所云，病案四则，均为外风，其外风之说，岂可冷落？证治虚实寒热各异，岂能一法一方图效？重树外风，振聋发聩；笺正古方，大胆疑古。

外风痰火　祛风清痰

郭某（病历 074211 号）

女，74 岁，居台北市伊通街某号。

1980 年 11 月 20 日初诊。1980 年患半身不遂，神志无恙，惟言语口齿欠清，咳嗽有痰，患有糖尿病。病发后住台北市郑州路台北市立中兴医院 5 楼 923 病房，请师往诊。患者左手足不用，口苦且干，苔白脉数。斯病为风邪外中经络，华盖略有痰火，拟祛风清痰。

羌活 10 克　麻黄 5 克　黄芩 6.5 克　白芷 6.5 克　橘红 5 克　桔梗 10 克　浙贝 10 克　川芎 6.5 克　茯苓 10 克　乌药 6.5 克　防风 10 克　杏仁 10 克　甘草 3 克

11 月 27 日 2 诊。服方 6 剂，左足已能提起，手指略能活动，惟仍咳嗽痰多，不易咯出，前方变通如下：

乌药 5 克　麻黄 5 克　紫菀 10 克　黄芩 6.5 克　杏仁 10 克　桔梗 10 克　浙贝 10 克　枳壳 6.5 克　羌活 10 克　川芎 6.5 克　白芷 6.5 克　橘红 5 克　甘草 3 克　远志 5 克

12 月 1 日 3 诊。因其患有糖尿病宿疾，病热趋于好转，应当兼顾先病之本。前方加山药 30 克、牡蛎 10 克、龙骨 10 克、玄参 10 克，嘱服 4 剂。

12 月 4 日 4 诊。患者足已能活动，扶着可以下床步履，左手亦能上举，惟手指尚欠灵活；咳嗽、咽干，痰仍不易咯出。师更方如下：

山药 30 克　牡蛎 13 克　龙骨 10 克　紫菀 10 克　麻黄 5 克　桔梗 10 克　远志 5 克　杏仁 10 克　玄参 10 克　桑皮 10 克　浙贝 10 克　麦冬 13 克　川芎 6.5 克　黄芩 6.5 克　羌活 10 克　白芷 6.5 克　橘红 5 克　枳壳 6.5 克　甘草 3 克

12 月 15 日 5 诊。扶着步履较前更稳，手指活动亦较灵活；咳嗽仍未止，咯痰较松，惟大便略溏。师再予更方。

怀山药 30 克　薏苡仁 10 克　扁豆 10 克　龙骨 10 克　牡蛎 13 克　桔梗 6.5 克　枳壳 6.5 克　桑皮 10 克　远志 5 克　麻黄 5 克　车前子 10 克　杏仁 10 克　茯苓 10 克　橘红 5 克　浙贝 10 克　甘草 3 克　紫菀 10 克

服方 4 剂，即止服药。她为某中学教员，住院有公保优待，缘于糖尿病及肾脏病，仍住医院，长期休养。月余后，介绍师去诊治同病房一位患者，她特地起床走动，表示痊愈，非常高兴，并谓她的今日健康为师所赐。

按语：本案为素有糖尿病，并患有风邪中经、兼夹肺脏痰火之半身不遂之证。观其治法：马师既兼收小续命辈疏风祛邪，又并蓄乌药顺气类调气和络，且咸取其义而不泥守其方；既博采丹溪治经络风寒之邪经验，又法程前贤"急则治标，标本兼治"大则，而有清肺化痰贯彻始终，健脾化湿相佐末治之变通。堪为外中又一法也。

寒湿痰火　攘外安内

李某（病历 404011 号）

女，居台北县板桥市四川路仁爱新村某巷某号。

1981 年 3 月 29 日初诊。今年正月，缘于洗涤手巾，举手向后檐下竹竿晾挂，不慎向后跌仆，症现昏迷，右半身不遂，送某医院治疗一月，病未减轻，延师诊治。眼能活动，不能言语，右肢偏废，二便自遗，舌苔白腻，脉浮。此为湿邪内蕴之卒中之证，拟乌药顺气散加味，并配合针灸治之。

乌药 6.5 克　苍术 6.5 克　桔梗 10 克　川芎 10 克　浙贝 10 克　枳实 5 克　橘红 5 克　白芷 6.5 克　麻黄 3 克　茯

苓 10 克　九节菖蒲 6.5 克　杏仁 10 克　红花 3 克　甘草 3克　生姜 2 片　3 帖

针刺合谷、曲池、肩髃、阳陵泉、足三里、行间、涌泉。刺涌泉穴时，即能发出声音。

4 月 2 日复诊。神志及右肢活动略有进步，惟关节感觉疼痛。外寒诚已显露，湿痰化火须清。宜乌药顺气散合清热涤痰汤加减与之。

乌药 6.5 克　羌活 10 克　九节菖蒲 5 克　川芎 10 克防风 10 克　竹茹 13 克　麻黄 5 克　枳壳 6.5 克　细辛 2.4克　茯苓 10 克　桔梗 10 克　广皮 5 克　法夏 10 克　黄芩 6.5克　南星 6.5 克

4 月 6 日 3 诊。服方 4 剂，已能开言，右肢略能活动，处方仍守前法。

羌活 6.5 克　黄芩 6.5 克　麻黄 5 克　防风 10 克　茯苓10 克　细辛 2.4 克　川芎 10 克　枳壳 6.5 克　法半夏 10 克乌药 6.5 克　广皮 5 克　竹茹 13 克　桑皮 15 克　南星 6.5克　鸡血藤 15 克　九节菖蒲 5 克　甘草 3 克　4 剂

4 月 11 日 4 诊。右肢活动更显进步：手能略举，足一次能屈伸 10 余下。继进原方。

5 月 2 日 5 诊。关节疼痛渐轻，舌上白苔未净，改方如下：

制南星 6.5 克　羌活 10 克　广皮 5 克　川芎 10 克　黄芩 6.5 克　茯苓 10 克　苍术 10 克　竹茹 13 克　乌药 6.5 克九节菖蒲 5 克　枳实 5 克　防风 10 克　桑皮 15 克　当归10 克　白芷 6.5 克　甘草 3 克　5 剂

5 月 14 日 6 诊。上方服后病况日有进步，未更方继续服至 5 月 13 日。此时患者已能由人搀扶行走，语声虽甚清晰，然神志仍微有欠缺，时有语言发生错误，小溲较多，有时难于控制。师更方于后：

西党参 10 克　姜半夏 10 克　黄芩 6.5 克　白术 10 克　茯苓 10 克　南星 6.5 克　广皮 5 克　九节菖蒲 5 克　乌药 6.5 克　枳实 5 克　羌活 10 克　防风 10 克　苍术 10 克　菟丝子 10 克　枸杞 10 克　炙甘草 3 克　5 剂

服上方患者康复甚快。

按语：此案治疗堪称顺手，主要在于马师辨病因据舌苔白腻，关节疼痛，昏不知人，半身不遂，能切中外有寒湿，内有痰火之肯綮；遣方药诚具备治疗有序，棋着不乱之功力。师遵古法，初用乌药顺气散，且益苍术以祛湿散寒，增菖蒲以开窍清脑，伍浙贝、杏仁以化痰宣气，佐红花以活血和络；后参合清热涤痰，更加菟丝子、枸杞以益肾，药不立奇，取效迅速；终用六君汤加味调补，而上诸法咸寓其中。攘外安内，循序而进，一步一印，连战连捷。

肝热中风　泻肝首要

陈某（病历 752922 号）

女，居台北市八德路二段 437 巷某弄某号。

1975 年 6 月 27 日，突然中风，送附近某疗养院急诊。延师往诊，却有不便，故用布幕围遮病床，以防医护干涉。通过四诊，知患者中风前即头左侧剧痛难忍，口苦且渴，小溲频数量少；而今增左半身不遂，发热烦乱，神志不清，脉象弦数，舌苔黄干。师辨证斯中风为肝经热炽使然。首选龙胆泻肝汤加减堪当重任。

龙胆草 6.5 克　生地 10 克　防风 10 克　羌活 10 克　白芍 10 克　黄芩 6.5 克　栀子 6.5 克　竹茹 13 克　钩藤 15 克

菊花 6.5 克　柴胡 5 克　甘草 3 克　木通 3 克

服方 3 剂，身热即退，神志较清，头痛亦减，惟小便仍频数而少。7 月 2 日复诊，原方略有增减治之。

生地 10 克　柴胡 5 克　黄芩 6.5 克　木通 5 克　龙胆草 6.5 克　栀子 6.5 克　羌活 10 克　防风 10 克　连翘 10 克　车前子 10 克　钩藤 15 克　薄荷 5 克　竹叶 3 克　甘草 3 克

服方 3 剂，即能起床行动，半身不遂症状，亦渐消失，不出旬日，出院回家休养。后来，以六味地黄丸加柴胡、白芍、天麻、钩藤、菊花、牛膝、石决明等味收功。

按语：治病必求其因，本案为肝经热炽"卒中"之证，故师治肝热为要务，首选龙胆泻肝汤加减，扑灭其火，即具功效；继之乘胜追击，合凉膈散而弃硝、黄，乃着意清肝火、泄膈热，分走上下两途，而不在清泄阳明；最后，热清病愈，用六味地黄丸加味调养，是针对热病伤阴乃病理必然，而采取的善后良策。同时，马师根据"火郁发之""木郁达之"古训，破世俗"肝热卒中，柴胡升散当禁"之偏见，而遣药柴胡追随治疗，善后始终，以遂肝木宜升散，不受遏郁之性，令既生之火发之，未生之郁火绝之，正仿《内经》治肝之旨也。马师治疗步骤井然，运筹药物周全，吾辈临床如能用心体会，虽不中不远矣。

痰火蒙蔽　清热涤痰

周高君（病历 263893 号）

女，66 岁，居台中市中华路一段某巷某号。

1986 年 10 月 23 日初诊。患高血压已 5 年，1986 年 8 月 14 日外出散步时，突然中风发作，左半身瘫痪，昏迷嗜睡。经彰化基督教医院电脑断层检查发现头右侧顶枕叶栓塞，治疗未改善；转往台中荣民总医院住院治疗一月半，病情基本稳定，然神志不清，不能言语；于 10 月 15 日转至中国医药学院附设医院，接受中医治疗，由师主治。是日，师至附院第 2 大楼 9 楼 29 床，为之诊断。患者装鼻胃管及导尿管，并行气管切开术，意识不清，不能言语，两目开张，目睛右视，腹胀，痰多色白，有泡沫，常呵欠，大便失禁，小溲黄；脉象弦，唇红，口闭，无以诊舌。师断为痰火内发，拟清热涤痰汤加减主之。

竹茹 12 克　枳实 4.5 克　制南星 9 克　姜半夏 9 克　川连 4.5 克　黄芩 6 克　石菖蒲 4.5 克　远志 4.5 克　天竺黄 6 克　茯苓 9 克　木香 4.5 克　麦冬 9 克　甘草 3 克

11 月 3 日 2 诊。证情如前，继进原方。

11 月 6 日 3 诊。手足较灵活，神志未清醒，原方略予加减，另用牛黄清心丸，每日化服 1 粒。

11 月 27 日 4 诊。神志大有进步，可以张口看舌，舌质红，苔薄白，更方凉血清心之剂。

生地 12 克　首乌 9 克　川贝 9 克　麦冬 15 克　石菖蒲 4.5 克　远志 4.5 克　钩藤 9 克　川连 4.5 克　蛤粉 15 克　连翘 9 克　天麻 9 克　石斛 9 克　玄参 9 克　赤芍 12 克

另服牛黄清心丸，每天 1 粒。

服上方后，神志更清，已能言语，血压渐趋稳定，然四肢运动仍欠灵活，舌质仍红，继投养阴降火活络之方，服用月余出院，回家休养，言语正常，惟双目失明，行动须人扶持。

按语：本案马师凭神志不清，半身瘫痪，伴有唇红、口闭、溲黄诸症，虽见证痰多色白，却果断诊为痰火内发，及时予以清热涤痰；至口张察得舌红，既印证初诊正确，又辨明心火血热从中作祟，遂更方凉血清心；终据舌质仍红，四肢活动欠佳，继进方养阴降火活络。同时，马师并未停步满意现有疗效，他后来回思当时云：降火清热之药，固不可少，若加入镇降之品，如牡蛎、石决明、龟板、龙骨之类，则收效必更速。马师辨证精细，法随机变，不言而喻；仁为医本，精进学术，难能可贵。

血热生风　凉血息风

简某（病历 882283 号）

男，64 岁，居宜兰市和睦路军友巷某号。

初诊：1980 年 11 月 14 日。轻度中风，左半身活动不灵便，手指麻木，右目发赤，夜间头痛，舌红脉弦。斯为血热生风之证，当宜凉血息风为治。

处方：生地 13 克　赤芍 10 克　丹皮 10 克　蒺藜 13 克　菊花 6.5 克　桑枝 15 克　槐角 13 克　浙贝 10 克　天麻 5 克　玄参 13 克　牛膝 10 克　红花 3 克　钩藤 13 克　蔓荆子 10 克　甘草 3 克

2 诊：11 月 20 日。服方 3 剂，手麻较轻，续服 3 剂，头痛亦改观，惟有口苦现象。更方如下：

槐角 13 克　红花 3 克　灵仙 13 克　蒺藜 13 克　天麻 6.5 克　竹茹 13 克　防风 10 克　桑枝 15 克　玄参 13 克　浙贝 10 克　牛膝 10 克　黄芩 6.5 克　钩藤 13 克　白芍 10 克　菊花 6.5 克

3 诊：11 月 29 日。肢麻渐消失，午后面潮红。阴血之热仍炽，处方着重养阴清热息风。

生地 18 克　丹皮 10 克　赤芍 10 克　石斛 10 克　牛膝

10克　威灵仙10克　菊花6.5克　天麻6.5克　桑枝15克
槐角13克　蔓荆子10克　钩藤13克　黄芩6.5克　甘草3
克　蒺藜13克

4诊：12月11日。舌上已现薄白苔，舌红已淡，面颧
潮红之症已瘥，右半身活动已渐自如，惟肩臂微痛。处方仍
守原法，然略佐风药。

生地15克　赤芍10克　丹皮10克　红花5克　蔓荆
子10克　川芎6.5克　威灵仙13克　麻黄5克　石斛10克
钩藤13克　黄芩6.5克　防风10克　桑枝15克　白芷6.5
克　蒺藜13克　甘草3克

5诊：12月29日。服方5帖，右半身活动恢复正常，
臂痛亦愈，微有头晕耳鸣现象，处方以六味地黄丸加味
痊愈。

熟地13克　山萸10克　茯苓6.5克　牛膝10克　怀
山13克　丹皮6.5克　天麻6.5克　泽泻6.5克　枸杞10
克　石斛10克　菖蒲3克　磁石（研）15克

按语：师云"舌红目赤"为血分有热之表征，乃本案诊
断为血热生风之证着眼之处。因而论治，马师虽祛风和络
之品常进退其间，然养阴清热息风大法，旗帜鲜明，坚定
不移。

善鉴鲁鱼　奇效顷刻

黄某（病历448034号）

男，1974年患脑膜炎，住某总医院，急性期过后，后遗
症为筋骨抽掣，神志欠清，躁扰不安。住二楼第5病室，为
长期病客（住约8个月）。黄先生系师老友，1975年5月师
去看望。走进病室，他卧病床，两手拘急近胸，大声呼叫，

似乎已不相识，手臂拘不能伸，腿足僵硬不能下床行动，口渴，脉涩。师认定当须滋养其筋骨，方能解其苦痛。遂用不见经传的《验方新编·下·筋骨门》中，似乎出自《辨论奇闻》"筋缩不舒疼痛不止"便方，药味如下：

　　当归 30 克　白芍 15 克　苡仁 15 克　生地 15 克　玄参 15 克　柴胡 3 克

　　服此方后，大见成效：手足即能舒伸，不久即可下床扶着走动。同时，师用芍药甘草汤给他当茶，以期舒筋；有时亦用西洋参蒸水代茶，以望津生。服了此汤药及单方，病势向愈日渐起色。然手足能活动后，神志有时仍有不安之象。师遵《金匮》风引汤证治："除热瘫痫，并治大人风引，小儿惊痫瘛疭，日数十发"之旨，亲为配制该方与服。

　　牡蛎 18 克　甘草 18 克　干姜 36.5 克　大黄 36.5 克龙骨 36.5 克　滑石　石膏各 54 克　赤石脂　紫石英　白石英　寒水石　桂枝各 30 克　共研细末　每用 10 克，白纱布包，水蒸服。

　　服药 2 料，不但能下床扶着步履，而且神志亦渐正常。斯时便出院回家休养。

　　回家初期，仍服风引汤。然风引汤之粉末，布包蒸水，粉末沉淀很厚，久服觉之腻口，服到第 4 料，便止服药。一日，右面部突然抽急掣痛，立时接师往诊。势即发生颜面神经麻痹病证。师予针左复溜穴，并处丸方如下：

　　当归 30 克　生地 15 克　白芍 15 克　僵蚕 15 克　全蝎 10 克　犀角 3 克　防风 15 克　钩藤 15 克　柴胡 5 克

　　共研细末，炼蜜为丸，梧桐子大，早晚每服 13 丸，温开水送服。

服丸方后，颜面神经即正常，再予左归丸加天麻、川芎、白芍、钩藤等味善后，乃健康如常。原所住医院，尚不知他病何以痊愈。

按语：脑膜炎相当于中医风温之证。其后遗证似中风而实有别于中风，确属难治之证。马师洞晓病因，选择第一次方药，培养阴血，舒筋疏肝，即生奇效，足征古人养血舒筋治法，正确无疑；继用风引汤辛通镇降，治其神经不正常，亦颇至当，足证喻嘉言、陈修园等名家竭力推崇此方为仲景圣方，丝毫不言过其实。惟因其难制难服，故很少人用及此方，即《医方集解》亦将此方附在侯氏黑散之后。最后拟定治颜面神经抽痛之方，亦属养血舒筋息风之制。症类似而实异，兹收录于此，足以昭示辨证至重。

温病误断　濒死回生

廖某（病历 002221 号）

男，1973 年 7 月患病，进入台北一所有名医院——中某诊所，昏迷 20 日。因系外交重要人员，医院甚为重视，曾经多次会诊，最后，认为救治无望，通知其家属准备后事。据闻一位牧师曾在病床前，做临终弥撒。潘焕昆先生为廖先生联襟，一日因其夫人患病，来师诊所取药，问师可否诊治廖先生如此险症。师曰，要见病人后，方言可否。潘即请师往诊。师乘潘车至某诊所 8 楼 9 号病室。廖卧病榻，不动如僵，惟有呼吸而已，项下天突处开一小洞，是为抽痰而设。诊其脉，滑数，舌诊无法进行。师取金针先刺百会，尚有反应，继刺人中，反应更好；再刺涌泉，左右咸有反应，师知尚有生机。廖太太守在病榻旁问师："马医师，我先生病可治否"？师曰："可能有救"。站立在旁的特别护士小姐见师针刺，笑问："此即为针灸否"？师言是。师从病者眼睛红丝甚多，身现红疹，昏不知人，认定廖病温病，热入心包，非为脑溢血。并从临床经验以析其理：若为脑血管破裂，针刺涌泉当没有反应。师回诊所，处方清营汤加减治之。

犀角1.5克（磨冲）　玄参13克　银花13克　生地13克　马鞭草13克　黄芩6.5克　白芍10克　麦冬10克　茺蔚子13克　甘草3克

8月11日2诊。服药2剂，眼睛赤丝较淡，于原方再行加减与之。

玄参15克　连翘心10克　浙贝10克　莲子心1.5克　犀角1.5克（冲服）　菊花10克　竹叶10克　麦冬13克　钩藤15克　丹皮5克

8月12日3诊。方中再入清脑之品多味。

连翘10克　远志5克　枳实5克　川贝6.5克　郁金5克　菊花5克　菖蒲6.5克　竹茹10克　竺黄6.5克　竹叶3克　冬瓜子10克　银花10克　茯神10克　犀角1.5克（2次冲服）。

8月14日4诊。昏迷20余日，服上方渐见清醒，有人呼唤他，略知作点首状，目珠亦能转动示意，显示大有转机。师切脉时，遇一位中等身材西医，年四十许。护士小姐在旁笑着，欲言不出。师知其意，不便请教西医姓名，便自我解嘲地云："没关系，我们同为以救人为目的，殊途同归。"然那位西医道友，无笑容，亦无明显愠色，稍作逗留，未吭一声即去。师非常感激护士小姐护理精心尽责，尤其是每次灌药，犀角粉容易塞住胃管，大都由她小心设法灌入廖先生胃里。

8月16日5诊。神志更现清醒，四肢渐能活动，惟右手震颤不能上举，脉弱多汗。更方于后：

牡蛎 15 克　龙骨 10 克　茯神 10 克　竹茹 10 克　白芍 10 克　天麻 5 克　枳实 3 克　川贝 10 克　竺黄 6.5 克　远志 5 克　钩藤 10 克

8 月 18 日 6 诊。汗已减少，仍用化痰清热醒脑之方治之。

银花 13 克　川贝 10 克　菖蒲 5 克　白芍 13 克　茯神 10 克　石斛 10 克　马鞭草 13 克　远志 5 克　六一散 10 克　竺黄 6.5 克　竹茹 10 克　枳实 5 克　天麻 5 克　丹皮 6.5 克

8 月 20 日 7 诊。口干，又溱然有汗，辗转表示躁象，主补养阴液，兼清肝息风：

西洋参 3 克　生地 10 克　石斛 10 克　麦门冬 10 克　菖蒲 6.5 克　川贝 6.5 克　五味子 1.5 克　茯神 10 克　白芍 10 克　远志 5 克　天麻 5 克　牡蛎 15 克　钩藤 13 克

8 月 22 日 8 诊。汗敛，神志大有进步，惟痰多，不易咯出。宜变更方药，加重祛痰之味。

旋覆花 10 克　天竺黄 6.5 克　远志 5 克　桑白皮 13 克　枳实 5 克　郁金 6.5 克　川贝 6.5 克　桔梗 6.5 克　竹茹 10 克　石菖蒲 6.5 克　茯神 10 克　天麻 5 克　冬瓜子 10 克

8 月 24 日 9 诊。昨进糜粥（自开始昏迷即未进食），胃气渐苏。患者要求钢笔和纸，执笔在纸上写字，虽不成文，却示神志已近恢复。惟舌苔白如砌砂，此征湿热遏伏尚多。

旋覆花 10 克　竹茹 10 克　法半夏 10 克　菖蒲 6.5 克　郁金 6.5 克　茯苓 10 克　枳实 5 克　广皮 5 克　杏仁 10 克

8 月 26 日 10 诊。今日师往诊断，护士向其介绍，指师是为其治病而得苏醒的医师。他能言："谢谢。"然喉头发不出声音，睡眠欠佳。

至此 10 诊，神志完全清醒，惟热久羁，津液受损，心神微见烦乱。每隔 2 日，往诊一次，遣药咸以培养阴液、化痰清脑为务。至 9 月 5 日，请护士向医院医师转达师欲除去病人项下之塑胶塞子，封闭抽痰洞口之要求。9 月 7 日往诊，仍见未除去，后由其工作单位进行交涉。方有结果。据闻拔出塞子之时，塞上积满了脓液。

9 月 11 日第 18 诊。言语略有声音，行动渐见有力，乃有意转往其他医院续治。结果转入三军总医院的民众诊所，师作为 3 日往访一次的专客，诊断时仍须撇开医院医师之耳目，只有跟随而来的特别护士刘小姐，是跟师合作的。

廖先生转院后，病情日渐减轻。曾在 9 月 5 日 15 诊时，皮肤发现斑疹，师于方中增益清热凉血息风之品，如生地、丹皮、蝉蜕、钩藤、蚕砂、银花等药，至此，班疹已近消失。9 月 13 日，能起床行步，惟精力仍欠振。处方乃应注意培养肝肾之阴：

生熟地各 10 克　枣仁 10 克　山萸 10 克　麦冬 10 克石斛 10 克　茯神 10 克　枸杞 10 克　首乌 10 克　钩藤 13 克　蒺藜 10 克

9 月 16 日第 20 诊。行动更见有力，今日见师，特别高兴，云要走动给师观看。他在室内绕沙发走了一圈，从容而稳健。然言语中气还显不足，口中津液亦显不丰，师于处方益上焦之津气，化中焦之痰湿，补下焦之虚馁。

西党参 10 克　麦门冬 15 克　五味子 3 克　法夏 10 克浙贝 10 克　茯苓 10 克　杜仲 10 克　枸杞 10 克　牛膝 10 克　甘草 3 克

9 月 19 日第 21 诊。处方守前方加黄芪以益气。

9 月 22 日第 22 诊。步履已甚稳健，言语亦渐正常。师以四君子汤加杜仲、枸杞、牛膝、黄芪等味,补其脾肾。师诊脉时,一位西医恰从门外进来,也发现老师这位常来的客不是寻常的访士。逾两日,医院促其出院回家休养。出院之后,师往诊3次,即完全康复了。

按语:此案为从死亡边缘上回生于顷刻之特殊病案。西医辨作脑血管意外之不治之症,而师辨清病证为温热邪入心包,故初用清营汤加减清其热,即收苏醒之奇效;继用涤痰清心方药清其脑,致神志完全恢复;终用养营息风、补脾强胃方药,令时仅2月余,即收完全康复之功。若不明辨证候,见其昏迷,即步医院诊断后尘,作脑血管意外施治,自当不能有如此疗效。鉴别诊断,至为重要,成败之机,其在斯乎?

药中病的　病愈瘀祛

黄某(病历291352号)

1986年11月,患者大脑右侧出血,合并血肿块,左侧肢体无力,瞳孔反射阳性,于中国医药学院附设医院急诊,11月20日住加护病房,急延师会诊。症状:困倦,嗜眠,神志略有模糊,后头痛,肢痛僵硬,恶寒发热,时作时止,脉浮苔黄,血压120/80mmHg。师诊断为表有风寒,内有邪热使然。拟荆防败毒散加味治之。

羌活9克　独活9克　姜夏9克　柴胡9克　黄芩9克　蔓荆子9克　枳壳9克　桔梗9克　荆芥9克　防风9克　白芷6克　薄荷9克　川芎9克　炒蒲黄9克　甘草3克　大黄9克(后下)

11月27日复诊。服药6帖,腑行已畅,寒热已退,手足能行屈伸,惟咳嗽痰黄,肺经见热。更方如下:

羌活9克　独活9克　白芷6克　防风9克　川芎
9克　姜夏9克　广陈皮4.5克　枳壳9克　桔梗9克　红
花6克　赤芍12克　黄芩6克　荆芥9克　钩藤9克　柴
胡6克　桑叶9克　甘草3克　大黄4.5克　菊花9克　蔓
荆子9克

服药3帖，头身痛瘥，能起床步履，神志正常。表证
已解，继进清热降镇之剂，服药数帖，12月5日病愈出院，
检查脑中血块消失。

按语：爰引此案，老师着重教诲后学：脑中风证，只要
辨证正确，药中病的，未必专事化瘀。同时鞭斥今人治脑中
风证，多滥投补阳还五汤，并自谓血溢于脑，以活血化瘀
之品，去其瘀血，为最恰当疗法，补阳还五汤为天字第一号
方，故尔以大量黄芪二至四两益气为君，群集桃仁、红花、
归尾、赤芍、川芎、地龙活血通络。殊不知该方对中风后遗
症属气血两虚者对证，而在内火炽盛，血气上犯之时，用之
必助其火势而病益剧益危。至若脑中有积血或血块，遗化瘀
之药，固无可厚非，然恰合病情，用方得当，即使不专事攻
瘀，则病愈瘀亦去。黄某验案，足征斯义，不亦明乎？

中风失音　补肾强心

江某（病历311142号）

男，71岁，为空军眷属，居花莲市。1976年2月突然
中风，由空军派专机送台北医疗，其女婿刘先生对师之执业
颇具信心，即未送医院，而延师诊治。2月10日初诊，神志
若明若暗，失音不语，足软无力，大便秘结，舌有厚苔，脉
象滑数。观其脉证，乃为痰火发于内，肾气衰于下使然。师
用太乙神针，灸神阙7壮，并处方两笺。

第一张方，为清其痰，如下：

西党参 15 克　姜半夏 10 克　石菖蒲 10 克　制南星 10 克　竹茹 10 克　枳实 5 克　茯苓 10 克　橘红 5 克　甘草 3 克　水煎服 1 剂

第二张方，乃河间地黄饮子，如下：

熟地 10 克　菖蒲 10 克　苁蓉 10 克　麦冬 10 克　五味子 3 克　远志 6.5 克　茯苓 10 克　制雄附 5 克　肉桂 2.4 克　石斛 10 克　巴戟 6.5 克　山茱萸 10 克　薄荷 3 克　生姜 2 片　大枣 3 枚

服上方 8 剂，足渐有力，神志恢复正常，惟言语无进步，喉头不能正常发音。师思忖：此证本属下元虚衰，虚火上炎，痰浊上泛，堵塞窍道之暗痱证，何以地黄饮子竟不能奏其全效，必另有其病因。2 月 19 日，诊其脉象不整，缓而时止。乃改用炙甘草汤合涤痰汤加减，强其心而治其痰。处方如下：

炙甘草 10 克　制附子 6.5 克　茯苓 10 克　远志 5 克　菖蒲 6.5 克　制南星 10 克　肉桂 3 克　法半夏 10 克　橘红 5 克　生地 10 克　麦冬 10 克　阿胶 10 克　大枣 3 枚　枳实 5 克　竹茹 13 克　生姜 2 片

水煎服，服至第 7 剂，始能语言。后以地黄饮子为丸与之，服药 2 月痊愈。

按语：本案为本虚标实的喑痱之证。马师一诊用地黄饮子合清痰之方，乃着意上下并治，标本兼顾，而以治下、治本为主，共成滋肾阴、补肾阳、开窍化痰之功，令病初效；继之师凭脉象不整，洞不能全效真谛，而施强心祛痰之策，使喑疾向愈；末诊师专图其本，再用地黄饮为丸方，而收全功。

镇降活血　佐补心肾

苏某（病历 443942 号）

男，70 岁，居永和市永和路 135 巷某号。

1991 年 12 月 3 日初诊。冬来身感不适，今日早饭后，突然头晕难支，行步无力，往三军总医院民众诊疗所请诊。经用脑电波检查，发现颅内出血，并有血块，血压增高，因无床位，配药带回服用。患者搀扶尚能蹒跚行走，下午七时，由其女扶来就诊。自诉头晕，失眠，小便频多，切得脉迟缓无力而时止。师谓此乃心肾衰弱，恐有虚脱之虞，急予镇降活血，补养心肾治之。

潞党参 15 克　桑螵蛸 12 克　黄芪 15 克　桂枝 18 克　丹参 30 克　真珠母 30 克　红花 6 克　龟板 15 克　龙骨 12 克　远志 6 克　茯苓 12 克　枣仁（炒）15 克　菖蒲 6 克　磁石（研）24 克　炙甘草 4.5 克

12 月 12 日复诊。服药 7 帖，头晕愈，能安眠，小溲减少，大便通顺，血压降下，效果甚佳。师更方如次：

西党参 15 克　杜仲 12 克　炒枣仁 15 克　苁蓉 12 克　丹参 30 克　当归 9 克　真珠母（研）30 克　牛膝 12 克　赤芍 12 克　远志 4.5 克　桃仁 9 克　红花 4.5 克　磁石（研）15 克　桑寄生 12 克

12 月 16 日 3 诊。睡眠甚安，大便通顺，足力增强。师再予更方如下：

西党参 15 克　杜仲 12 克　真珠母 30 克　当归 9 克　苁蓉 9 克　炒枣仁 15 克　柏子仁 9 克　怀牛膝 12 克　桃仁 9 克　赤芍 12 克　桂枝 6 克　磁石（研）15 克　丹参 30 克　天麻 9 克　桑寄生 12 克　白芍 12 克

服上方甚安，至 20 余帖，能迈步行走，惟须扶杖，于 1992 年 2 月 27 日改用丸剂，处方如下：

西党参 90 克　真珠母 90 克　天麻 90 克　桑寄生 90 克　熟地 90 克　巴戟天 60 克　杜仲 90 克　当归 90 克　丹参 120 克　枸杞 90 克　牛膝 60 克　炒枣仁 60 克　赤芍 60 克　桂枝 60 克　桃仁 90 克　远志 30 克　苁蓉 90 克　白芍 90 克

炼蜜为丸梧桐子大，早晚每服 50 丸。

服至 1992 年 6 月 6 日（上方继续配制 2 次），能弃杖步行。7 月 15 日，至三军总医院民众诊疗处复查，颅内血块冷消失，脑部一切正常。

按语：此案为心肾衰弱之中风虚证。马师选方桑螵蛸散合冠心 2 号加减，方中真珠母、磁石、龙骨、龟板镇降，令并走于上之气与血，下行归顺；丹参、红花活血通络，命祛瘀如扫而畅通无阻；参、芪、桂枝通阳强心，桑螵蛸、龙骨、枣仁、远志固肾养心，使心肾受荫而水火相济，故尔一诊收效甚佳。以后几诊方药虽增减有异，然其大法始终未变也。

痰湿气祟　攻无不克

徐某（病历 282948 号）

女，69 岁，居台北县板桥市中山路二段 89 巷某弄某号

1979 年 1 月 9 日初诊。今年初患中风，右半身不遂，神志尚清，气喘、痰多不易咯出，肺有积水，腹胀，溲少，腹亦有积水。延师出诊，切脉濡缓，望苔白腻。师拟祛湿利水活络之方与之。

白术 13 克　猪苓 10 克　苓皮 15 克　泽泻 10 克　大腹皮 10 克　黄芪 15 克　贝母 13 克　木香 3 克　红花 6.5 克

半夏 13 克　葶苈子 6.5 克　陈皮 10 克　车前子 15 克

1 月 13 日复诊。服方 3 剂，肺水腹水消退，气喘，右半身仍不遂，脉实有力，舌苔已退，质硬。师拟换骨丹合麻杏甘石汤加减：

西洋参 6.5 克　瓜蒌实 13 克　广皮 6.5 克　首乌 10 克　贝母 13 克　杏仁 10 克　五味子 3 克　桑白皮 10 克　川芎 10 克　麻黄 6.5 克　蔓荆子 10 克　苍术 10 克　威灵仙 10 克　生石膏粉 10 克　甘草 3 克　生姜 2 片　大枣 3 枚

3 月 10 日 3 诊。脉实舌硬显系实证，故用上方 2 剂，病大减，未请更方，原方加服 10 剂。今日由其家属陪同来诊所请诊。右半身不遂之症渐愈，右足已能步履，惟右手虽活动，尚不自如，半夜痰涌作喘。师更方如次：

西洋参 6.5 克　威灵仙 10 克　蔓荆子 10 克　首乌 10 克　麻黄 6.5 克　生石膏 10 克　桑白皮 10 克　苍术 10 克　阿胶 10 克　五味子 3 克　杏仁 10 克　川芎 6.5 克　枳壳 3 克　防风 10 克　瓜蒌实 10 克　生姜 2 片　大枣 3 枚

5 月 10 日 4 诊。上方仍为治风却痰之方，又服 10 余剂，半身不遂症愈。缘于痰多气喘，再次请诊，师立金水六君煎方治之。

熟地 13 克　当归 10 克　半夏 10 克　茯苓 10 克　广皮 6.5 克　杏仁 10 克　甘草 3 克　生姜 3 片

服方 5 剂，痰喘减轻，后续服 10 余剂，即愈。

按语：本案为痰、湿、气、风相互勾结为患之中风并发肺水腹水之证。师初诊处方着力祛湿，遣药四苓及葶苈、车前以利水；兼用黄芪、红花，取其补阳还五汤意以活络；贝母、半夏以化痰，大腹皮、陈皮、木香以利气。服方 3 剂肺水腹水即消，可谓速效。2 诊针对神志无恙，仅半身不遂，乃内在之痰湿与外来之风邪相合使然，用换骨丹合麻杏甘石汤加减，为宗"实者泻之"经旨。末次本着患者咽干痰多，显系病久邪去阴伤，选方金水六君煎补阴化痰，而终获效。

口眼㖞斜治验

血虚生风　养血息风

李某（病历 404034 号）

女，35 岁，居台北县永和镇安乐路某巷某号。

1959 年患颜面神经麻痹，口眼㖞斜，年余不愈。患者容颜秀丽，对此甚为痛苦，7 月 19 日就诊。症状：口眼向右㖞斜，头微感痛，口微干不欲饮，大便干涩，余无所苦，脉涩，舌无厚苔，师谓：初发者多实证，病久者多血虚。遂拟养血祛风之法，处方如次：

川天麻 6.5 克　生地 10 克　当归 10 克　藁本 6.5 克 白芷 6.5 克　牛膝 10 克　菊花 6.5 克　钩藤 10 克　白芍 10 克

服方 3 剂，甚感舒畅，效不更方，服 20 剂疾瘳。后以此方治愈患者多人。

按语：马师考校临床，发现口眼㖞斜一症，初发者多实，辨病因有肝火、气郁、风寒之别，论治法则有泻肝、匀气、祛风散寒之异。然病久者多为血虚生风。本案方药，为马师借用沈仲圭氏治疗头痛久不能愈的经验之方。方中遣归、地、芍以滋养阴血，命钩藤、天麻、藁本、白芷、牛膝、菊花以疏肝息风，故尔救人者众。

气郁为患　顺气祛风

马某

女，61 岁，1962 年患颜面神经麻痹，口眼向右歪斜，手指麻木。3 月 15 日就诊，其脉象沉涩，师断气郁使然。宗古法：拟顺气；发新义：参祛风，并活血。处方宜乌药顺气散加味。

乌药 10 克　川芎 6.5 克　麻黄 5 克　干姜 1.5 克　白芷 10 克　枳壳 6.5 克　桔梗 10 克　威灵仙 10 克　独活 6.5 克　橘红 5 克　僵蚕 6.5 克　炙甘草 3 克

3 月 20 日复诊。手麻已愈，口眼㖞斜稍好。原方加天麻 6.5 克、钩藤 15 克，继进 5 剂而愈。

风寒气郁　顺气平肝

张某（病历 112332 号）

女，22 岁，居台北市龙江街 286 巷某号。

1981 年 3 月 19 日初诊。口眼歪斜，头偏左痛，畏风，脉浮苔薄白，病因为外感风寒，兼夹气郁。宜顺气平肝祛风。

处方：川芎 10 克　乌药 10 克　独活 6.5 克　枳壳 6.5 克　桔梗 10 克　麻黄 5 克　白芷 6.5 克　橘红 5 克　全蝎 2.1 克　荆芥 10 克　防风 10 克　钩藤 13 克　白芍 10 克　蒺藜 10 克　甘草 3 克

3 月 23 日 2 诊。面部麻痹减轻，头仍痛，咽干。

处方：川天麻 6.5 克　钩藤 13 克　生地 10 克　荆芥 10 克　麦冬 13 克　防风 10 克　全蝎 3 克　枳梗 10 克　川芎 6.5 克　乌药 5 克　白芷 6.5 克　麻黄 5 克　广皮 5 克　枳壳 6.5 克　独活 6.5 克　甘草 3 克

3月27日3诊。颜面神经麻痹渐愈，小便频多；头痛减轻，偶见痛如针刺，显为血行障碍，故方中宜加丹参、红花、茺蔚等味。

处方：川天麻6.5克　川芎6.5克　生地6.5克　全蝎2.1克　当归6.5克　红花2.1克　荆芥10克　桑螵蛸10克　防风10克　丹参13克　藁本6.5克　白芷5克　枸杞10克　茺蔚子10克　甘草3克

4月9日4诊。颜面神经麻痹痊愈，头仍微痛，然无刺痛之状。当以养血为主，处方如次：

生地13克　当归10克　川芎6.5克　白芍10克　枸杞10克　钩藤13克　菊花5克　天麻6.5克　全蝎2.1克　乌药5克　桑螵蛸10克　甘草3克

此一病例，治疗不到1个月，颜面神经麻痹即愈，可谓顺利。

按语：上选两例，均为气郁夹风之证，其治法咸为古之顺气法之化裁。马案偏重顺气祛风，末诊方少佐平肝息风之品；张案为顺气、祛风、平肝合法，活血和络参与其间，滋阴养血殿之于末。相同相异，后学细辨即明。

化痰祛风　立竿见影

叶某（病历449042号）

男，47岁，居桃园县龙冈自力新村某巷某号。

1976年10月7日就诊。患者为退伍军人，曾住院求治，亦请针灸医师治疗，担心面部不能复原，损坏其容貌，前来延师诊治。证见口眼㖞斜，手臂痿软，血压高，言语时闻及气管痰音，脉浮，舌苔薄白。师辨证为痰湿夹风，宜化痰祛风法治之。

川天麻6.5克　法半夏10克　广皮5克　荆芥穗6.5克
钩藤13克　石决明（生研）13克　茯苓10克　甘草3克　3剂

嘱服3剂，预计应来复诊，结果未至。后来领儿子来诊鼻病，告曰：服药3剂病已痊愈。

按语：此案师投二陈汤为主以化痰祛湿，加天麻、荆芥、钩藤以平熄内外之风，益石决明以质重镇肝。药仅8味，互相配合，各显神通，故奏奇效。

附眼风（眼皮眨动）治验

养肺息风　一箭双雕

万某（病历444245号）

男，12岁，住永和镇保福路一段某号。

1977年5月1日初诊。咳嗽，咽干无痰，数月不愈，请诊。师问诊得知口干不饮，大便干结；两眼不停眨动，病五六载，日趋严重，遍及诸医，咸为乏效。望诊舌质淡红。师断为久咳肺阴伤损，阴虚风动，拟养肺息风治之。

百合固金汤4.0克　钩藤0.8克　蝉蜕0.6克　僵蚕0.8克　全蝎0.6克

1日量，分3次服。

5月6日复诊。服方5剂，咳嗽减轻大半，眼风之症亦较前好转；未更方药，嘱继进10剂，服完，咳嗽痊愈，眼风亦瘥。

金水双调　参伍治风

程某（病历269140号）

男，5岁，居台北市景美镇。

患眼皮眨动之病多时，1979年7月31日，由其母带来请治。询问病史，患儿曾几次患咳，咸为历时甚久的干咳之证，服用麦门冬汤加味有效。刻诊：咳嗽未发，眼皮不停眨动，舌红苔薄少津。师作阴虚水乏论治，处方如次：

六味地黄丸3.0克　麦冬0.6克　五味子0.4克　枸杞0.6克　菊花0.6克　蒺藜0.6克　全蝎0.6克

1日量，服7日。

患儿服药7日，病减80%，为求根治，嘱继进10帖。后来，其母来告，服完配方10日，病果痊愈。

按语：兹选眼风病案两则，从两个不同侧面，以示老师辨证细致，析理至当，法药活泼之大概。万案，师从现症干咳，数月未愈，断为肺阴虚损，着重治咳，以百合固金汤养阴清热，润肺化痰，少佐息风之味，令治眼风寓在治咳中；程案，师从现症眼风，追朔病史，多病干咳，认定为阴虚水乏，目失其养，始无意眼皮眨动，久之，习俗成疾，论治以八仙长寿加蒺藜、全蝎，亦为金水相生，令治眼风寓在治本之中。综上所述，均为肺肾同治，然有孰轻孰重之殊；虽有治咳治风之异，然立足治本则一。

痹证　痿证

痹者，闭也。古人多谓"风寒湿三气杂至"，而师验之临床，则谓三痹之外当有热痹，台湾民众罹患甚多，若沿习俗作寒治，必淹缠变成坏证。古人治疗三痹，主以祛风、散寒、祛湿，而师认为临床堪法，然养血、健脾、补益肝肾，亦须随证情参伍其间。如师补虚祛风，不去止痛，而痛疾自瘳者有之；益气利水，却表虚脾湿者亦有之；升阳益胃，愈遗传湿证者更有之。同时，师畅发经旨，按经施治而获奇效；阐析古之痛风含义之深广，今之痛风湿热之因众，堪谓见地不凡。

痿者，谓手足痿弱也。痿证为痹证之姊妹病也。老师对肺热津伤、湿热浸淫、脾胃亏虚、肝肾亏损、湿痰为祟、血瘀致痿等病因证治，咸作了继承前人而又发展前人的论述。如师治肺阴不足成痿，令治痿寓在治咳之中；治湿热成痿，宗清利湿热大法，而不远益气、不避养阴。又如"治痿独取阳明"，老师方法多样。师时而正面攻敌，而清泄阳明湿热，时而从旁迂回养胃抑制胃火发生，避免肺受热乘而日槁；时而化痰祛湿以束骨利机关，而寄厚望于脾胃；时而滋生气血以润养宗筋，而委重任于脾胃。真可谓畅发经义淋漓尽致！

痹证治验

寒痹血络　温经通络

郑某（病历 874241 号）

女，34 岁。

1980 年 12 月 1 日初诊。左下肢疼痛，日夜无休止，数年不愈。患者从事文化教育工作，对于此病，至感痛苦，曾服中西药，无以计数，不效；致使闻说何种药对关节痛有效，辄购之服用，亦无效；最后对任何药物都感到失望，去寻按摩师按摩，虽略见轻松，然仍未愈疾。一日遇见老师本家鹤凌先生，特介绍请师诊治。患者清癯，自诉左下肢疼痛，痛如锥刺，庶无宁日。师诊断为寒痹，久痛血络痹阻使然。用五灵散加味治之。

制川乌6.5克　当归10克　桂枝6.5克　五灵脂6.5克川芎6.5克　乳香5克　没药6.5克　独活10克　甘草3克

12月16日2诊。嘱服上方3剂复诊，然药后，自感腿踝疼痛，如被拈去，故未来诊。现因昨日受凉，腿部又现微痛，且觉麻木，伴见口苦。师更方如下：

制川乌10克　五灵脂10克　当归10克　川芎6.5克白芍10克　制乳没各5克　独活10克　桂枝6.5克　知母10克　牛膝10克　甘草3克　熟地10克　黄芩6.5克

嘱服3剂，患者自行决定配方5剂。尽服汤剂，病即痊愈。鹤凌先生受之委托，来电向师道谢。

按语：本案为寒痹之久痛入络者，故师用治血痹之良方五灵散（川乌、五灵脂、乳香、没药四味组成）散寒活血，通络止痛；且益当归、川芎以养血活血；增独活、桂枝以温经散寒，而奏奇效。二诊，再参熟地、白芍以扩大养血之队；伍牛膝"走而能补，性善下行"，取其擅治下半身腰膝关节酸痛之专长；佐黄芩、知母，针对口苦以清热，且监制诸药，防性温太过。寒温并行，攻补兼施，临床堪法。

表虚脾湿　益气利水

林某（病历449943号）

女，57岁。

1987年7月9日初诊。四肢关节酸痛发肿多汗，口不渴，脉缓苔白。此乃卫虚不固，脾虚不运，水湿郁于经络关节使然。师拟防己黄芪汤加味主之。

黄芪 15 克　防己 13 克　白术 10 克　甘草 3 克　独活 10 克　牛膝 10 克　生姜 4 片　大枣 3 枚

7 月 12 日复诊。汗出减少，关节疼痛减轻。原方增薏苡仁 13 克、木通 6.5 克，服 2 剂。

7 月 13 日三诊。汗已敛，足膝关节疼痛近愈，足微现肿，惟胃纳欠佳，微欲呕吐，小溲不多。师更方如下：

黄芪 15 克　茯苓 15 克　牛膝 10 克　苡仁 15 克　独活 10 克　白术 13 克　猪苓 6.5 克　姜夏 10 克　防己 10 克　甘草 3 克　桂枝 6.5 克

7 月 15 日四诊。服方 3 剂，关节痛愈，足肿亦消。师以六君子汤加黄芪、桂枝以收全功。

按语：此案为卫虚湿邪为患之证。马师借用《金匮要略》治风水、风湿之防己黄芪汤治湿痹，以益气祛风，健脾利水；加独活祛风止痛，牛膝下行而利关节，苡仁最善利水除痹而不耗损真阴之气，木通利湿热而有通畅血脉之用。至若三诊防己黄芪汤合五苓散加半夏，及末诊六君子汤加黄芪、桂枝，亦为表虚得固，风邪得除，脾气健运，水道通利而设。同时，马师从长期临床积累了治疗湿痹经验：病初，偏重于上身者，可用羌活胜湿汤；偏重于下身者，可用五苓散加羌活、防风、苡仁之类；全身倦重感颇重者，用藿香正气散加羌活、防风必效。若延久失治，关节变形，则不易图治。虚证可用补中益气汤加附子、羌活、苍术、黄柏，不虚者用老鹳草熬膏长期服用，能逐渐好转。

久成热痹　大张挞伐

覃某（病历 104044 号）

女，73 岁，居台北市敦化南路 464 巷某号。

1975 年 5 月 11 日初诊。今年患严重关节痛之证。右膝红肿如桶，左膝红肿略次于右，热如火燎，扪之烙手，膝关节曾经西医两度抽出积水甚多，手关节亦红肿而痛，呻吟床笫，不能行动，常彻夜不眠，不但患者苦不堪言，而家属照顾亦痛苦万分。今日由女婿张先生接师出诊。询知口渴便秘，望知舌苔黄腻，切得脉象弦数。斯为大热之证，当须间不容发，坚甲利兵克敌，宜三妙散加味治之。

蒲公英 15 克　忍冬藤 30 克　黄柏 10 克　苍术 10 克　牛膝 10 克　茵陈 10 克　苡仁 15 克　防风 10 克　秦艽 13 克　葛根 10 克　甘草 6.5 克

5 月 13 日 2 诊。据告服药后，痛稍减轻，惟口仍渴，夜不成寐，更方照前法扩充。

银花 30 克　蒲公英 30 克　黄柏 10 克　苍术 10 克　牛膝 10 克　生地 10 克　知母 10 克　当归 10 克　防己 10 克　石膏 15 克（研）　杏仁 10 克　六一散 13 克　通草 3 克　苡仁 15 克

5 月 16 日 3 诊。腿膝热痛大为减轻，口渴稍好，夜间能入睡片刻，仍用三妙散加味，处方如次：

黄柏 10 克　苍术 10 克　牛膝 10 克　草薢 13 克　秦艽 13 克　白芍 13 克　生地 13 克　木瓜 10 克　防己 10 克　苡仁 15 克　知母 10 克　茵陈 13 克　当归 10 克

5 月 19 日 4 诊。病又减轻甚多，方守原法，未多增减。

5 月 23 日 5 诊。关节虽仍感痛，然已能下床，行走数步，惟肿未全消，太阳穴时痛，夜间曾有寒热往来之症象，仍于方中加入疏肝之味，处方如下：

秦艽 13 克　丹皮 10 克　草薢 13 克　生地 15 克　防己 10 克　柴胡 6.5 克　当归 10 克　玄胡 6.5 克　黄柏 6.5 克

苍术 6.5 克　牛膝 10 克　防风 10 克　甘草 6.5 克　白芍 13 克

服方 4 剂，太阳穴痛及夜间寒热往来之症已瘥。六诊、七诊，为三妙散合木防己汤加减，清其余蕴，处方如后：

防己 10 克　黄柏 10 克　苍术 10 克　苡仁 13 克　通草 6.5 克　石膏 10 克　滑石 13 克　杏仁去皮 10 克　牛膝 10 克

6 月 3 日 8 诊。服方 7 剂，腿膝关节疼痛及灼热诸症痊愈，行走渐能自如，然胸腹间卒发湿疹，师投当归拈痛汤加减：

苦参 15 克　当归 10 克　知母 10 克　羌活 10 克　防风 10 克　苍术 10 克　茵陈 13 克　黄芩 10 克　升麻 3 克　葛根 10 克　猪苓 10 克　泽泻 10 克　牛膝 10 克　黄柏 6.5 克甘草 3 克

6 月 11 日 9 诊。服方 7 剂，湿疹方愈，惟行步乏力，师更方以四物汤加味治之。

生地 15 克　当归 10 克　白芍 10 克　川芎 6.5 克　萆薢 13 克　苡仁 15 克　牛膝 10 克　木瓜 10 克　茯苓 10 克防己 10 克　蚕砂 10 克

至此，睡眠饮食始完全正常，恢复健康生活，一家为之庆幸。愈后，1979 年曾远途旅行美国，归来以感冒微恙请诊，谈及过去关节肿痛之疾，犹有余悸，幸治愈之后，一切正常，感激之私，溢于言表。

按语：斯为痹证延久而成的热痹之证。师初诊用三妙散加秦艽、防风等味，虽效而不甚显；二诊前法扩充，加石膏、知母、六一散，并重用蒲公英、金银花，热势始杀；以后，乘胜前进，相继用三妙散，加减木防己汤、当归拈痛汤等方，大清湿热，方收全效；末诊遣使四物汤加味收功，为养阴之中，仍以祛湿为务。同时老师告诫：热痹之证决不可用麻黄、桂枝、附子等温剂，若投蠲痹汤、三痹汤等方，必加重其病而成痼疾。

按经施治 效如桴鼓

王某（病历 101002 号）

男，55 岁。

1979 年 11 月 5 日初诊。右臂剧痛，部位为从大拇指直上内肩，僵硬不灵，切脉时不能平臂坐着伸出手来，须立起倾身才能将手放置脉枕之上，夜不成寐，脉浮弦，舌苔白。师辨病位为手太阴肺经脉所过之处，应予治肺，处方宜治肺经为主，兼以和血去湿行气。

桑枝 15 克　杏仁 10 克　酒芍 10 克　紫菀 10 克　桂枝 6.5 克　桔梗 10 克　薏苡仁 13 克　甘草 3 克　当归 10 克　广皮 5 克

11 月 10 日复诊。服方 3 剂，手臂痛大减，已能活动自如。更方益秦艽、川芎二味，再服 3 剂即愈。

按语：古云，不熟十二经络，开口动手便错。今师宗《内经》"肺心有邪，其气流于两肘"之说，审病在肺经，遂遣药紫菀、桑枝、杏仁、桔梗入肺，当归、白芍、桂枝和血止痛，苡仁去湿，陈皮行气，甘草和中，庶乎药病相当，奇效可必。否则，病源莫辨，部分差讹，舍此有辜，伐彼无过，其不赊"致邪失正"之祸矣！

寒痹温散 天经地义

同乡青年某，不信中医，他父母有时请师诊病，常表示不满。一日，他晨起床突然腰痛剧烈，即去某医院求治，服药痛势如故。第三日不得已请师诊治，师以提炼中药五积散每日九公分，分三次服用，配方 3 日与之，服 2 日即愈。

按语：师云，寒痹之证，非温散之剂不能奏效；又云，寒痹甚者，手足关节肿痛变形，僵硬麻木，活动失灵，腰膝冷痛，肢冷畏风者，可用阳和汤、桂枝加苓术附汤等方温阳散寒，宣通血脉，而奏化阴凝使阳和之效。

肘痛血瘀　活血祛风

江某（病历 311132 号）

男，45 岁。

1977 年 7 月 16 日初诊。患者为船员，左肘关节痛如锥刺，常夜不成寐，历半载未愈。师以顺天堂提炼中药治之。

秦艽 0.8 克　姜黄 0.8 克　羌活 0.8 克　香附 0.8 克　当归 0.8 克　川芎 0.8 克　防己 0.8 克　没药 0.8 克　桃仁 0.8 克　红花 0.6 克

1 日量，分 3 次服。

服药 3 日即愈。半年之后，因感冒失治，致旧疾复发，师以身痛逐瘀汤加减与之。

五灵脂 0.8 克　当归 0.8 克　姜黄 0.8 克　地龙 0.8 克　秦艽 0.8 克　羌活 0.8 克　川芎 0.8 克　防己 0.8 克　桃仁 0.8 克　红花 0.6 克　没药 0.8 克　香附 0.8 克

服方 7 日，未再来诊。1980 年 7 月陪其妻来诊病，告曰：愈后未再复发。

虚寒兼湿　温阳祛湿

张某（病历 112312 号）

女，24 岁。

1978 年 12 月 28 日初诊。右下肢关节疼痛，天寒更感酸胀，腿已肿大，脉象沉迟。师予温阳祛湿，五苓散加味治之。

茯苓 15 克　桂枝 5 克　猪苓 10 克　白术 13 克　苡仁 13 克　附子 6.5 克　泽泻 13 克　牛膝 10 克

1979 年 1 月 4 日 2 诊。腿痛减轻，肿亦渐消。师再予五苓散利膀胱助化气以祛湿，合真武汤温肾阳以去下焦之寒。

白术 13 克　茯苓 15 克　附子 6.5 克　桂枝 6.5 克　泽泻 13 克　牛膝 10 克　苡仁 10 克　猪苓 10 克　白芍 10 克　生姜 10 克

服药 10 剂，腿膝痛止肿消，去美国留学。

遗传湿症　升阳益胃

杨某（病历 469212 号）

男，41 岁。

1980 年 9 月 2 日初诊。疲倦乏力，每遇阴雨，项背强痛，食欲不振。病由遗传而来，师以祛风化湿与之。

羌独活各 10 克　苍术 10 克　黄芩 6.5 克　麻黄 3 克　茯苓 10 克　泽泻 10 克　防风 10 克　连翘 10 克　苡仁 13 克　山楂 10 克　麦芽 10 克　广皮 5 克　甘草 3 克

9 月 4 日复诊。服方 3 剂，项背强痛减轻，仍感疲乏，食欲未曾改善。师法东垣升阳益胃汤治之。

西党参 10 克　羌独活各 10 克　生黄芪 13 克　柴胡 6.5 克　白芍 10 克　法夏 10 克　广皮 6.5 克　茯苓 10 克　泽泻 10 克　防风 10 克　白术 6.5 克　川连 3 克　甘草 3 克　生姜 2 片　大枣 3 枚

嘱服 3 剂，未来更方。1981 年 1 月，领其子诊病，谓服第 2 方，效果甚好，遗传湿证痊愈，平素毫无倦息。

按语：东垣升阳益胃汤，系补中益气汤去升麻、当归，加半夏、羌活、独活、防风、白芍、茯苓、泽泻、黄连、生姜、大枣而成。该方益气升阳、调补脾胃旨趣不移，且有补中之剂，得发表之品而中自安，益气之剂赖清气之品而气益倍之用药相须之妙。师效法之，令脾胃强健，必"饮入于胃，游溢精气，上输于脾，脾气散精"而水道通调，膀胱化气，何虑湿邪不化为乌有？

补虚祛风　痛疾自瘳

徐某（病历 282994 号）

男，69 岁，居新店中华路 301 巷某弄 8 号。

1980 年 4 月 8 日初诊。病者在某医院初因患疝手术，不久又接受手术治胃，以后，肩背发生剧烈疼痛，极难忍受，脉象沉弱，舌质淡而苔薄白。他欲请师针灸迅速止痛。师观其脉证，认为手术之后，气血甚虚，其病因虚而发，难以接受针刺，刺亦实难速效，乃不予施针，而为之处方，以圣愈汤加味。

西党参 10 克　黄芪 13 克　当归 10 克　熟地 13 克　白芍 10 克　川芎 6.5 克　羌活 10 克　防风 10 克　桑枝 10 克　广皮 5 克　甘草 3 克

4 月 11 日二诊。告服药 1 剂，痛即减轻，尽服 3 剂，全不觉痛，惟皮肤微痒，师守原法，以前方加白芷、银花、蒺藜、木通、蝉蜕与之。

彭某（病历 421221 号）

女，42 岁。

1979 年 8 月 16 日初诊。项酸，左侧项肌肿痛，脉象虚软，舌苔薄白。师断证为患者因子宫生瘤行切除术，身体虚馁，感受风寒，淹缠失治而成此证。师以四物汤加味治之。

黄芪13克　当归10克　川芎6.5克　白芍10克　熟地10克　柴胡6.5克　羌活10克　独活6.5克　细辛2.4克　防风10克　白芷6.5克　蔓荆子10克　甘草3克

9月4日复诊。服上方7剂，左项突起之肌肉渐消。原方未更与之，再服7剂而愈。10月8日因他疾就诊，告知此项功效。

按语："虚者补之"，因虚感受风邪，补其虚，祛其风，其痛必自止。徐案，年近7旬，因病两次手术，气血受损致虚，当无疑义，故师以圣愈汤补益气血为主，略参风药一二味以祛其风邪，寓散于补之中；彭案亦为手术致虚，感受风寒，淹缠失治而成，方中益气养血与祛风散寒平分秋色，攻补兼施。然而两者无用一味镇痛之品，而收迅速止痛则一也。

肾虚水溢　首推真武

庄某（病历442114号）

男，70岁。

1979年8月19日初诊。肢痛而肿，手指颤抖，筋惕肉瞤，舌苔白湿脉迟。师诊为肾脏功能衰退，水气内溢，不能顺畅排出使然。师以真武汤加味，行温阳利水之职。

茯苓18克　酒芍13克　附子6.5克　白术13克　牡蛎（研）3克　生姜10克　泽泻10克　猪苓10克

服方2帖，大效，小溲增多而肿消痛减。师本嘱服2剂，因效佳，未来复诊，继服10余帖，手颤抖亦愈。愈后来告，未再更方。

按语：《名医方论》爰引赵羽皇云："五苓散行有余之

水，真武行不足之水，两者天渊"。然马师一面委派真武汤大补坎中之阳（充实肾功能），大健中宫之气重任，又一面接纳五苓散之泽泻、猪苓，得益于真武，而能因势利导行利水之效；佐轻量牡蛎入足少阴肾，既不碍真武温阳行水，又能助真武镇摄颤抖、筋惕肉𥄫之疾。

痛风病机　湿热者众

刘某，男，63岁。右足趾红肿剧痛，渐向足背蔓延，服西药止痛乏效，西医验血，断为尿酸过高；口渴、脉弦，舌苔薄白。师诊为湿热下注使然。处方如下：

萆薢12克　苡仁15克　牛膝9克　黄柏6克　丹皮9克　茯苓9克　泽泻9克　赤芍9克　苏木9克　蒲公英15克　连翘9克　车前子9克　地肤子15克　滑石15克　苍术9克

服方18剂，痊愈。

按语：痛风之证，中医典籍中论述颇多。《丹溪心法》谓"四肢百节走痛"；《类证治裁》云"风湿客于肾经，血脉瘀滞所致"；《张氏医通》曰"肥人肢节疼痛，多是风湿痰饮流注"。马师认为前贤诸说，揭示了中医之痛风除了包含西医痛风之嘌呤代谢发生障碍之疾病，也包括风湿性关节炎、类风湿性关节炎等疼痛性风湿证及关节炎。而且马师立足临床，发现今西医之痛风，其病机多为湿热下注使然。上选刘案，为湿热下注，经络阻滞。师命三妙散（黄柏、苍术、牛膝）为治下肢湿热疼痛之主方，益连翘、公英清热，赤芍、苏木、丹皮活血凉血，茯苓、泽泻利湿。同时，老师发现车前子、地肤子随其病因，加入不同主方之中，治尿酸过高甚佳。另录一例，李某，女，68岁。右手中指根至手背剧痛，红肿灼热，口苦失眠，大便秘结，脉象滑大，舌苔微黄。曾服西德治痛风成药，服之痛减，停药疼痛如故。师以热证论治，处以《万病回春》之舒筋立安散去善治下肢之牛膝，益偏走上肢之桑枝，服 15 剂而愈。两案药因病设，消除病因，收效甚速。

马师还指出，类风湿性关节炎，系痹病之坏证，大都因失治或误治而成。一般病程较长，病情复杂，虚实互见，症状不一：有为手足关节肿痛，局部灼热，下肢发凉，周身畏寒；或脊椎疼痛，弯曲变形；有为手足关节畏冷，扪之觉热；或自觉手足发热，而触抚局部发凉；有为上肢发热，下肢不温，口渴便溏；舌质红或边绛苔白，脉弦数或缓。该病稍有外感或劳累即发作。师认为治疗宜清热散寒并用。老师的经验方如下：

银花 30 克　连翘 15 克　桂枝 9 克　白芥子 15 克　鹿角霜 9 克　鸡血藤 30 克　赤芍 9 克　地龙 12 克　乌梢蛇 9 克

热重者加蒲公英 30 克，败酱草 15 克；寒重者选加麻黄 6 克、附子 3 克；痛剧者加川乌 9 克；血热者加生地 30 克、丹皮 9 克；血瘀者加桃仁 9 克、红花 6 克、水蛭 6 克。

同时，老师认为：此症日久常变成虚证，有气虚、血虚、肾阳虚、肾阴虚之不同，可按证补之，惟方中必须与通经活络、养血舒筋、化瘀消痰、搜剔伏邪相辅并行，常用药物如地龙、蜈蚣、全蝎、蕲蛇、山甲、蜂房、水蛭、守宫等。老师痹证辨治，聊揭示于此，要在临证之际，细心体会，认定阴阳，互相并参，用舍得宜，方能"炼石补天之权"操之在手。

痿证治验

肺阴不足 甘寒清上

赵某（病历 498033 号）

男，90 岁。

1976 年 1 月 22 日初诊。患咳嗽坐计程车来请诊，孙女扶之出车，行走困难，不能登梯，请师下楼为之切脉开方。师凭咽干，痰多不易咯出，断为年老阴虚咳嗽，拟养阴清肺化痰止嗽。处方于后：

北沙参 10 克　紫菀 10 克　茯苓 10 克　款冬 10 克　杏仁 10 克　贝母 10 克　麦冬 10 克　橘红 5 克　白前 10 克　桔梗 10 克　玉竹 10 克　百合 10 克　苡仁 10 克　桑皮 10 克　甘草 3 克

1 月 25 日复诊。服方 3 帖，不但咳嗽减轻，而足痿亦减轻，90 高龄，能自行上楼请诊。

翁某（病历 802216 号）

男，81 岁，居板桥市民权路 260 巷某弄某号。

1979 年 4 月 18 日请师出诊。年迈头晕，咽干口燥，足软行路艰难，心情抑郁。师诊为阴虚肺热，兼夹肝郁，拟沙参麦冬饮合化肝煎加减治之。

南北沙参各 6.5 克　麦冬 13 克　天麻 5 克　玉竹 10 克　花粉 10 克　石斛 10 克　贝母 10 克　百合 13 克　焦栀 5 克　丹皮 6.5 克　青皮 5 克　白芍 10 克　泽泻 10 克　橘红 5 克　钩藤 13 克

服方 4 剂，他女儿来电告师：老父服药有效，已能行走。

林某，男，原籍广东，63岁。

初诊：1985年11月13日。手臂及两下腿痿软无力，且感麻木，不能行动，口干，舌质淡，左边萎缩，无苔、脉涩数。师诊断为肺阴虚，处方如下：

北沙参9克　玉竹9克　麦冬9克　石斛9克　百合9克　花粉9克　阿胶9克　杏仁9克　知母9克　贝母6克　炒枣仁15克　生地9克　砂仁5克　甘草3克

二诊：服方7剂，手足麻木减轻，比较有力，口仍觉干，更方如下：

北沙参9克　麦冬12克　骨碎补15克　花粉9克　石斛9克　桑白皮9克　玉竹9克　阿胶9克　川断9克　首乌9克　甘草3克

三诊，服方7剂，已能行动，搀扶可行数步，口干未减，再更方如下：

北沙参9克　麦冬12克　花粉12克　钩藤9克　天麻9克　石斛9克　玉竹9克　葛根9克　骨碎补12克　灵仙9克　阿胶9克　首乌12克　甘草3克

服方7剂，即能扶杖行走。此症经台中某医院分院检查，断为"多发性神经炎"，住院两月，治疗无效，改请师治而愈。

按语：痿证为肢体筋脉弛缓，软弱无力，日久因不能随意运动而致肌肉萎缩的一种病证。即如《素问·玄机原病式五运主病》所云："痿，谓手足痿弱，无力以运行也。"。其病因病机之一为"肺热叶焦"不能布送津液以润泽五脏，遂致四肢筋脉失养，痿弱不用。此即《素问·痿论》"五脏因肺热叶焦，发为痿躄"之谓也。治疗以养肺生津，清热润燥为法。上选三案，咸为肺阴不足之痿症。赵案遣药沙参、玉竹、麦冬、苡仁、百合补肺滋液生津，贝母、桔梗、茯苓化痰；白前、橘红、紫菀降气止咳；桑皮清肺泻热。诸药协作，治痿即在治咳之中。翁案沙参麦冬饮加减、化肝煎两古方合参，滋养肺阴、清肺泄热，参伍疏肝、敛肝、清肝，而治痿兼却肝郁、肝阳之证。林案方药有养肺之阴，滋肺之燥，兼养筋血、肝肾之功，专图治痿。三案方药虽不尽同，然甘寒清上，清热救津，俾肺金清肃而火自降，结合养胃，使胃津不伤，胃火自清，肺自清肃之大法则一也。

湿热成痿　清热利湿

陈某（病历 752931 号）

男，49 岁，居新店文中路某号。

1979 年 5 月 26 日初诊。是年 5 月 3 日，突患足痿之证，行走无力。5 月 7 日至某医院求治，医院不知何病，进行脑电波检查、脊椎照相，直至最新的断层检查，检查 3 周，终无结果。出院后，由太太陪同艰难扶着上楼，来师诊所求治。证见足软无力，身重如山，心悸，小溲短赤，手足冒汗，舌苔白腻，脉象濡缓。师断为湿热浸淫，气血不运使然。法宗金元名医李杲"清燥汤"治之。

西党参 10 克　茯苓 10 克　当归 6.5 克　黄芪 10 克　陈皮 5 克　生地 6.5 克　苍白术各 6.5 克　川连 2.1 克　黄柏（炒）3 克　麦门冬 10 克　五味子 2.1 克　炙甘草 3 克　猪苓 5 克　升麻 2.4 克　神曲 6.5 克　泽泻 6.5 克　柴胡 3 克　生姜 2 片

5 月 28 日复诊，服方 2 剂，自感轻松许多。31 日第 3 次诊，便是一人来诊所，不须太太陪同，上楼轻快。他对师谓病近痊愈，后即到世界新闻学校恢复教课。

6月18日4诊。疲倦甚轻，大便不实，关节些微酸痛，乃热去湿有余蕴，师易祛湿方如下：

西党参10克　苍术10克　茵陈13克　黄芪13克　茯苓13克　防风10克　羌独活各10克　泽泻10克　苡仁15克　白术10克　升麻2.4克　甘草3克　法半夏13克　干姜1.5克　广皮6.5克

6月23日5诊。服方3剂，关节酸痛减轻，小溲增多，脘腹舒畅，便渐正常，足痿痊愈。再以原方加减善后。

西党参10克　羌独活各10克　茵陈13克　苍白术各10克　黄芪13克　苡仁15克　干姜1.5克　茯苓13克　法半夏10克　厚朴10克　泽泻10克　升麻2.4克　藿香10克　广皮6.5克　佩兰10克

按语：老师凭舌苔、脉象、病象，诊断本案为久雨受湿，浸淫经脉，郁遏生热，气血运行不利，筋脉肌肉失却濡养，而弛纵不收成痿。病机重点在阳明湿热，故立法宗"独治阳明"，清利湿热；恐湿热困脾，久则伤及中气，故不远参、芪甘温健脾益气；虑湿热下流，伤及肾阴，故不避归、地阴柔滋补肝肾。于斯可见老师辨证确切，巧思用药，堪谓上工。

阴虚湿热　滋阴清利

高某（病历002204号）

男，45岁，居高雄，为师同乡秦保民兄之朋友。他患足膝痿软，行动不便，曾经他院诊治乏效，秦君介绍延师诊治。症状为两足无力，手足心热，夜出盗汗，往左侧卧，右半身出汗，往右侧卧，左半身出汗，脉数无力，舌质红绛，舌中呈指头大的黄苔。师诊为阴虚兼夹湿热，气血运行不利。治必滋阴降火，清利湿热。师予以处方两笺：一方为汤剂，清燥汤加减；一方为丸剂，乃虎潜丸，遵古不加减，方不附录。

西洋参 5 克　麦门冬 10 克　五味子 3 克　生地 10 克　黄芪 10 克　黄柏 5 克　川连 3 克　陈皮 3 克　猪苓 6.5 克　泽泻 6.5 克　当归 6.5 克　白术 3 克　升麻 1.5 克　柴胡 1.5 克　茯苓 10 克　甘草 2.1 克　牛膝 6.5 克　苡仁 10 克

服汤药 7 剂，盗汗已瘥，足软减轻，服丸药 40 余日而痊愈。

按语：本案为湿热下注于肾，伤及肾阴，而成湿热阴虚虚实对峙之局。加之湿热浸淫，气血不周，而呈现半身出汗之奇症。师针对湿热阴虚之因，加减清燥汤方，行养阴清利合法，且缘于汗出，而以苡仁易苍术；基于《素问·痿论》"肝气热，则胆泄口苦筋膜干，筋膜干则筋急而挛，发为筋痿"及"肾气热，则腰脊不举，骨枯而髓减，发为骨痿"之名训，明该证阴虚而相火旺，师力戒辛散之品，制方虎潜丸，专图滋阴降火，强壮筋骨。

久虚成痿　补益收功

安琪娜（ANGELNA），澳大利亚人，女，11 岁。

1975 年 9 月 23 日初诊。半岁时，因高热抽筋成痿。是日，其母抱来台湾求治，进入"中西开放医院"，该院中医部负责人徐华江代表请师诊治。病儿全身痿软，不能行，亦不能坐，扶坐起，放手便会倒下，颈软，头也不能竖起，营养很好，身躯丰腴，喉头不能发声。师诊为痰多气弱，一面处方制南星粉末嘱她吞服，一面处方汤药，拟导痰汤合金刚丸加减治之。

　　制南星 6.5 克　　茯苓 10 克　　石菖蒲 5 克　　法半夏 6.5 克　陈皮 5 克　　杜仲 6.5 克　　枳实 5 克　　萆薢 10 克　　木瓜 6.5 克　天竺黄 5 克　　黄芪 10 克

　　10 月 23 日复诊。服方 10 余剂，喉头发音较好，吞咽较畅，扶起坐着稍稳，手足活动渐渐有力。至复诊之际，已服药 1 月，疗效满意，师按前方增减，加重药味治之。

　　西党参 6.5 克　　防己 5 克　　牛膝 6.5 克　　制南星 6.5 克　附子 3 克　　萆薢 6.5 克　　杜仲 6.5 克　　当归 6.5 克　　桂枝 3克　　木瓜 6.5 克　　白芍 6.5 克　　炙甘草 3 克　　防风 5 克

　　服此方效果更佳。斯时，其母要求作成丸药带回澳大利亚长期服用。师遵《医宗金鉴》法，以十全大补丸合金刚丸加南星、附子制成丸药，嘱回去长期服用。后来信云，小儿虽不能畅走，然坐立自如，已送学校去练习。现在患者家属与师仍常有书信往来，师亦常寄药去，斯案为师执业数十年，为外国人治病而具卓效的第一人。患儿从半岁生病至 11岁，去过欧美各国医院，请过许多洋医生诊治，最后才延请老师诊治，并且收到如此良效。此为那些诋骂中医不科学的人所想不到的。

　　梁某（病历中国医药学院附医院 081683 号）

　　男，24 岁。

　　初诊：1983 年 12 月 21 日。足痿，无从站立，更不能步履，已有年余。一年前右肋骨被撞受伤，病况渐变严重，西医检查诊断为"神经炎"，治无寸效。刻诊：脉涩，舌质淡，苔白。师认为病虽因虚致痿，然病由受伤发生，瘀血未散，血行障碍，损及神经而成。故师拟化瘀活络方治之。

　　生地 12 克　　当归 9 克　　赤芍 9 克　　川芎 6 克　　山甲（炮）

9克 三七（研冲）4.5克 桃仁9克 红花9克 莪术6克 牛膝9克

二诊：师仍拟活血化瘀方，兼补脾肾，方药如次：

白术9克 茯苓9克 草薢12克 木瓜9克 杜仲9克 桂枝6克 当归9克 牛膝9克 菟丝子15克 苁蓉6克 炙甘草3克 三七4.5克（研末二次冲服）

服药后，身体渐见有力，惟证见颤抖，行走不能自如。师以金刚丸合十全大补汤加牡蛎，渐见好转；继服四月余，已成残废之躯，终得恢复正常。台湾新生报曾有特写报道其事。

按语：兹选久虚成痿两则。安琪娜案与梁案，虽有治痰、治瘀之异，然两病机均符合《医宗必读·痿》篇"阳明虚则血气少，不能润养宗筋，故弛纵，宗筋纵则带脉不能收引，故足痿不用"及阳明虚不能下润宗筋，则不能主束骨利机关之理，故马师均以十全大补汤双补气血，润养宗筋，而收痿证疾瘳之功，则一也。他如马师认为瘦人病痿，脉涩或大，多血虚有火者，可用二妙四物汤；肥人病痿，脉滑或沉，多气虚有痰者，可用二妙六君汤，临床堪法。

头痛 头晕 高血压

头为天象、清阳之分，无论外感、内伤，皆能乱其清气，搏击致痛。而头晕则以内伤为主，以虚为本。老师从风、寒、火、痰论治头痛，从部位分经，涉及太阳、阳明、少阳；从痰饮、阴虚、阳虚论治眩晕。所举典型案例，既无教课书辨证施治之迹，又咸能反映老师善用经方，而不泥经方，大胆创新之经验。如老师治沉寒头痛法张仲景桂枝加桂汤，取肉桂助桂枝汤之温；肝火头痛师钱氏泻清丸，而增纳平肝息风之味；秉承太阳穴为肝胆之部，前额为阳明分野，项后为太阳经脉所过之古训，而变通前贤方药，即便参以一二味老师经验用药，却产生令人鼓舞之功效：赋古方予活力，而且大大启迪后人开拓活用经方之思路。

高血压证，阴虚阳亢者众，而老师选一例肾阳虚之高血压病，可见用心良苦，临床意义深远。

沉寒冲逆 桂枝加桂

曾某（病历 806024 号）

女，居台北市永康街 23 巷某号。

初诊时间：1980 年 11 月 3 日。

患头痛十余年，部位常在右侧，如遇外感必痛，时而手入冷水洗涤，亦能引起剧痛，形寒畏冷。既往痛作，非立时服镇痛药不能忍受。刻诊，脉象沉紧。此乃沉寒痼冷，触遇外感，冲逆入高巅之上，寒凝血滞，络道被阻使然。师拟桂枝加桂汤主之。

桂枝 10 克 酒芍 10 克 甘草 6.5 克 肉桂 3 克（研粉，2 次冲服） 生姜 3 片 大枣 5 枚 3 剂

服方 3 剂，未再来复诊。此后很久，因伤食胃痛请师诊治，告曰：头痛已愈，虽遇外感，亦不发头痛。

按语：本案头痛为沉寒痼疾已深及里。师宗仲景之法，运筹桂枝加桂汤，桂枝汤能解表寒，增益味厚辛甘大热之肉桂，且服法为研末冲服，方适此证。斯方既不失仲圣之本义，又得以充分施展肉桂下行走里，祛沉寒、降冲逆、导百

药、助阳长、消阴翳之用，而奏不治痛而痛自愈之效。

风火内伏　清热祛风

李某（病历 404024 号）

1978 年 5 月 14 日初诊。患者病发于外感，以为小恙，随意在市上购买些治感冒成药服之，头痛松减，便不介意。岂料时间延久，头痛渐至加剧，方去医院测得高压至 160mmHg以上，于此，始服降血压西药，药后血压渐降，然头痛不愈，且不能止药，若停服一天或两天，血压又升。刻诊：头痛，项脊强，口渴口苦，血压升高 170/110mmHg，大便秘结，脉象浮弦而数，舌苔薄白。师诊为风火之邪内伏，上犯清阳之分，乱其清气，搏击致痛。拟清热祛风，处方如下：

石膏（研）10 克　川芎 6.5 克　藁本 10 克　白芷 6.5克　羌活 10 克　菊花 6.5 克　荆芥 6.5 克　防风 10 克

凉膈散（提炼中药）5.0 克，分 2 次吞服，用上方煎汤送下。

5 月 17 日复诊。服药 1 剂，腑行畅通，头痛症减；服方 2 剂，头痛即瘳，血压正常，120/70mmHg，惟太阳穴微胀；3 帖尽服，太阳穴仍胀。师以清肝息风治之。

钩藤 13 克　菊花 6.5 克　白芍 10 克　天麻 6.5 克　蒺藜 10 克　夏枯草 6.5 克　柴胡 3 克　黄芩 6.5 克　甘草 3 克石决明（生研）15 克

时过多日，患者介绍并陪朋友请师诊病，告曰，服方 3剂，太阳穴胀瘳，血压正常，未再反复。

按语：老师一诊，凭头痛始外感，审风火之内伏，遣药《金鉴》芎芷石膏汤合凉膈散，乃清火于上下，散风于巅顶，故尔邪去痛瘳，血压正常；二诊，凭太阳穴之微胀，明肝阳已初萌，立法清肝息风，故尔防微杜渐，以收全功。

头痛抽风　泻肝息风

陈某（病历 752991 号）

女，7 岁，居花莲市镇国街某号。

1980 年 7 月 17 日初诊。头痛，怕晒日光，太阳暴晒下逗留时辰愈多，头痛愈甚，常常抽风，大便秘结，舌红苔黄薄而紧贴，脉数。师谓此乃肝火上扰清空使然。拟泻肝息风，养肝散郁，泻青丸加味主之。

龙胆草 0.8 克　栀子 0.8 克　川芎 0.8 克　当归 0.8 克　羌活 0.8 克　防风 0.8 克　大黄 0.6 克　枳壳 0.6 克　钩藤 0.6 克

1 日量，分 3 次服，配方 7 日。

7 月 24 日复诊。头痛减轻，抽风次数减少。师改丸方如下：

生地 15 克　赤芍 15 克　羚羊角 1.5 克　栀子 15 克　羌活 15 克　菊花 15 克　桑叶 10 克　龙胆草 10 克　当归 6.5 克　防风 15 克　大黄 10 克　钩藤 15 克　天麻 10 克　牛膝 15 克　川芎 10 克

上药共研细末，炼蜜为丸梧桐子大，早晚每服 10 丸，温开水送下。

11 月 11 日 3 诊。上丸服至 11 月方完。头痛已愈，3 个月中，仅抽风 4 次，大便已正常。更方仍用丸剂，方药如下：

生地 10 克　当归 10 克　龙胆草 10 克　羚羊角 2.1 克　黄芩 15 克　川芎 10 克　栀子 15 克　大黄 10 克　钩藤 15 克　防风 15 克　菊花 15 克　羌活 10 克　天麻 10 克　白芍

10克　柴胡6.5克　全蝎6.5克

研末炼蜜为丸梧桐子大，早晚每服10丸。

1981年7月18日因患咳请诊，告以头痛、抽风悉愈。

按语：此案为肝火炽盛之头痛抽风之证，马师针对病因，以泻青丸加味治疗。方中命龙胆草为主药，大苦大寒，直泻肝火；遣大黄、栀子助龙胆泻肝胆实火，导热下行，从二便分消，当归、川芎养肝血以防火热伤及肝血；聘羌活、防风之辛，疏散火郁，堪符《内经》"肝欲散，急食辛以散之"之意；纳枳壳以宽肠下气；增钩藤以息内风。以后方药虽扩其平肝息风止痉之剂，然清泻肝火、疏散火郁、养血柔肝，始终如一也。

中医以辨证为先，凭显微镜或科学仪器，未必能检查出病，而凭病辨证却能得知可靠结论。兹因上案肝火头痛，再扼要列举两例火热头痛辨治。一例头痛在侧，历十余年不愈，每日要服止痛剂，不服止痛药，则痛不可当；伴见口苦口渴，目赤眵结，大便秘结，小便短赤，舌苔黄厚秽腻，脉弦而数。师深以为奇：此显系火邪内蕴，何以十余年来未遇一位能辨证医生？师以龙胆泻肝汤加石膏、知母、羌活、防风、枳壳、大黄治之，十余日即愈。另一例家居永和市仁爱街的头痛患者，为印尼归侨。始在永和市四个小医院诊治，只有短时功效；继到台北一大医院，检查两天，仍是徒然；后邻居介绍延师诊治。头右侧痛，苦不堪言，口干口苦，失眠吐逆，便秘，脉数，舌苔黄，师断为肝火痰湿，互相勾结，上干清空，以温胆汤加黄芩、黄连、柴胡、白芍、菊花、夏枯草等味，数日即愈。由此可见，中医从病证诊断的正确性不逊于科学仪器的观察。同时从老师精于辨证，能显殊效此一角度，对那些不知辨证，只求临床以特别有效药显能，为缘木求鱼的最好棒喝。

头痛失眠　养心平肝

方某（病历 002212 号）

女，34 岁，居台北市敦化南路 464 巷某号某楼。

1978 年 11 月 17 日初诊。患头痛、失眠多年。曾服药许多，咸不能根治：头痛重时，服治头痛药，痛虽止了，不久又痛；失眠急时，服治失眠药，今夜可入睡，明夜止药，又复难眠。患者为从事文化教育工作之女性，整天忙碌，很少休息，复加病痛，苦不堪言。师认为心血亏虚，肝阳鸥张，为之养血养心，并平肝息风，方药如下：

钩藤 15 克　当归 10 克　生地 13 克　白芍 13 克　炒枣仁 15 克　柏子仁 10 克　淮牛膝 10 克　菊花 6.5 克　川天麻 6.5 克　藁本 6.5 克　白芷 6.5 克

11 月 20 日复诊。自诉：服药后，已能入睡，唯头痛减轻而未愈。师见其两太阳、青筋显露，诊为血瘀，亦为头痛成因之一。以原方加茺蔚子 10 克、桃仁 10 克，嘱再服 3 剂。

11 月 23 日 3 诊。睡眠又显进步，惟情绪易紧张，入睡之后，有时会因头痛发生而醒。师认为：此乃心血虚，白天劳累复加结果。予以更方如下：

牡蛎 15 克　龙骨 13 克　天麻 6.5 克　钩藤 13 克　生地 13 克　牛膝 10 克　当归 10 克　白芍 13 克　柏子仁 6.5 克　炒枣仁 15 克　藁本 6.5 克　白芷 6.5 克　菊花 6.5 克　夏枯草 6.5 克

12 月 16 日 4 诊。服方 6 剂，头痛已愈，每夜可睡 5~6 小时，效果甚为满意。后来，时因白天工作过多，夜间仍不易入睡。师着重予以养心平肝，处方如下：

柴胡 3 克　牡蛎 13 克　龙骨 13 克　白芍 13 克　黄芩 6.5 克　钩藤 13 克　茯神 10 克　当归 10 克　白术 10 克　炒枣仁 13 克　甘草 3 克

此方亦有良效，服后，白天工作虽忙，夜间常得酣睡；最后，师处方育阴安神，收得全效。

煅牡蛎 13 克　龙骨 10 克　柏子仁 6.5 克　白芍 13 克　阿胶 10 克　丹参 10 克　茯神 10 克　川连 3 克　炒枣仁 15 克　甘草 3 克

按语：本案为心血不足、肝阳上亢之内伤头痛、失眠顽疾。老师立足养血宁心，平肝息风之心肝同治；相伍风药疏散郁火；化瘀和络穿插其间，因之头痛疗效理想。继之专却失眠之疾，虽药味增减有异，然大法坚定不移：心血不足，自当难眠；肝阳扰动，诚足败事。最后以育阴安神善后，而终收全功。

头为诸阳之会，手足三阳经络皆循头面，厥阴经上会于巅顶，故头痛可据发病部位之异，参照经络循行路线，加以判断，则有利于审因论治。前例方某，师见两太阳穴青筋暴露，既印证老师诊断肝阳上亢为是，又显示瘀血在该部为祟。兹再举一例佐证。师朋友李君咫尺为邻，患头痛多年，服止痛药，方能取得暂效，他为某机关职员，隔几日即去医务室取头痛药。痛剧时即去大医院求诊，亦无特效药根治。致使此医院一位很熟识的西医戏曰：余诊治你头痛病，余亦头痛。一日在喜宴上，表示请师诊治。后来，往师诊所。师诊知头痛两侧为甚，血压高，脉弦细，断之肝阳上亢，拟平肝息风法，两次为之治疗，服药十剂，头痛证愈，未再复发。

第一次方：

钩藤9克　夏枯草9克　藁本9克　白芍9克　菊花9克　荆芥6克　天麻9克　防风9克　黄芩9克　麦冬9克　蔓荆子9克　水煎服5剂。

第二次方：

钩藤9克　天麻9克　白芍9克　生地9克　丹皮9克　胆草6克　牛膝9克　菊花6克　防风9克　白芷6克　蔓荆子9克　水煎服5剂。

滋阴异同　分经施药

蒋某，男，70岁，居台中市自由街二段某号。

1981年11月12日初诊。患者为空军高级将官，患头痛十余载，曾去过许多国家，进过许多大医院，请过许多医生诊治，终不见效。是日为中国医药学院附设医院开业，他请中医试治。师通过四诊，得知头痛部位在前额，曾有肺病宿疾，肺尖呈纤维性钙化，睡眠正常，口干，舌质红，苔薄白。师诊为阴虚阳明头痛，拟左归饮加阳明药治之。

熟地13克　山萸10克　枸杞10克　山药13克　茯苓10克　炙甘草3克　葛根6.5克　川芎6.5克　白芷6.5克　细辛2.5克　藁本5克　玉竹10克　麦冬10克

11月19日复诊。师每周星期三去中国医药学院附设医院应诊一天。患者复诊，告曰十余年之头痛已愈，堪为难得，惟另有夜间小溲频多小恙，欲请师将上次方药抄给。师以原方增益智仁以缩小便，冀望巩固疗效，以杜头痛复发。

洪某（病历341831号）

男，22岁，居台北市金门街11巷某号。

1980年8月18日初诊。患头晕头痛，已逾两载，项强，腰酸，师断为阴虚阳亢使然，主以杞菊地黄汤加味：

熟地 10 克　山萸 10 克　怀山 13 克　丹皮 6.5 克　茯苓 6.5 克　泽泻 6.5 克　羌活 10 克　枸杞 10 克　菊花 6.5 克　石决明 15 克

8 月 21 日 2 诊。感受秋燥之气，呈现发热、恶寒、咳嗽、喉痛、口微渴等症状。师更方桑菊饮加减治之。

桑叶 10 克　菊花 6.5 克　连翘 10 克　浙贝 10 克　桔梗 10 克　杏仁 10 克　钩藤 13 克　大力子 10 克　射干 10 克　荆芥 6.5 克　豆豉 10 克　黄芩 6.5 克　薄荷 6.5 克　甘草 3 克

9 月 5 日 3 诊。服方 3 剂，表证减轻；自己加服 3 剂，发热、喉痛等症已瘥，头晕头痛等症亦近愈，惟项仍强，易出汗。师以左归饮加味收功，病遂痊愈。处方如下：

熟地 13 克　羌活 13 克　山药 13 克　山萸 10 克　茯苓 6.5 克　川芎 6.5 克　枸杞 10 克　细辛 2.4 克　菊花 5 克　炙甘草 3 克

按语：蒋案，师凭旧疾肺病，现症口干舌红，判证阴虚；据头痛前额，辨明病位阳明。故以左归饮纯甘壮水，养阴补肾，加阳明经药疏和脉络，以却头疾。洪案，师凭兼症头晕、项强、腰酸，审证亦属肾阴不足，兼夹肝阳上亢，太阳经输不利。故立杞菊地黄丸滋阴降火，寓泻于补，增石决明以平肝息风，参羌活以疏太阳之经，待晕平痛愈，仍以左归饮加味收功。滋阴相同若异，分经相异法同，并举于此，互显同异，互明其理，后学必受其益。

痰饮眩晕　温阳制水

龚某（病历 086431 号）

男，75 岁，住恒春。

1976 年 7 月 23 日就诊。头晕年余，坐或立时，常感地在震荡，如坐舟中，口不渴，饮食及二便均正常，脉迟，微见间歇，舌质淡。斯证与《伤寒论》所云："……气上冲胸，起则头眩，脉沉紧，发汗则动经，身为振振摇者"之病证合拍。此头眩乃水气内停，蒙蔽清阳使然。师处方以苓桂术甘汤加味治之。

茯苓 13 克　白术 10 克　桂枝 6.5 克　炙甘草 6.5 克川天麻 6.5 克

服方 3 剂，病即痊愈。

按语：现代医学谓此证为神经衰弱。祖国医学则认为头晕如感地在震荡、似坐舟中，乃阳虚邪陷，肾水动而冲逆的真武汤之轻证也。同时，大凡此患者，心下常有痰饮，因之，胸有水饮者，亦可能罹患此证，故《金匮》尝云："心下有饮，胸胁支满，目眩，苓桂术甘汤主之"。盖苓桂术甘汤为仲景治水饮之方，清柯韵伯对此方义曾作了精辟论述："君茯苓以清胸中之肺气，则治节而逆气自降，用桂枝以补心血，则营气复而经络自和。白术培既伤之元气，而胃气可复。甘草调和气血，而营卫以和，则头目不眩，而身不振振摇矣"。马师深究该方真义，法宗该方温阳制水古训，然增益天麻以平定肝风，绥靖清空，足征老师在中医学术上踵其事而增其华也。

眼肌无力　杞菊地黄

谈某（病历 096840 号）

男，61 岁，居台北市大浦街某巷某号。

1979 年 6 月 11 日初诊。头晕而眼肌无力，睁目费力，眼皮睁起，如不着力，会自动垂下，咽干，舌质红，脉虚数。师诊为肝肾阴虚，虚火炎上使然，拟生脉散合杞菊地黄汤与之。

西洋参6.5克　麦门冬10克　五味子3克　熟地13克　枸杞10克　菊花5克　怀山15克　山萸10克　茯苓6.5克　泽泻6.5克　丹皮6.5克

6月14日2诊。服方3剂，眼肌无力症状大减，然感风邪，头晕加重，伴见口苦，寒热往来等症。师更方如下：

北沙参10克　柴胡10克　黄芩6.5克　法夏10克　白芷10克　川芎6.5克　荆芥6.5克　当归6.5克　白芍10克　蔓荆子10克　甘草3克

6月19日3诊。表邪未尽退，少阳证微见。师更方以小柴胡汤加川芎、细辛治其半表半里之余邪；以杞菊地黄汤合之以却其阴虚。

北沙参10克　柴胡10克　黄芩6.5克　法夏10克　川芎6.5克　细辛2.4克　熟地13克　山药13克　山萸10克　丹皮6.5克　茯苓6.5克　泽泻6.5克　枸杞10克　菊花6.5克　甘草3克

6月22日4诊。头晕症愈，眼肌无力症状亦无形中消失。师仍以杞菊地黄汤加味善后。

熟地13克　山萸10克　山药13克　丹皮6.5克　枸杞10克　茯苓6.5克　泽泻6.5克　菊花6.5克　柴胡5克　蒺藜10克　白芍10克

按语：此证为眼肌无力之眩晕证也。师凭咽干、舌红、脉象虚数，断之为阴虚而虚火炎上；从眼肌无力，自动下垂，判之为兼夹气虚而收敛力弱。故一诊拟生脉散合杞菊地黄汤治之，以行补、清、敛之效；其后虽以小柴胡汤解半表半里之邪而参与其间，然而滋阴降火之杞菊地黄汤贯穿始终也。

阴虚阳亢　滋水涵木

李某（病历 404052 号）

男，56 岁，居台北市西宁北路某号。

1980 年 6 月 30 日初诊。患高血压，咽干口燥，常服降压药后，口干更甚，夜间醒来，自觉口焦如炙，舌红质干，脉数无力，血压 180/110mmHg。斯证显系肾阴虚亏，不能涵养肝木，致成肝阳上亢。师拟养阴平肝，杞菊地黄汤加味。

生地 10 克　熟地 10 克　麦冬 13 克　女贞子 10 克　山茱萸 10 克　枸杞 10 克　丹皮 10 克　淮牛膝 10 克　菊花 6.5克　山药 13 克　茯苓 6.5 克　石决明（研）15 克　泽泻 6.5克　元参 10 克

7 月 4 日复诊。服方 4 剂，口干好转，血压下降，136/80mmHg，惟目内眦觉痛，为略有风邪使然。师更方仍以育阴滋水，益白芷走阳明而散风，参石斛养胃阴而清热。处方如下：

生熟地各 6.5 克　菊花 6.5 克　白芷 6.5 克　丹皮 10 克川芎 6.5 克　山萸 6.5 克　枸杞 10 克　石决明（研）15 克旱莲 10 克　石斛 10 克　女贞子 10 克　元参 10 克　麦冬10 克

7 月 10 日 3 诊。服方 4 剂，口已不干，血压正常，未再反复。师再予补阴滋水善后。

熟地 13 克　丹皮 6.5 克　菊花 5 克　山药 15 克　山萸 6.5克　石斛 10 克　枸杞 10 克　茯苓 6.5 克　麦冬 10 克　元参 10 克　女贞子 10 克　旱莲 10 克　泽泻 6.5 克

火不归元　当禁潜降

患者谭遵鲁先生，湖南衡山县人，为老师父执。1957年患高血压，秋末冬初，感觉头晕，一日，往西医诊所，请查血压，结果高压为230mmHg。西医向他警告："你年寿已高（时年过七十），血压如此高，必须急治，否则有中风之虞。"此老不服西药，即时去访一位为西医后考取中医的诗友严先生，请之诊治。严为之处方：遣石决明、钩藤、明天麻、夏枯草等平肝息风之药。服药次日，腹泻一次，头晕未减，复去西医诊所测量血压，非但未降，反而升高至240mmHg，于是，来师诊所，请为诊断。询知四肢清冷，小溲清而频数；望得舌质淡白，切得脉象沉微，重按无力。此乃肾阳虚衰，火不归元，发生血压偏高之假象，非温补之剂不为功。然因系老师父执，师未敢轻率处方，乃陪其往访同乡老医生张秉乾先生，请其会诊。张老先生的见解与师相同，互为商量，决定用右归丸治之。师回诊所，处方如下：

熟地120克　附子30克　肉桂30克　山萸肉60克山药60克　杜仲60克　枸杞60克　菟丝子60克　鹿角胶45克　当归45克

上为末蜜丸，早晚每服10克。

上方服1周后，测量血压，高压已降至160mmHg，继续服完，血压正常，140/70mmHg，头晕症瘥，手足亦温。

按语：高血压，古文献中无此病名，相当于许多名医著述中"肝风"之病。清叶天士《临证指南》医案，肝风治案甚多，其中包含不少治法，咸可作为治疗高血压之借镜。上选高血压病案两则，李案即为一般高血压的肝阳上亢证，治法为滋阴潜阳。谭案为肾阳虚衰之高血压证，前人很少论及，故师发明"火不归元"为其病理之说，翻然图新，不顺滋阴潜阳之旧，创新温补治疗高血压一法，而挽回病势，终收全功。此实践充分证明老师论断高血压和其他疾病咸有阴阳虚实证型之正确。同时，老师对祖国医学中论述纷纭、莫衷一是的高血压分型，他提出了独到见解。老师认为，中西医对照，肝热型相当于第一期高血压；阴虚阳亢型在第二期前一阶段占多数，肝肾阴虚型和阴阳两虚型分布在第二期较后阶段为多；中风型分布在第三期。

胆结石　肝炎　肝硬化　肝腹水

此篇为本书篇幅最多，而最能集中体现老师学术思想和辨治特色的光辉篇章。老师分型辨证，别有见地：按病因分风寒型、湿热型；按归属分脾虚型、阴虚型、血瘀型。贴近临床，后学易法。诊断有法，福荫来者：阐述四诊，举纲张目；明析腹诊，发前人未发；脉症取舍，卓尔不群。因之广为流传"三十年前显微镜不如师眼睛灵光"之佳话。治法宏富，美不胜收：疾呼风寒症型不应遗忘；树立小柴权威当须变通；抨击肝炎清利奉若神明；鼓吹里寒姜附百无禁忌；张扬热重除恶必须重剂；直抒 B 型肝炎无方通治；展示湿热交阻，异曲同工之风采；调停攻补之争，谓之各有千秋；传道湿热阴虚，谋策相反相成；彰明救治沉疴，立足继承创新。方药活泼，游刃有余：时而药味精少力专效宏；时而民间验方请登大雅之堂；时而清热利湿、化瘀消癥，数药协力，大发直入之兵直捣敌之窠穴；时而专图养正，见瘀不攻，见水不利，待正气来复，病邪自去；时而声东击西，欲擒故纵，战机成熟，一举歼灭；时而攻补兼施、先补后攻、先攻后补，殊途同归。总之，研读此篇，定能深刻体会老师学术思想及辨治特色来源于前贤而发展于先哲，堪谓"青出于蓝而胜于蓝也"。

胆石剧痛　利胆化石

刘某（病历 721031 号）

男，70 岁，居花莲市。

1968 年常感胸口剧痛，痛时汗流浃背，曾数度昏厥，住医院求治，经 X 光检查，诊断胆囊内有一枚似佛珠大小的结石。医院建议手术取出结石，刘君不愿，出院请师治疗。

处方：金钱草 30 克　鸡内金 18 克　研粉，分 3 包。

将金钱草煎水，约 3 碗，分早中晚 3 次，每次吞服鸡内金粉 1 包。

服方 15 日，即无所苦。1980 年来，曾来台北，告曰：10 余年来健康如常，亦未再往医院复查。

按语：本方金钱草清肝利胆，除肝胆湿热病因，鸡内金化坚消石，却疼痛之标，药仅两味，力专效宏。同时老师考校临床，叮咛后学：胃酸过多者，鸡内金当禁。

胆石发热　和解泻热

危某（病历 272120 号）

男，52 岁，居花莲市民国路某巷某号。

1980 年 11 月 4 日初诊。胸痛，痛即发热，大便正常，小溲短赤，曾经医院检查为胆石症，舌苔黄厚，脉数。师谓证似少阳阳明俱热之证，拟大柴胡汤加减，表里兼治，攻内解外。

柴胡 10 克　法夏 10 克　白芍 13 克　黄芩 6.5 克　川
连 5 克　青皮 5 克　郁金 13 克　枳实 6.5 克　五灵脂 6.5 克
金钱草 30 克

11 月 13 日复诊。花莲市距台北路程甚远，嘱其配服 7
剂，1 周后复诊。是日患者高兴至诊所，云胸痛减轻许多，
已不复发热，小溲亦较清，师察舌苔，亦已退去十分之七。
师更方如下：

柴胡 10 克　黄芩 6.5 克　五灵脂 6.5 克　郁金 13 克
鸡内金 13 克　枳实 5 克　川连 5 克　白芍 13 克　青皮 5 克
法夏 10 克　金钱草 30 克　玄明粉 5 克（2 次冲服）

服方 5 剂，胸痛瘥，小溲清而舌苔退。一日因事来台
北，特来师所禀告上述情况。

按语：此为胆结石夹发热之证也。师法仲景少阳阳明合
病证治，而不囿其方，化裁经方，以行清泄表里之热，消除
既成之石，而成理气化瘀之果。

冷落风寒　数典忘祖

张某，男，21 岁，居台中县丰原市中兴路某号。

1996 年 7 月 14 日初诊。患 B 型肝炎，年余不愈，曾就
诊中医多处，服药终不见效：肝功能不正常，GOT、GPT 在
70~80。欲请师为之诊治，奈因师已退休，早停门诊，后多
方探询，终于寻到师的居所。见症口干身倦，胃纳不馨，喉
壁见红点，午后面微红。师问及有无其他不适之处，患者沉
默寡言，欲答不言，其父陪来在侧，谓他余无所苦。师以病
逾一年应伤及阴液，而处方于后：

丹参 15 克　首乌 12 克　玉竹 9 克　花粉 9 克　麦冬

12克　扁豆9克　桑皮9克　赤芍9克　柴胡9克　丹皮9克　石斛9克　黄芩9克　甘草3克

服方6帖，口干减轻，食欲增进，惟肝功能未改善，继续就诊。至第三次来诊，突见患者穿衣较多，有畏寒现象，表情似有难忍之处。问之，此时始言觉筋骨酸楚已久，认为此与肝炎无关，甚不介意，昨日感冒，病加重了，且有口苦胁痛之象。至此，师诊为表邪潜伏未解，故而肝炎迁延甚久不愈。师更方荆防败毒散合小柴胡汤加减治之。

绵茵陈30克　羌活9克　独活9克　荆芥9克　防风9克　柴胡9克　前胡6克　黄芩9克　川芎6克　茯苓9克　薄荷9克　枳壳6克　半夏9克　桔梗9克　甘草3克

服方十帖，大效，去医院抽血检验，大有进步，后以此方加减服1月，复去检验，肝功能完全正常。后以他证来诊，肝炎愈后未复作。

按语：中医对肝炎分型，是为了便于施治。马师认为，肝炎分型有二：①按疾病之发生来分，其型以病因如何而定，如风寒型、湿热型；②按疾病之转归来分，其型以归属如何而定，如脾虚型、阴虚型、血瘀型。诊断知病因之何在，病之转归何属，便可拟定祛病之方，奏一定之功矣。

今之医者，论及流行性肝炎，辄谓湿热为因，大多不言风寒。殊不知六气侵人为病，风寒为首，风寒之邪极易蕴为肝炎之恶候。盖《伤寒论》曾有"伤寒，瘀热在里，身必发黄"之明训，对因风寒外袭，瘀热不得发越而发黄者，以麻黄连翘赤小豆汤从表而解，兼利小便；《千金方》治黄疸无汗，用麻黄醇酒汤；《医宗金鉴》亦有麻黄茵陈酒，治黄疸无汗之证。可见先贤早已认识风寒为肝炎之病因。后世因麻黄为发汗之重药，多避而不用，改用荆芥、紫苏、薄荷、防风之属代之，终未至冷落到如今被摒弃之地步。上选张案，即为风寒之邪乃肝炎病因之铁证。表邪不解，则肝炎不愈，表解，肝炎愈后不复作。此型肝炎，老师常用荆防败毒散加减治之，颇有良效。

邪在少阳　变通柴胡

郑某（病历874234号）

女，高中学生。1967年5月间，突然感冒，洗澡回来，便呕吐不止，校医发现她患肝炎。因她父亲系军人，立刻送至台北，住某军人医院。住急诊室10天，呕吐不能进食，寒热往来，大便不解，十天全靠注射葡萄糖，维持生命。她父亲请师往诊，望知巩膜浅黄，切按右肋呼痛。师诊断为少阳阳明合病之症，拟大柴胡汤加减合茵陈蒿汤和解少阳，清利降泄，且引带湿热由二便而去。

柴胡9克　茵陈12克　栀子炒6克　半夏9克　大黄6克　枳实6克　黄芩6克　竹茹15克

服药2帖，请师复诊。此时患者已从急诊室转往军眷病房之4楼病室。云服第1帖药后，呕吐即止，大便通畅，身热已退，两日来可进稀饭。师予以四苓散加味治之。

茵陈12克　栀子6克　茯苓9克　泽泻6克　猪苓9克　滑石12克　白术9克

服药4帖，再请师诊治。告曰：医师抽血检验，认为病退很快。师又为之更方。

茵陈9克　薏仁9克　白术9克　茯苓9克　陈皮4.5克　猪苓9克　当归9克　白芍9克

服药4贴，自感无所苦。师以四君子汤加味收功。

魏某（病历 264103 号）

女，高中学生，居永和镇永利路某号。

1968 年 6 月 5 日初诊。患呕吐不食，口苦，全身皮肤发黄，腹胀，右肋间痛，拒按，大便不通，舌苔厚腻而黄。师以大柴胡汤加味，以奏和解少阳，泻下阳明，清利湿热，表里交治之功。

柴胡 9 克　茵陈 12 克　枳实 6 克　白芍 6 克　半夏 9 克　大黄 9 克　生姜 2 片　茯苓 9 克　泽泻 9 克　滑石 12 克

6 月 8 日复诊。服药 2 帖，呕吐即止，腹泻多次，右肋已不觉痛，惟腹微胀，诊其脉，仍弦数，舌苔稍退。师更方如下。

绵茵陈 12 克　木通 6 克　枳实 6 克　柴胡 6 克　栀子 9 克　茯苓 12 克　泽泻 9 克　香附 9 克　腹皮 9 克　猪苓 9 克　滑石 9 克

6 月 12 日 3 诊。服方 4 帖，皮肤黄色稍退，小溲渐清，惟巩膜黄色未退，舌苔仍厚，且呈黄色，为瘀热在里，未能清除故也。师以清热渗湿消滞为法，更方于后：

茵陈 12 克　枳实 6 克　神曲 9 克　茯苓 15 克　麦芽 9 克　猪苓 9 克　腹皮 9 克　栀子 9 克　黄芩 6 克　川朴 6 克　陈皮 6 克　顺天堂提炼剂茵陈蒿汤 3 克（分二次吞服）

6 月 16 日 4 诊。服方 3 帖，舌苔全退，巩膜亦不见黄色；她住楼上，上楼下楼已无倦意，要求上学恢复上课，参加期考。师更方四君子汤加味，嘱服 4 帖，并去医院或检验院检验，若检验结果证实肝炎痊愈，即可上学。

党参 9 克　白术 9 克　茯苓 9 克　甘草 3 克　扁豆 9 克　白芍 9 克　鸡骨草 12 克

服方 4 帖，往永和某医学检验所检验，肝功能完全正常。她很高兴地回学校读书。

此一病例，疗程不到 3 周

按语：上举急性肝炎两例，咸为少阳、阳明合病之证，悉用茵陈蒿汤合大柴胡汤加味治之。郑案见溲清，恐过于渗利伤阴，参归芍于其间；魏案凭苔黄厚，弃溲渐清而不顾，明瘀热在里，去之务尽，配消滞于阵营；而两案清利湿热则一，四君子汤加味健脾收功相同。

师云：急性肝炎证情重笃者，要加重清热解毒药物，如金银花、板蓝根、连翘、木通、黄连之辈；如有表邪者，须加发散之药，清代一方书治黄疸初期，用羌、防、柴、葛、白芷等药解表；如表邪不解，亦难收十全之效；余邪不清，淹缠难愈，必成慢性肝炎。

老师针对报载日本汉医好用小柴胡汤治肝炎，发生反效果时指出：小柴胡汤乃半表半里少阳病之不易良方，今谓效反，恐是方不对证，不为半表半里之少阳证，不可用小柴胡汤。因之，论治肝炎，不可不加辨证，而以小柴胡汤一方统之。

综上所述，急性肝炎，少阳证众，小柴胡汤诚堪重任；然随之证情变化，方药不能不变通也。吾等当切记教诲，不拘滞一义，方可为良医。

里寒姜附 不应徘徊

寇某（病历 302121 号）

男，56 岁，居台北市内湖文德路某号。

1985 年 11 月 7 日初诊。急性肝炎，肤黄如染，畏寒无汗，口淡，食欲不振，小溲短赤，大便溏泻色白，脉滑，舌质绛苔白厚而湿，SGOT330，SGPT550。患者为军人，住三军总医院，医院主治医师，断其无救。师诊为此乃风寒入里之证，处方如下：

茵陈30克　姜半夏12克　竹茹12克　柴胡9克　茯苓12克　郁金6克　枳实6克　苍术9克　干姜3克　泽泻12克　猪苓9克　黄芩9克　广皮6克

2诊：服方7帖，胃纳增加，舌苔较薄，口仍淡，大便不实，无汗。师更方如下：

茵陈30克　麻黄4.5克　姜半夏12克　苍术9克　厚朴6克　干姜3克　茯苓12克　泽泻9克　柴胡9克　桂枝9克　黄芩9克　白术9克　猪苓9克　红花6克　枳实4.5克

3诊：服方7帖，舌苔已退，已有汗，原方去麻黄加丹参5钱。

4诊：前方加乌药9克、麦芽6克。

5诊：肤黄已退，胃纳正常，口仍淡，口涎甚多，大便仍不正常。师再三审度：患者为里寒未除，非温不可。乃更方如下：

北茵陈30克　丹参15克　附子（先煎）9克　炮姜4.5克　白术12克　茯苓9克　姜夏9克　猪苓9克　桂枝6克　黄芩6克　红花6克　炙甘草6克

服方甚安，未改方连服21帖，医院检查正常，西医甚为惊异。此后患者有他病，常请师诊，肝炎未复发。

按语：今之为医者，认为肝炎为热证者众，主张投以黄连、黄芩、栀子、大黄，即可以治，颂扬龙胆泻肝汤是唯一治肝炎佳方。殊不尽然，有些肝炎为寒证，非姜附不能取效。宋·韩祗和氏为伤寒专家，曾作文批评此错误，并创制六条治寒证方药。此录一例，即为风寒入里之里寒证，以示明之。师凭舌质绛、苔白湿，断之血瘀、寒湿。师初用柴苓汤加干姜，清肝之热而祛脾之寒湿；后肝热渐除，而寒湿留恋，非温不可，再用茵陈五苓姜附；且师认为肝炎逾三十日者，宜加化瘀之品，故每次均用丹参、红花参与其间，化肝经瘀血。此被西医宣判无救的患者，经师治而重返健康，无怪为西医惊异，亦当为治肝炎畏姜附如鸩毒者赧然！

表寒里热　表里双解

赖某，男，35岁，居台中市五权路某号。

1987年12月6日初诊。1987年11月患重症B型肝炎甚为危急，11月27日住彰化基督教医院求诊，检查SGOT1703，SGPT1510。医院无药可施，患者与师为姻亲，是日请师出诊。胸闷身疲，时恶风寒，口苦，欲吐，睡眠不良，小溲短赤，舌苔薄白，脉象浮数。斯为热重之证，表有风寒。师以温胆汤、小柴胡汤合方加味治之。

连翘12克　茵陈15克　黄芩9克　柴胡9克　姜夏9克　竹茹6克　香附9克　银花15克　枳实6克　防风9克　茯苓12克　广皮6克　甘草3克

12月10日复诊。热邪未减，且有增高之势，喉痛口渴，大便秘结，舌苔微见黄色。师更方着重清热，拟凉膈散加减。

绵茵陈15克　连翘12克　黄芩9克　栀子9克　薄荷叶9克（后下）　防风9克　竹茹12克　银花12克　姜夏6克　柴胡6克　枳壳9克　荆芥9克　桔梗9克　大黄9克（后下）

12月17日3诊。服方7帖，病势大减。生化检查两次：

GOT178，GPT685，第 2 次 GOT58，GPT203；咽喉已不感痛，口不苦而觉干，仍时怯寒，舌质深红，苔黄薄。热势已戢，邪有入血之虞，不宜续服凉膈散。

绵茵陈 15 克　葛根 9 克　花粉 9 克　柴胡 6 克　栀子仁 9 克　银花 15 克　防风 9 克　黄芩 9 克　茯苓 9 克　枳壳 6 克　桔梗 9 克　薄荷 9 克　红花 6 克　泽兰 12 克　荆芥 9 克　泽泻 9 克

12 月 24 日 4 诊。服上方 7 帖，舌质赤色已退，睡眠欠佳，肝功能检查大有进步：GOT33，GPT51。师以温胆汤加味治之。

绵茵陈 15 克　竹茹 6 克　枳实 6 克　广皮 6 克　姜半夏 9 克　茯苓 9 克　荆芥 9 克　防风 9 克　银花 12 克　桔梗 9 克　夏枯草 12 克　甘草 3 克

12 月 29 日 5 诊。肝功能已正常，GOT27，GPT25，B 型肝炎表面抗原仍为阳性，睡眠有进步，惟觉眼涩，多梦，胃觉不舒。师认为现此证象，为肝阴不足之兆，更方和胃并保肝阴。

薏仁 12 克　藿香 9 克　茯苓 9 克　扁豆 9 克　桔梗 9 克　玉竹 9 克　首乌 9 克　法半夏 9 克　广皮 4.5 克　厚朴 6 克　柴胡 6 克　黄芩 6 克　甘草 3 克

服方 14 帖，眼涩多梦诸症皆愈，HBSAG（HAA）（阴性）。此例急性 B 型肝炎，治疗不到两月即已痊愈。1987 年至今，不时去医院检查，终是正常不变。

按语：本案第一次诊断为热重型，表有风邪，处方温胆汤、小柴胡汤合方加茵陈、连翘、银花以清热，增防风以祛风，未能阻遏病势，出现喉痛、口干、便秘等热象，二诊改用凉膈散加味，热势始戢，转氨酶始降，师曰，足见重病用药不宜过轻；同时，每次方中咸有荆、防等风药，师谓，本证有风邪在表，非散风不易收效；至五诊，发生眼涩、多梦诸阴虚现象，方中加首乌、玉竹竟全功。于此可证：有人谓 B 型肝炎有秘方可以通治，岂可信乎？

湿重于热　首当化湿

王某，男，47 岁，居高雄市泉街某巷某号。

1980 年 10 月 26 日初诊。周身倦重，筋骨酸楚，胸闷欲吐，不思饮食，小溲黄，大便溏泻，脉濡，舌苔白湿。曾在高雄请五位中医诊治，咸不见效，GOT、GPT 均在 200 以上，几次更医，其检查数据只升不降，且购药煎服，悉见服下即泻，由戚君引荐来师居所请诊。师进行诊断，患者谓师不同于他医，他医诊病，不行问诊，动手辄处方药，不像师问诊许多。师辨证谓：患者身倦胸闷、纳呆便溏，与口不苦，苔不黄，便不结，不发热，小溲虽黄而不短诸症相印，显系湿重于热之证；前医药下即泻，定为湿重之证，为苦寒解热之药所误。师另辟蹊径，处方如下：

茵陈 30 克　苍术 9 克　厚朴 6 克　白芷 6 克　藿香 9 克　陈皮 6 克　葛根 9 克　茯苓 9 克　姜夏 9 克　泽泻 9 克　羌活 9 克　甘草 3 克

11 月 2 日复诊。服方 7 帖，如释重负，疲倦之感，大有减轻。未见腹泻，惟胸仍闷。药已见效，湿稍减退，而胃气未苏，师更方如下：

茵陈 30 克　苍术 9 克　厚朴 9 克　苏梗 9 克　半夏 9 克　陈皮 6 克　茯苓 9 克　山楂 9 克　谷芽 9 克　白芷 6 克　葛根 9 克　藿香 9 克　甘草 3 克

11 月 10 日 3 诊。患者家居高雄，来台北求诊，甚不方便。嘱去台中，往中国医药学院附设医院住院诊治，师每周去学院教学，可就便往附院为之复诊。11 月 6 日住院，入院检查 GOT、GPT，已降至 100 以下，患者欣喜。师凭食后脘腹满胀，足微现肿，行步无力，断之湿邪未净，处方如下：

茵陈 30 克　苍术 9 克　白术 9 克　枳实 6 克　茯苓 12 克　厚朴 9 克　砂仁 6 克　泽泻 9 克　猪苓 9 克　陈皮 6 克　薏仁 9 克　扁豆 9 克　甘草 3 克　腹皮 12 克　生姜 3 片

服方 14 帖，未更方，检查肝功能正常，即出医院，最后以参苓白术散嘱其回家服 20 帖。

刘某（病历 721031 号）

男，41 岁，居台北县板桥市民族路某巷某弄某号。

1984 年 12 月 11 初诊。B 型肝炎，身倦纳呆，小溲赤，大便软，SGPT700，数月不降。师断为湿郁脾阳，热邪留恋。主升阳涂湿，兼予清利。

羌活 9 克　葛根 12 克　升麻 3 克　苍术 9 克　茯苓 9 克　桔梗 9 克　广皮 4.5 克　川连 4.5 克　厚朴 6 克　板蓝根 30 克　忍冬藤 30 克　车前子 9 克　炒山楂 9 克　炒麦芽 9 克

二诊：服方 10 剂，疲倦较轻，胃纳增加，惟小便仍深黄，师守前法，继予升阳去湿，以胃苓汤加减治之。

苍术 9 克　羌活 9 克　葛根 9 克　升麻 3 克　厚朴 6 克　防风 9 克　柴胡 6 克　茯苓 9 克　泽泻 6 克　车前子 9 克　山楂炭 9 克　忍冬藤 30 克　猪苓 9 克

三诊：服方 10 剂，到医学检验所作生化检验，结果 GOT30、GPT46，喜出望外。师于前方加黄芪、丹参、扁豆，去葛根、桔梗、泽泻。服 30 余剂，检查肝功能正常。

邓某（病历 171235 号）

男，24 岁，居景美街某巷某号。

1984 年 9 月 25 日初诊。B 型肝炎，肝功能不正常，SGOT、SGPT 超过 700。患者系现役军人，住某医院治疗，久无起色，但感倦怠，余无所苦，脉缓，舌苔白润。秘密请师诊治，师予以升阳除湿之法。

黄芪 15 克　羌活 9 克　柴胡 9 克　独活 6 克　葛根 9 克　白芍 12 克　防风 9 克　升麻 2.4 克　甘草 3 克　板蓝根 15 克　忍冬藤 15 克

服方 10 剂，医院抽血检查，GOT、GPT 降至 500 以下，再服 20 帖，检查正常，淹久之 B 型肝炎竟痊愈，医院工作人员不知其何以治愈。

按语：师云：流行性肝炎，感受湿热而发者众。然辨证湿热，必须注意辨别湿重于热与热重于湿，不要失之毫厘，以免差错。同时，湿邪易侵犯肠胃，常见湿偏重之肝炎患者，先有肠胃见症，及抽血检验，始证实为肝炎，此对医者尤当重视。治疗湿热型肝炎原则，应为清热化湿，而湿、热，孰轻孰重之不同，则清热化湿更须配合适当。

上选三案，均为湿重于热之证。王案为苦寒解热之药误治，而加剧其湿重病情，形成湿邪困脾，阻滞气机之局。治疗主以平胃散加味，燥湿运脾，行气和胃，然不忘茵陈清利湿热，位居方首，而贯穿始终。刘案、邓案，咸为 B 型肝炎，均为湿遏脾阳、湿重于热之证，治疗悉用升阳除湿之法。刘案始以胃苓汤加味，熔升阳、利水祛湿、清热、消食健胃于一炉；俟小溲转淡，惟用升阳除湿。邓案升阳健脾，除湿寓在其中；抨肝炎无补不通之论，而命黄芪列于方首；时刻不忘清热，而遣忍冬，板蓝任职于始末。方药扣证，故令 GOT、GPT700 以上，数月居高不下，终得正常。师面对验案重申：现在有人寻找通治 B 型肝炎之方，此方决不是通治方。对其他 B 型肝炎，若非湿困脾阳者服之必无效。

热重之证　大剂除恶

祁某，男，37 岁，居中和市复兴路某巷某号。

1989 年 8 月 20 日初诊。患者远地旅游归来突感不适，初以为感冒，按往常感冒煮生葱、生姜顿服即安处之。药后，忽发高热，忽又觉冷，右肋痛疼，口苦便秘，小便短赤，头重身倦，烦躁不安，入浴一次，卧床休息，发现全身发黄。往某医院急诊，医院诊断急性肝炎，胆管有阻塞现象，嘱其住院治疗。患者知医院对肝炎缺乏有效药物，不欲住院，乃返家中，由妻陪同请师诊治。师诊其脉数，察苔黄腻。以大柴胡汤、茵陈蒿汤、凉膈散合方加味驱邪。

绵茵陈 30 克　柴胡 9 克　黄芩 9 克　郁金 9 克　半夏 9 克　枳实 6 克　白芍 9 克　银花 15 克　连翘 12 克　桔梗 9 克　橘红 4.5 克　栀子 9 克　薄荷 6 克（后下）大黄 6 克

服方 5 帖，寒热退，右肋痛减，肤黄未退，睡眠不良，皮肤瘙痒。师更方如下：

竹茹 15 克　枳实 6 克　绵茵陈 30 克　栀子 9 克　黄芩 9 克　半夏 9 克　茯苓 9 克　陈皮 6 克　黄连 6 克　银花 15 克　连翘 9 克　苦参 9 克　荆芥 6 克　淡竹叶 3 克　板蓝根 15 克　六一散 15 克

服方 7 帖，皮肤痒止，渐能安睡，惟黄未退净，右肋仍微痛，且引及左肋亦痛。师第二次更方如下：

绵茵陈 30 克　柴胡 9 克　黄芩 9 克　郁金 12 克　青皮 6 克　枳实 6 克　生白芍 9 克　半夏 9 克　红花 6 克　银花 12 克　桔梗 9 克　连翘 9 克　板蓝根 15 克　甘草 3 克　茯苓 9 克　泽泻 9 克　滑石 15 克

服方甚适，未予更方，服20帖，往医院抽血检验，一切正常。

李某（病历404083号）

男，30岁，美国哥伦比亚大学博士，东吴大学副教授。

1978年9月29日初诊。1978年患急性肝炎，住某总医院治疗，住院多月，服了多量的"副肾皮质荷尔蒙"，不但病无起色，而且面肿如瓜，皮肤生出红疹。与之同房室的唐君，出院请师治愈了肝炎，便告之李某，并将检验结果出示于他，故他立刻出院，请师诊治。刻诊：善饥多食（此为服"副肾皮质荷尔蒙"之副作用），脘腹感胀，消化不良，大便不实，小便呈褐色而短，口苦，心烦少寐，脉象弦数，舌苔白腐。师予以清利湿热，佐以消导。

柴胡10克　黄芩6.5克　山楂炭13克　枳实6.5克　白芍13克　茯苓10克　泽泻10克　法夏10克　厚朴6.5克　猪苓10克　广皮6.5克　茵陈15克　六一散（布包）13克

9月29日2诊。服药后已能安睡，口苦减轻，脘腹胀满亦略减。守前法略予增减。

茵陈15克　山楂炭13克　柴胡10克　茯苓10克　泽泻10克　黄芩6.5克　法夏10克　猪苓10克　厚朴6.5克　滑石10克　白术10克　枳实6.5克　白芍13克

3、4诊，方未多变更，腹胀更轻，大便改善，小便渐多。

10月12日5诊。感受风邪，突见表证：发热，恶寒，头痛，关节酸楚。师更方如下：

柴胡10克　黄芩10克　防风10克　羌活10克　茵陈15克　桔梗10克　枳壳6.5克　葛根10克　秦艽10克

泽泻 10 克　栀子 10 克　木通 6.5 克　六一散 13 克

　　10 月 15 日 6 诊。服上方 3 剂，表邪渐解，头身痛愈，惟午后潮热，苔白口苦，显为湿热遏伏于内，师更方以蒿芩清胆汤与之。

　　竹茹 13 克　枳实 6.5 克　青蒿 6.5 克　黄芩 10 克　茯苓 13 克　法夏 10 克　广皮 6.5 克　碧玉散 13 克

　　10 月 17 日 7 诊。午后身热降低，惟面部发痒，上半身皮肤现红疹甚多，舌苔转黄。斯为内里遏伏之湿热，有向外宣泄之势。师再次更方于后：

　　连翘 10 克　大力子 10 克　苦参 13 克　青蒿 10 克　茵陈 13 克　荆芥 10 克　蝉蜕 6.5 克　黄芩 10 克　泽泻 10 克　车前子 10 克　枳实 6.5 克　柴胡 10 克　栀子 10 克　生地 10 克　胆草 6.5 克　木通 6.5 克　碧玉散 13 克

　　患者湿热甚盛，服上方 4 剂，午后热退，面部痒止，惟小便仍短赤，舌上黄苔未退，面颊、项下及胸前之红疹未消。10 月 21 日后，先后投龙胆泻肝汤、栀子柏皮汤、黄连解毒汤，或加银花、连翘解毒，或加枳实、厚朴行气，或加红花、马鞭草活血。至 11 月 28 日抽血检验，肝功能始恢复正常。

　　按语：师云：热重型肝炎，多发黄疸，古人认为"瘀热在里"，《伤寒论》为之设栀子柏皮汤清热之方，茵陈蒿汤下热之方，使热从肠下之而去。若为大热之证，则二方再配伍其他药物治之。总之，除恶务尽，方剂过轻，恐不能济事。同时，师又从临床所得：治肝炎热重之证，纯用苦寒，收效不一定圆满，因热入肝经，多少夹有湿邪，常发生阻滞沉着现象，将热封蛰不出，故必须佐以辛开宣气之品，方能得到除邪尽净之功。因之，师治热重之肝炎，用苦寒三黄解热，必选配枳实、郁金、橘红、菖蒲、桔梗、厚朴等宣气之味；增益银花、连翘、板蓝根等解毒之品；便秘者必下之而后方可减其病势。上选两案，俱为热重型肝炎。祁案，初诊用大柴胡汤、茵陈蒿汤、凉膈散合方加味，解毒清热之力甚大，服后大有起色；三诊，痛及左肋，为邪入血分，方中加红花活血，服之甚适，效不更方，而收全功。李案，为肝病大热之证，因发病初，失于清解，医院用激素过多，致湿热之邪遏伏于内，初来诊时不易发现；迨激素之药力消失，病始完全外泄，而现舌苔转黄，皮肤发痒，发热如潮诸症。倘非用大剂苦寒清泄，其后果不堪设想！

湿热交错　殊途同归

马某（病历 713212 号）

男，51 岁，居台北市万大路某号之八。

1983 年 10 月 8 日初诊。B 型肝炎带原，肝功能不正常，头重身疲，右肋疼痛，胆囊结石，肤黄，小溲赤涩，曾住某医院甚久，脉弦数，舌苔黄。师以清利湿热法。

柴胡 9 克　黄芩 9 克　半夏 9 克　枳实 4.5 克　白芍 9 克　茯苓 12 克　郁金 9 克　茵陈 15 克　蒲公英 15 克　板蓝根 15 克　忍冬藤 15 克　服 7 帖

二诊，右肋痛减，小溲仍赤，前方加泽泻、广皮，服 7 帖。

三诊，照原方服 14 帖，小溲较清，右肋已不感痛，惟舌苔白厚。师更方如下：

竹茹 12 克　枳实 6 克　薏仁 12 克　半夏 9 克　橘红 4.5 克　茯苓 9 克　杏仁 9 克　白芍 9 克　郁金 9 克　忍冬藤 30 克　蒲姜根 15 克　板蓝根 15 克　甘草 3 克

服方 14 帖，舌苔已退，师再更方如下：

生黄芪 15 克　蒲姜根 3 克　薏苡仁 15 克　柴胡 6 克
黄芩 6 克　法夏 9 克　郁金 9 克　白芍 9 克　茯苓 9 克　竹
茹 12 克　枳实 6 克　板蓝根 30 克　甘草 3 克　服 14 帖

服药至此，去医院检查，肝功能正常，HBSAg 阴性。

鲍某（病历 273135 号）

男，48 岁，居台北县中和市永和路 54 巷 33 弄某号三楼。

1975 年 5 月 9 日初诊。患慢性肝炎，年余不愈，胃脘
闷胀，大便日二行，小溲黄，头痛，肤痒，目眵，有糖尿病
史，舌苔白腻，脉沉。师诊断肝经有热，脾经有湿，肠胃有
积滞，处方着重去湿消滞。

白术 9 克　泽泻 9 克　砂仁 4.5 克　茯苓 12 克　川朴
6 克　莱菔子（炒）9 克　大腹皮 9 克　山楂 12 克　薏仁 9
克　苦参 9 克　车前子 9 克

5 月 21 日复诊。服方后，胃较舒畅，然肤痒未减，小
溲仍黄。师仿东垣老人中满分消丸之方意，更方如下：

砂仁 6 克　苍术 6 克　厚朴 9 克　正川连 4.5 克　黄芩
9 克　枳实 6 克　山楂 9 克　姜半夏 9 克　干姜 2 克　姜黄 4.5
克　香附 9 克　知母 6 克　广皮 6 克　茵陈 9 克　茯苓 9 克
泽泻 9 克　莱菔子（炒）9 克

5 月 25 日 3 诊。服方 3 帖，舌苔退去三分之二，头已
不痛，腹胀大减。师更方加黄柏 2 钱。

5 月 31 日 4 诊。服方 3 帖，舌苔全退，腹已不胀，大
便正常，惟肤痒仍甚。湿邪减退已多，乃着重清热，以龙胆
泻肝汤加减。

绵茵陈 12 克　柴胡 6 克　夏枯草 15 克　淮生地 9 克
龙胆草 9 克　炒山栀 6 克　枳壳 9 克　黄芩 9 克　木通 6 克

泽泻 9 克　当归 6 克　车前子 9 克　六一散 9 克

服方 3 帖，痒减轻甚多，师再守前法予以处方收功。

绵茵陈 15 克　苍术 6 克　炒山栀 9 克　龙胆草 9 克
木通 6 克　桔梗 9 克　生地 12 克　泽泻 9 克　车前子 9 克
黄芩 6 克　柴胡 6 克　夏枯草 9 克　六一散 9 克

服药 6 帖，肤痒症瘥，肝功能正常，即止服药。

按语：上选两案，均为湿热交阻之证。马案虽病程甚久，初期不妄用参芪，而开战辄大举发兵，清热除湿，旗鼓相当，会合挺进，闯关斩将，所向披靡，克敌制胜；末诊才动用黄芪犒劳三军，连续作战。鲍案为特殊病例，湿遏热伏，不易图治：既不能过用苦寒清热，致湿邪被遏，热蕴更深；又不能过用温燥祛湿，而助纣为虐，热邪更张；更不能俯首顺从慢性肝炎，多属寒属虚之旧，而蛮行温补，铸成大错。师缘于湿邪凝滞，初治着重祛湿，运筹苦温淡渗，兼予消导清热，至舌苔已退，腹胀已除，即大用苦寒清热，以龙胆泻肝汤加减与之，方竟全功。治疗有序，步骤不乱。

肝炎清利　漫谓定法

陈某（病历 752941 号）

女，34 岁，居台北市光复南路 417 巷某号。

1979 年 3 月 23 日初诊。患肝炎病，几度反复。她请一位有名的研究生草药学者某先生医治，初服效果甚佳，肝功能很快正常；然不久病复发，继服生药乏效；她很信赖此学者，服很久生药，谷—丙转氨酶，时高时低，最后总在 200 以上，长久不降。刻诊，喉痛，口泛清水，时时欲吐，食欲不振，食后饱满，大便稀溏，脉象濡缓，舌苔白而湿。师诊为湿热迁延，变为寒湿伤脾，已成虚证，非温不能挽回病势，处方如下。

缩砂仁6.5克 白术（土炒）10克 苡仁（炒）13克 姜夏10克 广皮6.5克 柴胡6.5克 茯苓13克 厚朴6.5克 炮姜3克 桂枝5克 甘草3克

患者服药已多，见方中有炮姜、桂枝等热药，是否会助长炎性，表示惊异。师解析之：你的病已变成寒证，口溢清水，大便稀溏，咸为寒证明征，虽然喉痛，喉中水分泛溢，亦为寒证，非姜、桂不能生效。直至服药，还来电流露半信半疑。

3月27日复诊。据告服方4剂，胃纳较好，喉痛已瘥，口泛清水已愈，亦不复反恶，大便已聚，惟小溲仍黄，夜半口干。患者相信师药为是，要求再为处方。师认为罹患肝病已久，不但脾阳受损，夜半口干，昭示肝阴亦被劫。乃更方逍遥散合沙参麦冬饮加减与之。

北沙参10克 麦冬10克 玉竹10克 花粉10克 柴胡6.5克 当归10克 白术（土炒）10克 茯苓10克 白芍10克 广皮6.5克 姜夏10克 甘草3克

3月31日3诊。服方4帖，夜半口干之象已瘥，饮食消化均正常，惟感胸膈上端紧闷，气不宣畅，师更方如下：

缩砂仁5克 苏梗10克 姜夏10克 厚朴6.5克 柴胡6.5克 桔梗10克 茯苓13克 乌药6.5克 百合13克 瓜蒌10克 薤白13克 枳实6.5克

4月3日4诊。胸膈较宽敞，小溲亦较清，惟脘腹感胀，师更方如下：

白术13克 柴胡6.5克 白芍10克 当归10克 厚朴6.5克 木香5克 茯苓13克 草蔻6.5克 姜半夏10克 干姜2.1克 大腹皮10克 桔梗10克 枳实5克 甘

草 3 克

4 月 6 日 5 诊。患者持血液检验报告单来师诊所，肝功能已接近正常。以后，曾来就诊多次，咸以逍遥加味治之。一日感受风寒，咳嗽吐痰带沫，师以小青龙汤加减与之。继以六君子汤收功。

柯某（病历 000309 号）

男，33 岁，居台中市工学路某巷 10 弄 8 号。

1980 年 8 月 6 日初诊。患 B 型肝炎已 8 个月，肝功能不正常，倦怠纳呆，食后饱胀，右肋腹部压之微痛，小便淡黄，大便软，脉缓、舌苔白。师判为湿邪在脾，消化不良，已成虚证，以保和丸加味治之。

绵茵陈 12 克　枳壳 6 克　厚朴 6 克　法夏 9 克　山楂 9 克　桔梗 9 克　麦芽 9 克　鸡内金 12 克　砂仁 6 克　莱菔子 9 克　白术 9 克　广皮 4.5 克　茯苓 9 克　泽泻 9 克

8 月 13 日复诊。服方 7 帖，胃脘较舒畅，惟舌苔白厚而湿，右肋感痛，乃湿盛而兼寒邪气血为之凝阻，当予温化宣通。

缩砂仁 6 克　厚朴 6 克　桂枝 6 克　姜黄 6 克　茯苓 9 克　姜夏 9 克　川芎 6 克　乌药 9 克　茵陈 12 克　鸡内金 12 克　干姜 1.5 克　青皮 4.5 克

8 月 23 日 3 诊。右肋痛减，惟腹部感胀，身倦关节感酸，脉缓，舌苔白厚。寒湿郁于气分，继主温寒化气。

绵茵陈 9 克　姜夏 9 克　当归 9 克　藿香 9 克　苏梗 9 克　桂枝 6 克　木香 4.5 克　白芷 6 克　苍术 9 克　广皮 6 克　厚朴 6 克　枳壳 6 克　姜黄 6 克　柴胡 6 克

8 月 27 日 4 诊。舌上白苔较薄，大便顺畅，腹仍胀，频转矢气。师主化气利湿。

藿香9克　厚朴6克　姜夏9克　白蔻3克　枳壳6克
杏仁9克　木香6克　丹参12克　白术9克　茯苓9克
泽泻6克　猪苓9克

9月3日5诊。腹胀渐轻，舌上白苔已化，惟脾寒突见
水泻，师以实脾饮治之。

草蔻9克　厚朴6克　茯苓9克　白术9克　木瓜9克
木香4.5克　大腹皮12克　干姜3克　附子6克　甘草3
克　茵陈9克

9月10日6诊。服方7帖，大便正常，惟右肋间感紧，
师以逍遥散加减。

白术9克　白芍12克　姜黄6克　桂枝6克　木瓜9
克　草蔻6克　当归9克　茯苓9克　柴胡9克　茵陈9克
大腹皮9克　甘草3克

9月17日7诊。肝功能接近正常，GOT34，GPT36，右
肋轻微感胀，继用逍遥散加丹参、砂仁、桂枝、姜夏、茵
陈、乌药、川芎等味，服之甚安；以后，方未多更动；至10
月29日检验GOT29、GPT21。11月12日，忽有外感，颈
项酸痛，腹泻，用藿香正气散加柴胡、羌活、桂枝、茵陈，
服7帖。11月19日来诊，表邪已解，腹泻未愈，服附子理
中汤加茵陈、茯苓、山楂、车前子，服7帖，腹泻减轻，然
仍不成形；以后，以附子理中加山药、扁豆、茯苓、乌药、
砂仁、草蔻，服药月余，一切正常，至此始痊愈。

黄君，女，30岁。

1990年1月6日初诊。患慢性B型肝炎。身倦，头重，
食欲欠佳，咳嗽，脉缓，舌苔白，GOT、GPT400，诊为湿
胜，肝经微热。

藿香9克　柴胡9克　黄芩9克　桔梗9克　苍术6克

姜夏9克　桑皮9克　厚朴6克　紫菀9克　茵陈15克
广皮6克　板蓝根15克　枳壳6克　茯苓9克　甘草3克

1月22日2诊。服方14帖，咳嗽未减，咳痰色黄，喉头稍干燥，肝功能稍有进步。肺经热甚，师改方去苍术、厚朴等味，着重清肝肺之热。

茵陈12克　前胡9克　银花12克　桑皮9克　桔梗9克　黄芩6克　川贝9克　紫菀9克　茯苓9克　扁豆9克广皮4.5克　板蓝根15克　白前9克　车前子9克　薄荷6克　甘草3克

服方14帖，咳嗽愈，仍觉口干，口微觉苦，身倦。3诊改方以小柴胡汤加茵陈、花粉、葛根、板蓝根、茯苓、车前子等味。

北沙参9克　柴胡9克　黄芩6克　半夏9克　茵陈9克　花粉9克　葛根9克　茯苓9克　广皮6克　板蓝根15克　车前子9克　甘草3克

服方14帖，口干口苦诸象减轻，GOT、GPT仍在200以上；4诊着重去湿，兼予补脾，进步稍好；至第7诊，以补脾为主，兼予去湿，GOT、GPT，很快即降至40以下。

西党参9克　焦白术12克　黄芪15克　茯苓9克　姜半夏9克　怀山药15克　广皮6克　砂仁6克　扁豆9克白芍9克　茵陈12克　枳壳6克　甘草3克

按语：兹选病案3例，咸为对肝炎治疗持清利一法乃至当不移之厘正。陈案为罹患湿热肝炎日久，屡服生药，致使脾阳受损，沦为寒证，肝阴被劫，营阴不足。马师正炎证孟浪清利之误，改弦更张，施温中燥湿，而不忌姜、桂下咽；行滋养肝阴，而不拒沙参、麦冬等药阴柔碍湿；终以逍遥散、六君汤养血疏肝健脾而收功；柯案、王案均为B型肝炎。柯案湿邪兼寒，初用茵陈胃苓汤加消导药，微有效验；
继投实脾温肝之剂，寒湿日见减轻；终用实脾饮、理中汤等
味，久服始获痊愈。自始至终，未涉苦寒如栀、芩、连、柏
之类，且服姜附甚久，故马师叹谓：有人谓肝炎不能用附
桂，难道未遇此病乎？王案原为湿重而有肺热，初用宣肺滋
燥之药，斯为对证，继而马师洞察湿邪留恋，清化渗利，久
不能去之真谛：乃脾气已虚，清阳被遏。故遣药六君子汤加
疏肝理气之味终收全功。足证治疗慢性 B 型肝炎，脾虚者补
脾最为至要。同时，马师对 B 型肝炎治疗，畅抒己见：治疗
肝病，不要以特效药为号召，要多研究叶天士、陈平伯之遗
著。他谓有学者主张用虎杖治疗 B 型肝炎，虽属可行，然 B
型肝炎湿重者众，便溏为习见之症，过用虎杖，会有腹泻之
弊；又有学者主张治疗 B 型肝炎，专用活血化瘀方药，古
人谓肝藏血，今医称肝属门脉循环，肝病与血循环有关，活
血化瘀不为无见，然概投凉血活血解毒之药，对湿盛脾虚患
者，亦有纳减腹泻之过。因之，以二方为基本，酷如西医之
用特效药，似不允当。由此可见，治肝炎不能泥守清利，治
B 型肝炎不能寻通治之方，应时刻遵循中医之精髓——辨证
论治之法宝，方可永远立于不败之地！

孰补孰攻　各有千秋

潘某（病历 419232 号）

男，34 岁。

1980 年 8 月 6 日初诊。无黄疸型肝炎，疲倦，右肋微
痛，食少腹胀，小溲深黄，大便软而不畅，肝功能不正常，
SGOT200、SGPT60，脉缓，舌苔白腻。师诊为脾虚运化不
健，肝郁疏泄失常，以补脾疏肝治之。

白术9克　茯苓9克　柴胡6克　厚朴9克　白芍9克
枳实4.5克　当归9克　茵陈9克　青皮6克　黄芩6克
砂仁6克　甘草3克

2诊：服方7剂，腹胀减轻，大便较畅，然仍不实。师
以实脾饮加减与之。

草蔻9克　白术9克　柴胡6克　白芍9克　厚朴9克
干姜4.5克　茯苓12克　木瓜9克　大腹皮12克　甘草
3克

3诊：服方7剂，肝功能检查，已近正常，唯舌苔白湿，
大便仍稀。师以理中汤加味治之。

西党参9克　白术9克　茯苓12克　附子6克　炮姜4.5
克　茵陈12克　木香4.5克　大腹皮15克　炙甘草3克
服药20余剂，大便已实，检查肝功能正常，痊愈。

王君，男，新闻界人，有抽烟嗜好。

患肝炎已逾五年，湿热蕴阻，肝功能不正常，SGOT147、
SGPT310，口干且苦，右肋间不舒，小便短赤，大便涩。师
拟清利湿热为务。

绵茵陈15克　板蓝根15克　金银花15克　蒲公英15
克　柴胡6克　川连4.5克　栀仁6克　茯苓9克　白术9
克　广皮6克　白芍12克　枳实6克　浙贝9克　桔梗9
克　甘草3克

二诊：服方10剂，肝功能检查进步，再以原方加减
与之。

绵茵陈20克　蒲公英30克　板蓝根15克　桔梗9克
浙贝9克　银花12克　薏仁9克　扁豆9克　茯苓9克
焦栀6克　白术9克　川连4.5克　白芍9克

三诊至五诊，都以上方出入，共服药55剂，检查

肝功能正常。此为 1982 年冬月间事。1985 年 2 月检查，GOT132，GPT69，肝功能又不正常，夜间咽喉干燥，肝阴不足，师以甘露饮加丹参、赤药、银花、连翘、蒲公英、川连等味，服 30 余剂，检查正常，后追踪未复发。

按语：有人谓肝炎之治疗无补法。师谓此不通之论，证之虚者，非补不能取效，唯补药不能用之过早罢了。潘案即为明证。补法，斯为一法，其湿热余邪未清者，然又不可偏执一端，蛮行补益，而犯"实实"之误，不可不慎。王案肝炎迁延数载，清利始终为师已任，亦为很好佐证。

湿热阴虚　药如用兵

黄君，男，59 岁，居台北市内湖路二段 103 巷某号 10 楼。

1990 年 5 月 19 日初诊。患慢性 B 型肝炎，目赤、肝区钝痛，肝功能不正常 GOT176、GPT345，多梦，口干舌燥，溲黄量少，脉濡，舌微绛。师诊为肝阴虚亏，湿热俱重。以养阴清利合法。

丹参 15 克　茵陈 12 克　枳实 6 克　首乌 9 克　扁豆 9克　焦栀 6 克　女贞子 9 克　白芍 9 克　连翘 12 克　玉竹9 克　柴胡 6 克　竹叶 6 克　茯苓 9 克　泽兰 9 克　车前子9 克　甘草 3 克

5 月 26 日 2 诊。服方 7 帖，口干舌燥症减，尿量增加，然转氨酶反高。肝火未降，师更方以四逆散、导赤散合方加味。

生地 15 克　首乌 9 克　柴胡 9 克　木通 6 克　花粉 9克　生白芍 12 克　焦栀 9 克　竹叶 9 克　枳实 6 克　茵陈15 克　连翘 12 克　砂仁 4.5 克，胆草 4.5 克　猪苓 9 克　车

前子 9 克　甘草 4.5 克

6 月 2 日 3 诊。转氨酶稍降，小溲仍短赤，常欲吐，黄疸高，肝区痛。师更于后。

竹茹 12 克　姜夏 9 克　白芍 9 克　枳实 6 克　黄芩 9 克　泽泻 9 克　柴胡 9 克　郁金 12 克　猪苓 9 克　胆草 6 克　砂仁 6 克　连翘 12 克　广皮 6 克　茵陈 15 克　车前子 9 克　竹叶 9 克　甘草 3 克

6 月 9 日 4 诊。黄疸指数仍高，前方加大黄钱半。

6 月 16 日 5 诊，黄疸指数降低，循前法再进，惟去大黄。

6 月 23 日 6 诊。服方 7 帖，胎儿蛋白升高，肝功能更不正常。师诊为湿热渐退，而正气已入虚境使然。更法健脾疏肝，以小柴胡汤、四逆散、逍遥散、四苓散合方加黄芪与之。

黄芪 15 克　白术 9 克　柴胡 9 克　茯苓 9 克　当归 9 克　黄芩 6 克　姜半夏 9 克　白芍 9 克　茵陈 12 克　枳实 6 克　广皮 6 克　泽泻 9 克　猪苓 9 克　香附 9 克　甘草 3 克

6 月 30 日 7 诊。服方 7 帖，效果甚佳，GOT、GPT 降低，然黄疸指数仍高，欲吐。前方加砂仁、郁金、藿香。

7 月 7 日 8 诊。服方 7 帖，吐逆症瘥，改方加入养阴之药。

黄芪 15 克　柴胡 9 克　当归 9 克　白术 9 克　白芍 9 克　首乌 9 克　女贞子 12 克　茯苓 12 克　黄芩 6 克　郁金 12 克　姜半夏 9 克　藿香 9 克　泽泻 9 克　猪苓 9 克　茵陈 12 克　甘草 3 克

服上方后，生化检查 GOT、GPT 降至 30 以下，食欲正常，溺赤之症亦愈；继续服 10 余帖，即止服药。

按语：本例为肝阴亏虚而湿热俱重，加之患者服西药皮质激素甚久，面肿如盆，虽劝其止药，初尚不愿，认为服之可控制肝炎胆炎，至 5 诊病减，渐觉舒适始停，因而给本就病机瞬息万变之 B 型肝炎，加剧了证情复杂化，增加了治疗难度。本案阴虚，则滋养肝阴，当遣阴柔之味；湿热俱盛，则清利湿热，非苦寒渗利不能奏效。两法相悖，共处一方，相反相成，须有功底。老师始而养阴、清利同炉；继随病势需要，偏执清利，而退出养阴；终而病去体虚，健脾疏肝养阴收功，而清利轻剂，位居次要，继续完成防死灰复燃之使命。即便如一味大黄之调遣，任用则为清热利湿开通道路；黜免则防清利太过又铸伤阴之错。于此，诚能反映老师深思熟虑，用药如用兵之一斑。

肝肿胁痛　疏肝化瘀

刘某（病历 721043 号）

男，69 岁，寄居永和市文化路女婿家。

1980 年 5 月 31 日初诊。右胁下剧痛，夜间尤甚，彻夜叫号不眠。是日接师出诊。师为之针左阳陵泉，并予以疏肝调气化瘀与之。

柴胡 10 克　当归 10 克　白芍 13 克　川楝子 10 克　五灵脂 10 克　川芎 10 克　乌药 6.5 克　玄胡 6.5 克　枳实 6.5 克　郁金 10 克　青皮 5 克　香附 10 克　甘草 3 克

服方 1 剂，痛即减轻，服 4 剂而愈。不多日，因饮食不慎复发，右肋骨下有硬块突出，口苦且渴，师断为肝经郁热致使肝肿大，以清肝解郁化瘀治之。

扛香藤 30 克　金针 45 克　柴胡 10 克　当归 10 克　白芍 10 克　川芎 10 克　香附 10 克　青皮 5 克　丹皮 10 克

白术 10 克　栀子 6.5 克　广皮 6.5 克　马鞭草 15 克　川楝子 10 克　玄胡 6.5 克　郁金 10 克

　　患者复诊多次，师咸以此方——逍遥散为主，视证情变化消息方药：血瘀者加马鞭草、五灵脂、姜黄化瘀，气滞者加青皮、香附、木香行气，积滞者加鳖甲、鸡内金、山楂、麦芽消癥化积，临时变通，卒收全效。

　　按语：斯证未经医院检查，然肝肿大无疑，师用上方，随证变通，收效颇好。方中扛香藤与金针叶为民间治肝硬化之秘方，且扛香藤亦名桶交藤，药用植物学者甘伟松先生曾收载《台湾药用植物志》。可见老师既方药灵活，又不分门户，博采众方。

血瘀实热　清热化瘀

　　简某（病历 88243 号）

　　男，57 岁，居台北市万大路。

　　1980 年 1 月 8 日下午 6 时初诊。患肝硬化腹水，腹隆肿如鼓，小便赤而少急。原先住某医院内科病房治疗，住院 19 天，医院不能治，促其出院。刻诊：患者仰卧在叠席上，不能坐起，不能转侧，师坐下为他诊脉，诊完左边，因腹隆起甚高，右手不能伸来，故要走至右边去诊。脉象弦大，舌红无苔，口渴，大便秘结，目黄，进食甚少。师诊为此证乃肝病失治，血瘀实热使然，仿《温病条辨》二金汤加减治之。

　　海金沙 15 克　鸡内金 15 克　大腹皮 13 克　猪苓 10 克通草 6.5 克　厚朴 10 克　砂仁 6.5 克　生地 15 克　栀子 10克　茵陈 13 克

　　1 月 10 日 2 诊。服方 2 剂，府行甚畅，小溲不多，腹胀稍软，舌仍红。师更方如下：

生地 15 克   石斛 13 克   槟榔 13 克   黄芩 6.5 克   茵陈 15 克   大腹皮 13 克   鸡内金 15 克   海金沙 15 克   金铃子（煨）10 克   赤芍 10 克   丹皮 10 克   马鞭草 15 克   猪苓 10 克

1 月 12 日 3 诊。服方 3 剂，小便增多，大便黑色黏液，解后自觉舒适，然舌红不退，内热留恋可虑。方中加川连 5 克，重用马鞭草 30 克，清热化瘀消肿，服之甚安。第 4 诊，服后舌红较淡，腹胀减轻，小便略增，渐能坐起，方药与 3 诊略同。

1 月 18 日 5 诊。方守前法，着重化瘀清热，仍重用马鞭草、鸡内金，其他药味略有更易，处方如下：

马鞭草 30 克   鸡内金 15 克   牡荆根 30 克   猪苓 10 克车前子 15 克   苓皮 15 克   山楂 10 克   金针 30 克   缩砂仁 6.5 克   大腹皮 13 克   莱菔子（炒）13 克   厚朴 6.5 克   川连 3 克   倒地蜈蚣 15 天

服方 7 剂，腹胀消退甚多，目黄渐退。

第 6 诊，川连加重，仍用 5 克；第 7 诊，车前子用至 30 克；第 8 诊、第 9 诊，处方都守前法，药味出入不多，每次咸服 7 剂；第 10 诊，腹胀全消，腹部朱砂痣亦渐消失，小便清长，惟大便较干；第 11 诊，加入麦冬、石斛养阴。如此险证，毕竟痊愈。

按语：本例为肝病失治，迁延及久，而致血分有热、积而成瘀，热灼肝胆之严重肝炎证。老师先宗"六腑以通为用"，畅通腑行，继之群集重剂清热化瘀之味，挽险证于绝处逢生。

气滞血瘀型肝炎，为肝之实质起变化之病变。今日西医诊察肝之实质，有穿刺检查、核子扫描、超音波检查，断层检查种种新法。然马师认为，吾之中医诊断方法，也有多种，而且毫不逊色于西方医学。他谓：望诊最为重要，患者舌上见紫块，面孔呈暗色，目睛见瘀点，腹部现紫筋及朱砂痣，可断其内脏有瘀血。问诊腹肋刺痛不移者为血瘀；痛无定处上下左右移窜者为气注；觉胀者也是气病。切诊，切按腹肋有硬块，重按不痛为肝已僵坏；按之呼痛者，为内部炎肿，为热证；按之不硬无弹力软如棉絮者为虚证；按之有块，或痛或不痛，如打裂之冰块浮水，摇动有声者，为癌症已近死期。切诊为探病之虚实轻重，临床认清病之所在，是气是血，是虚是实，或攻之以去其邪，或补之以救其虚，常可奏效而转危为安，起难症于指顾之间。师言肝病诊法，既纲举目张，又详细明晰，吾等应当铭记。

湿热血郁　清化治瘀

张某（病历 112392 号）

男，68 岁，居台北市贵阳街二段。

1980 年 10 月 31 日初诊。慢性肝病，肝硬化，右肋腹肿硬，拒按，小便短赤，大便闭结，脉弦，舌质绛苔白。此为实证，肝经蕴有湿热，气滞血瘀，处方清利湿热，行气化瘀。

忍冬藤 18 克　牡荆根 30 克　金针花 45 克　炒麦芽 13克　鸡内金 15 克　生地 13 克　川连 5 克　赤芍 10 克　丹皮 10 克　五灵脂 10 克　茵陈 15 克　枳实 6.5 克　香附 10克　砂仁 6.5 克　山楂 10 克　柴胡 6.5 克

11 月 4 日二诊。服方 4 剂，大便畅通，小便较清，腹胀减轻。守原法再进，嘱服 6 剂，再来更方。

11 月 17 日三诊。腹胀大减，右肋腹部硬处已软，轻按不痛，大小便畅通。更方如次：

牡荆根 30 克　金针 45 克　缩砂仁 10 克　香附 10 克　白术 10 克　枳壳 6.5 克　鸡内金 15 克　广皮 6.5 克　山楂 13 克　茯苓 10 克　厚朴 6.5 克　川连 5 克　丹参 13 克　赤芍 10 克

11 月 24 日四诊。外感风邪，口渴咳嗽，胸胁觉痛，验舌，质已不绛，舌苔增厚，师治其外感，兼顾其肝，减化瘀之品。

连翘 10 克　茵陈 13 克　前胡 10 克　薄荷（后下）6.5 克　白芷 6.5 克　桔梗 10 克　枳壳 6.5 克　浙贝 10 克　黄芩 6.5 克　橘红 5 克　牡荆根 30 克　金针花 45 克　山楂 10 克　麦芽 10 克　莱菔子（炒）10 克

11 月 29 日五诊。服 5 剂，肋痛大减，已不拒按，惟咳嗽咽干，小溲仍黄。更方如下：

紫菀 10 克　桑皮 10 克　杏仁 10 克　茵陈 13 克　桔梗 10 克　浙贝 10 克　柴胡 6.5 克　鸡内金 13 克　白前 10 克　枳壳 6.5 克　橘红 5 克　金铃子 10 克　百部 10 克　黄芩 6.5 克　半夏 6.5 克　瓜蒌实 10 克

12 月 4 日六诊。咽干咳嗽渐愈，右肋下硬块已消散，按之不痛。师更方清其余蕴，养其肝阴。

玉竹 10 克　首乌 10 克　内金 15 克　麦芽 13 克　白术 10 克　茯苓 10 克　广皮 5 克　山楂 10 克　杏仁 10 克　桔梗 9 克　紫菀 10 克　款冬 10 克　白前 10 克　茵陈 10 克　白芍 10 克

12 月 9 日七诊。咳嗽已愈，腹亦不再感胀，惟便结不畅。师予处方养育肝阴。

北沙参 10 克　麦冬 13 克　玉竹 10 克　当归 10 克　首

乌 13 克　枸杞 10 克　生地 13 克　川楝子 10 克　白芍 10
克　甘草 3 克

按语：本例为湿热及气滞血瘀之肝硬化证，治疗可谓
顺利。第一方初服 4 剂，即奏显效，继服 6 剂，病势即去
60%，乃因师紧扣病机，立足于清湿热、行气滞、化瘀积故
也。至四诊时，外感时邪，咳嗽痰多，为节外生枝，然师成
竹在胸，治肺毋忘治肝，故尔外感愈后，肝硬化证亦同时痊
愈，收效堪为迅速。

脾湿血郁　经纬布阵

刘某（病历 721093 号）

男，军人，56 岁，居台北县板桥镇。

1968 年 5 月 17 日初诊。患慢性肝炎，轻度肝硬化，在
某大医院治疗已 2 年，血液检查 CCF30，蛋白质低于正常。
面色暗淡，右肋下不适，腹部微胀，小溲略黄，大便不畅，
舌苔灰白，质微紫，脉缓。师断为此证为脾湿、为血郁，以
逍遥散加减与之。

茵陈 10 克　当归 10 克　香附 10 克　白术 10 克　猪苓
10 克　青皮 6.5 克　赤苓 10 克　莪术 6.5 克　泽泻 6.5 克
白芍 10 克　柴胡 6.5 克　生地 10 克　苡仁 13 克

5 月 20 日复诊。服方 3 帖，每日更衣一次，唯腑行尚
不甚畅，观其舌苔稍薄，按原方加减与之。

茵陈 13 克　柴胡 6.5 克　青皮 5 克　当归 10 克　莪术
6.5 克　木香 3 克　白芍 10 克　赤苓 13 克　腹皮 10 克　香
附 10 克　苡仁 13 克　生地 13 克　鸡骨草 13 克

5 月 23 日 3 诊。服药 3 剂，腑行畅通，自感舒适。原
方略予增损。

柴胡 6.5 克　茵陈 13 克　白芍 10 克　苡仁 13 克　当归 10 克　赤苓 13 克　防己 6.5 克　生地 13 克　腹皮 10 克　木香 3 克　枳实 6.5 克　莪术 6.5 克　鸡骨草 15 克　香附 10 克　青皮 5 克

5 月 26 日 4 诊。舌苔略见黄色，恐其内热复萌，更方如下：

黄芪 10 克　茵陈 13 克　枳实 6.5 克　当归 10 克　苡仁 13 克　柴胡 6.5 克　二术各 5 克　茯苓 13 克　黄芩 6.5 克　木香 3 克　莪术 6.5 克　生地 13 克　腹皮 10 克　鸡骨草 15 克

5 月 29 日 5 诊。服药相安，腹已不胀，眠食咸好。师以补阴益气汤加减：

北沙参 10 克　茯苓 10 克　当归 10 克　生地 10 克　升麻 2.1 克　莪术 5 克　青皮 5 克　茵陈 13 克　腹皮 10 克　鸡骨草 15 克　苡仁 13 克　柴胡 6.5 克

6 月 2 日 6 诊。患者于前日至医院检查血液，结果为一切已复正常，欣然告师：过去 2 年 CCF30，服药无数，咸去不掉，现在服中药不到 20 天便痊愈。师予一张收功处方：

北沙参 10 克　黄芪 15 克　柴胡 6.5 克　茯苓 10 克　茵陈 10 克　腹皮 10 克　当归 13 克　苡仁 13 克　白术 10 克　木香 3 克　升麻 1.5 克　生地 10 克　广皮 5 克　甘草 3 克

服方 4 剂，即止服药，以后复去医院检查血液一次，证实前日之检验正确，一切恢复正常。

按语：慢性肝炎与肝硬化，为难治之证。师对刘君之病选方遣药有法：先以逍遥散为经，以行气祛湿、濡血活血之药为纬；后以补阴益气汤及补中益气汤为经，以补脾祛湿之药为纬。经纬配合，脾湿去，血郁行，故尔淹缠已久之重证，得以重返健康。

脾虚瘀结　补脾化瘀

稽某（病历 239624 号）

女，45 岁。1967 年患慢性肝炎，肝已硬化，右肋下有硬块甚大，医院医师谓她为肝癌。5 月 2 日延师诊治。师切按其腹，右肋下结块甚坚，腹部却软，压之无弹力；询知食后腹胀，大便不畅通；脉象沉细，舌苔薄白。师以补脾化瘀方剂，5 日更方 1 次，服药 2 月余而愈。方不尽列，举二方如下：

处方 1：

黄芪 15 克　山楂 10 克　生地 10 克　柴胡 10 克　白术 10 克　麦芽 10 克　青皮 5 克　苓皮 13 克　三棱 6.5 克　香附 10 克　砂仁 5 克　桔梗 6.5 克　枳实 6.5 克　川楝子 10 克

处方 2：

丹参 15 克　白芍 13 克　柴胡 10 克　莪术 6.5 克　当归 10 克　茯苓 10 克　山楂 10 克　砂仁 6.5 克　麦芽 10 克　青皮 5 克　白术 10 克　川楝子 10 克　猪苓 10 克　玄胡 10 克　三棱 5 克　黄芪 30 克

服药 1 月后，右肋下硬块渐小，到医院检查肝功能，亦为正常；又逾 1 月，硬块终于完全消失。

按语：正气与邪气，势不两立，若低昂然，一胜则一负。此案为邪实正虚，故马师一面发直入之兵以讨之，一面又健脾助运以养正，攻补兼施，何患其不愈！

脾虚腹水　理中六君

杜某（病历 449104 号）

男，40 岁，小学教师，住台北市广州街某医院。1977年患肝病，次年 1 月 6 日接师往诊。此为秘密的一种诊病方式，要撇开医院医护人员之耳目。症状：肝硬化腹水，右肋下硬痛，腹大如鼓，按之不坚，甚少弹力，食欲不振，双足肿大，大便稀溏，小溲量少，脉沉缓，舌质淡，苔白。师诊断为脾虚不能制水。以补脾为主，理中汤、香砂六君汤合方加味治之。

西党参 10 克　白术 10 克　茯苓 10 克　炮姜 3 克　广皮 5 克　柴胡 5 克　砂仁 5 克　鸡内金 13 克　香附 10 克酒芍 10 克　乌药 10 克。

服方 7 剂，胃纳增加，腹胀减轻，每 7 日往诊一次，均以理中、六君为基方。服药 1 月大便正常，足肿全消。以后，即由患者在休息时偷偷到师诊所请诊，开好药方再返医院。至 5 个月后，腹肿全消，肋下硬块也消失了。惟精力不振，师以下方嘱他常服，使之完全恢复健康。

西党参 13 克　白术 13 克　山药 15 克　黄芪 15 克　玉竹 10 克　首乌 15 克　砂仁 5 克　广皮 5 克　姜半夏 10 克扁豆 10 克　炙甘草 3 克　茯苓 10 克　生姜 2 片　大枣 3 枚

按语：《素问·经脉别论》云："勇者气行则已，怯者则着而为病也"。洁古又云：壮盛人无积，虚人则有之，故当养正则邪自除。马师勤求古训，对本案治疗，运用理中、六君子汤合方加味，专心养正，温补脾阳，健脾助运而见水不治水，见瘀不治瘀，待正气恢复，而收水气自去，瘀积自消之功。

阴虚硬化　养阴救液

林某（病历 449944 号）

男，53 岁，居嘉义市某路某号。

1979 年 11 月 8 日初诊。患肝炎 2 年余，已成肝硬化，有糖尿病史，胃不胀，便不结，小便赤，睡眠欠酣，皮肤瘙痒，口干少津，身体倦怠，舌红无苔，脉数大无力。患者曾服治肝病中草药许多，毫无寸效，转氨酶在 200 以上，居高不降。师为之处方救护其阴，一贯煎加减治之。

淮生地 13 克　茯苓 13 克　枸杞 10 克　麦门冬 13 克　茵陈 10 克　花粉 10 克　丹参 15 克　石斛 10 克　白芍 13 克　苡仁 13 克　川楝子（炒）6.5 克

11 月 13 日复诊。服药 5 剂，口干稍好，心情较舒畅。师更方如下：

北沙参 10 克　生地 13 克　苡仁 13 克　茵陈 10 克　花粉 10 克　枸杞 10 克　石斛 10 克　麦冬 13 克　茯苓 10 克　白芍 13 克　丹参 15 克　马鞭草 13 克　仙人对坐草 13 克

11 月 20 日 3 诊。口干更轻，睡眠有进步，舌上略见薄白之苔。师仍以养阴救津法。

北沙参 10 克　石斛 10 克　马鞭草 15 克　麦冬 15 克　天花粉 13 克　苡仁 13 克　生地 13 克　茵陈 13 克　丹参 15 克　白芍 10 克　鳖甲 10 克　茯苓 10 克　枸杞 10 克

11 月 30 日 4 诊。肝功能检查，SGOT、SGPT 降到 100 以下，惟血糖仍高，睡眠仍欠酣。师思此证肝病虽渐减轻，血糖值高，必须顾及，于是方中加入川黄连、知母诸味，更方如次：

北沙参 10 克　生地 13 克　茵陈 13 克　麦门冬 15 克

枣仁15克　苡仁10克　天花粉13克　石斛10克　竹茹13克　川连5克　马鞭草15克　茯神10克　玄参13克　仙人对坐草15克

12月28日，患者又持检验报告至师诊所，谷–丙转氨酶又降了许多，已接近正常，睡眠亦较好，肤痒减轻，口干已愈，表示甚为快慰。

按语：本案师凭脉数大无力，舌红无苔，口干少津，睡眠欠酣诸症，判证为阴虚。治疗根据古人"阳虚易补，阴虚难填"之说，自始至终养阴救液方针大政不移，一贯煎一直为老师重用。同时老师认为仅治肝炎，而轻忽糖尿病，是不会收效的，因为糖尿病病机亦为阴虚火旺者众。故老师根据脉证，遣药北沙参、生地、麦冬、石斛、花粉，养阴增液，选派丹参、马鞭草，活其血络，任用枸杞养其肝细胞，鳖甲软坚消结，最后增入川连助天花粉，降其血糖，因之能渐奏功效。

曾某（病历806044号）

女，50岁，居嘉义县竹崎乡内埔村盛市路–某号

1983年9月28日初诊。患者夙有糖尿病，因染肝炎，未得有效治疗，演为肝硬化，腹有积水，肿胀如鼓。一日，不幸足部跌撞受伤，左胫外侧，戳一小洞，往某医院请外科医生治疗，结口甚快。逾几日，伤口忽然溃烂，流水不止，急送台北市中山北路二段某医院救治，曾作紧急治疗，足胫溃口很快扩大，几可盈寸，水流无法遏止，医院告以救治无望，嘱准备后事。是日患者特别转住12楼病房，再来迎接师诊，下午1时，乃专往诊治。

患者卧床，腹大身乏，转动不能。师认为证甚复杂：①糖尿病为其宿疾，口干咽燥，阴虚燥热显然；②肝病演为

肝硬化，昭示肝阴已损；③饥时胃痛，食后胃胀里急，斯为肝气凌脾作酸，土失运化之权；④脉弦无力，小溲极少，乃水气潴留，内蓄成臌，肾衰欲竭。因之，图治匪易，以救虚为急，处方如下：

白人参9克　苓皮15克　黄精9克　石斛9克　库伦芪15克　巴戟天9克　海螵蛸15克　车前子15克　怀山药30克　菟丝子15克　砂仁6克　桂枝4.5克　真鹿胶9克　补骨脂9克　花粉15克　泽泻9克　大腹皮12克

另用一单方：

糙米1碗　甘蔗2尺，切为4截，劈为多片。用水4碗，煎约2碗，当茶饮，此方利水有效。

9月29日复诊。服方1帖，精力稍旺，能揽扶坐起，小便排出渐多，惟腹仍胀。师更方下：

白人参9克　牡蛎15克　鹿胶9克　木香6克　怀山药30克　石斛9克　黄精9克　泽泻9克　库伦芪15克　苓皮15克　厚朴6克　香附9克　缩砂仁6克　枳实6克　苍术6克　花粉15克　车前子15克

10月1日3诊。腹已不甚胀，足胫破洞流水已止，有收口之势，惟口干少津。师为更方如次：

西洋参6克　怀山30克　牡蛎15克　木香6克　麦门冬15克　知母9克　石斛12克　玄参5克　川楝子9克　沉香4.5克　花粉15克　首乌12克　大腹皮12克　莱菔子9克

服上方日有进步，足胫溃口渐敛，口干渐轻，每日进食渐多。医院换药实习医生，原谓溃口须用兽皮敷上才能收口，至此见里面肌肉日长，烂口渐小，甚为惊异。此方服至7日，延师更方。

西洋参 9 克　麦门冬 30 克　肥知母 9 克　首乌 15 克　正怀山 30 克　川石斛 15 克　天花粉 15 克　元参 15 克　老熟地 30 克　金铃子 9 克　车前子 9 克　天麻 6 克　川牛膝 9 克　水沉香 4.5 克　老木香 4.5 克　枸杞 9 克　牡蛎粉 15 克　花龙骨 9 克

服药至 10 月 15 日，饮食已趋正常，腹胀已消大半，足胫溃口将近愈合，行动日见有力，乃决定出院回家休养。因并发咳嗽，师予最后处方如下：

西洋参 6 克　川贝 9 克　紫菀 9 克　花粉 15 克　麦门冬 30 克　知母 9 克　首乌 12 克　大力 6 克　淮牛膝 9 克　白芍 12 克　怀山 30 克　五味 3 克　川石斛 12 克　天冬 12 克　元参 15 克　车前子 9 克　金铃子 9 克

上方服 8 帖，腹胀全消，足胫溃口愈合之后，明显地见一指头大之白块。

按语：本案患者虽为严重肝病，肝已硬化，成为臌胀，然因糖尿病为其夙疾，基本上为阴虚，致使肝因阴虚而硬化。因之，综观全案，老师所处方药，主要在养阴。至若初用高丽参、黄芪及鹿角胶等补药，斯为救其元气之衰微，防其心肾之剧竭，及心气振起，而腹胀不减，即增用顺气破气之品，及气机已畅，乃着重养阴增液，以保肝肾旨趣不移，故而能奏治其本而标亦愈之效。此与林案治肝硬化为主，兼治糖尿病，时刻顾护阴液，乃相异又同也。

濒临膏肓　着手成春

陈某，男，47 岁。

1990 年 4 月 21 日，出诊于台北市某医院。

患者原患脊椎弯曲症，住某医院求治，接受矫正手术，术后腰背围着石膏板。忽患急性肝炎，身面俱黄，腹中积水甚多，变成臌胀。石膏板切开，腹肿大到不能再大。主治大夫紧急通知其家属，病危无法挽救，护士们亦谓猛暴性肝功能衰竭，危在旦夕，嚷着促其出院。是日下午，其家属接师往诊。师至此医院 11 楼 41 房，望知患者仰卧不能动弹，腹肿如鼓，面黄身黄若铺一层厚粉，舌嫩无苔；询知小便甚少，当日仅有几十毫升；切知脉弱无力。师为之诊断：患者手术之后，不能坐起，即西医谓之"腰背无撑持力"，显系元气伤损；脉弱舌嫩不红，标明气血告匮；腹胀食少，小溲量少，排出无力，诚属正气不支。据此三点，虚证明矣。论治切不可混同于热重型之急性肝炎。普通治热重型之急性肝炎咸用茵陈蒿汤、龙胆泻肝汤之类为是，此证若用之，堪为雪上加霜，促其危殆。师按证主张补法，以黄芪、当归为其主帅，合茵陈四苓散利其水，五皮饮消其胀，增郁金利其胆。

黄芪 12 克　当归 9 克　茵陈 12 克　白术 9 克　茯苓皮 15 克　猪苓 9 克　泽泻 9 克　大腹皮 15 克　桑皮 12 克　广皮 9 克　生姜皮 9 克　冬瓜皮 15 克　郁金 12 克

服方 7 帖，黄退三分之一，小便每日增至 2000 毫升以上。师出诊 3 次，每次服药 7 帖，第 3 次方多服 7 帖，身黄全退，腹胀全消，第 5 周即出院，搀扶可以起床行走，并知西医诊为 D 型肝炎。回到家里休养，继续请师诊治，后到医院检查，肝功能完全正常。

按语：本案为肝功能衰竭凶险之证。师摒实而主虚，不落治疗普通热重型急性肝炎之窠臼，力倡补法，而利水、除胀、利胆寓在其中。同时师认为西医之分型，对中医临床没有作用，中医以四诊为法，以病证为据，即可按虚实、寒热处方。此即中医以理为依归，焉可称中医不科学？不知理，科学不能打满分。

廖某（病历 64623 号）

男，49 岁，居北投中央南路一段某巷某号 2 楼。

时间：1982 年 8 月 17 日至 9 月 16 日。

主诉：从 1982 年 1 月有逐渐增加之腹胀及腹水。

病史：患者于 1982 年 7 月 15 日就诊于台北三军总医院，接受住院检查及治疗，然病情仍继续加重。经该院诊断为肝硬化合并腹水，疑似肝癌。于同年 8 月 16 日转入本院中医部治疗，由师主治，病情稳定，于 9 月 16 日出院。惟以疏于戒口，腹胀腹水又起，于 1982 年 10 月 8 日再次入院治疗，采取中西药合并使用，病情再次稳定，后于 11 月 3 日出院，继续由师诊治至今，现病人已恢复工作，生活起居尚属正常。

辨证论治：病患腹胀、腹水、皮肤甲错、面色晦暗，为中医之鼓胀症，为肝郁脾虚、气血结聚，所引起的水毒气结之症状；脉浮数，然不弦硬，腹不坚实，按之软如棉类，足部水肿，大便不实，舌质软，苔白腻，则为脾肾阳虚，水湿内停之征。

治宜温阳消肿，而不可以轻用攻法，处方以加味肾气丸。

用药经过：

8 月 18 日：

熟地 15 克　怀山 15 克　山萸 9 克　白术 9 克　茯苓 15 克　丹皮 6 克　桂枝 4.5 克　附子 6 克　车前子 9 克　牛膝 9 克　泽泻 9 克

8 月 25 日：前方服后食欲较好，已能坐起，略有起色。师更方如下：

熟地 15 克　白术 9 克　黄芪 15 克　山萸 4.5 克　茯苓 15 克　沉香 4.5 克　熟附 9 克　桂枝 4.5 克　怀山 15 克　泽泻 9 克　车前子 9 克　牛膝 9 克　丹皮 6 克　枸杞 9 克　补骨脂 6 克

8 月 28 日：证情平稳，饮食日有增进，前方加巴戟天、杜仲各 9 克。

1983 年 3 月 9 日：腹胀减轻，食欲较前更好，精力日增，略可下床走动。至 9 月 15 日每日服药 1 剂，均为采用前方，至此患者要求出院休养。患者回家后每日仍服原方，惟以疏于戒口，9 月中旬来复诊时，舌上苔垢甚厚，腹胀及腹水加剧，小便量少，大便日 2 行，质地软溏，10 月 8 日又入院接受治疗。师处方实脾饮合五苓散之类，并少佐消导药，始挽转颓势，再次出院。至 1983 年，脾胃运化已正常，改用金匮肾气丸加鹿角胶、菟丝子、杜仲、枸杞、砂仁等药，腹胀全消，至 5 月为巩固疗效，改用丸剂如下：

高丽参 60 克　熟地黄 120 克　茯苓 90 克　当归 60 克　山萸 60 克　熟附子 30 克　油肉桂 15 克　白术 60 克　怀山 60 克　鹿角胶 60 克　参三七 30 克　车前子 30 克　玉竹 60 克　首乌 60 克　紫河车 60 克　补骨脂 30 克　枸杞 60 克　鳖甲 60 克　牡蛎 60 克　丹皮 45 克　泽泻 60 克　黄芪 60 克　鸡内金 60 克　炙甘草 30 克

服此丸甚安，眠食均可，恢复导游之工作，生活起居正常。8 月 26 日因丸药服完来诊，见舌质仍呈紫色，师仍于前方加水蛭 21 克，再作丸服，服完舌亦正常。经电话查询体重增加，腹胀腹水亦消，工作、起居、饮食均正常。

按语：本案老师辨作脾肾阳虚之证，其间虽视证请，参伍实脾饮合五苓散温阳利水，及消导、软坚散结之药，然金匮肾气丸温脾肾之阳，贯彻始终，旗帜鲜明。故收治愈已五载、人咸谓之奇迹之功。其后尚有数例，老师悉用此法而奏"枯木逢春"之效。

周某，男，44 岁，居彰化市花檀乡桥头村长升路某号。

1989 年 4 月 13 日初诊。今年患 B 型肝炎，并发肝癌，3 月 10 日住入彰化秀传纪念医院诊疗，病历 915698 号。3 月 12 日，生化检查 SGOT71、SGPT43，超声波发现肝左叶肿瘤直径 8.2cm，穿刺化验确定为癌，已行栓塞疗法。是日，患者自动至中国医药学院附设医院请师予中药治疗。症状：食欲呆钝，食后饱胀，右肋下胀而刺痛。大便滞涩，舌苔白厚微黄，脉象弦数。师以导滞理气化瘀之法。

藿香 10 克　白术 10 克　茯苓 12 克　枳壳 9 克　山楂 10 克　莱菔子 9 克　蒲姜根 15 克　茵陈 12 克　扁豆 9 克　青皮 5 克　薏仁 12 克　香附 9 克　桔梗 9 克　广皮 5 克　莪术 6 克

服方第 1 帖，腹中积滞被推动，甚感疼痛，约 1 小时，泄泻 1 次，排出秽污粪便甚多，腹痛止而觉舒畅。续服 6 帖，多次溏便，腹不再痛。

4 月 20 日，又来请诊，师以疏肝理脾之方逍遥散加减与之。

柴胡 10 克　白术 10 克　当归 10 克　茯苓 12 克　白芍 12 克　蒲姜根 15 克　茵陈 15 克　薏仁 12 克　扁豆 9 克　香附 9 克　青皮 5 克　枳壳 6 克　甘草 3 克

服药 7 帖，肝功能正常，右肋压痛、口臭口苦等症已愈。因微有外感，头两侧微痛。师仍守原法更方，加黄芩、半夏。

柴胡 10 克　白术 10 克　当归 10 克　茯苓 12 克　白

芍 12 克　蒲姜根 15 克　扁豆 9 克　姜半夏 9 克　黄芩 6 克　砂仁 6 克　甘草 3 克

6 月 7 日，服方 7 帖，头侧痛愈，惟足感酸，更方如下：

蒲姜根 15 克　柴胡 10 克　当归 10 克　白术 10 克　茯苓 12 克　白芍 10 克　薏仁 12 克　木瓜 10 克　葛根 10 克　白芷 6 克　牛膝 10 克　茵陈 12 克　甘草 3 克

6 月 21 日，超音波检查，肿瘤消失，病象全除，眠食正常。患者担心复发，要求继续处方服药，师予处方如下：

柴胡 10 克　当归 10 克　白术 10 克　茯苓 10 克　广皮 6 克　白芍 10 克　姜半夏 10 克　蒲姜根 15 克　薏仁 15 克　甘草 3 克

服药 30 帖，停药，后每年至中国医药学院，求见师面道谢，一切正常。

按语：此例为 B 型肝炎，并发肝癌，伴有胃肠积滞之证，师一诊处乱不惊，数法并进，集消导化滞、清除湿热、逐瘀理气于一方，即推动病邪败走于大泻之途，以后疏肝理脾之用药原则，忠贞不渝。终收全效，足征辨证论治为十全之法。

张某，男，56 岁，居基隆市七堵实践路某巷某号。

1984 年 11 月 3 日初诊。今年 8 月，患胸肋剧痛，巩膜发黄，皮肤瘙痒，体重骤减，于 8 月 31 日往台北市三军总医院求治，即时住院，病历 521907 号。医院先后给予胸腹部超声波检查、胃镜及腹部 X 光检查、腹部电脑断层检查、经肠道逆行胆囊摄影、剖腹探查术、病理切片等详细检查，结论为肝癌胰脏癌蔓延及肠系膜、胆囊炎。手术切除胆囊，因癌细胞分布范围甚广，整个胰脏及肝脏、肠系膜均被蔓延，实无法切除，即缝合令其出院休养。是日改请中医诊疗，由其家人陪送至师诊所。患者表情痛苦万分，体力不支，家人搀扶始能迈步，食欲低微，口干不饮，大便溏薄而少，舌淡少苔，脉弦数无力。师予扶正解毒为法，以归芍六君汤为其主干，配伍桔梗、银花、浙贝、香附、广皮等调气清热之品。

西党参9克　白术9克　茯苓9克　当归9克　白芍9克　浙贝母9克　香附9克　广皮6克　桔梗9克　银花12克　花粉9克　炙甘草6克　大枣3枚　服7帖

11月10日复诊。服方7帖，颇有起色，体力日趋恢复，自己缓慢行走，不须搀扶，手术创口愈合甚快，眠食均有改善，胸肋不似前时剧痛。师仍以原方。

11月24日4诊。每周请诊1次，体气日渐充实。因消化力仍弱，食后胀满，师予方中增益厚朴、砂仁、半夏等和胃之品。

西党参9克　焦白术9克　白茯苓9克　广皮5克　姜半夏9克　当归6克　厚朴5克　砂仁5克　银花12克　枳壳5克　桔梗9克　浙贝9克　甘草3克

12月22日7诊。眠食正常，行步自如，可自己来诊所请诊，不须家人陪伴，惟右胸胁仍痛，扪之硬块未消。曾至医院检查：胆红素1.5，碱性磷酸酶350，GOT90，GPT120。上述数值为由高而渐低。刻诊，患者体气改善，乃大力为之除病，师以茵陈四苓散祛湿利肝，参伍治癌解毒之药与之。

蒲姜根30克　夏枯草15克　忍冬藤15克　郁金9克　白术9克　枳壳9克　桔梗9克　茵陈15克　香附9克　猪苓9克　泽泻9克　薏仁15克　车前子9克

服方7帖，胸肋甚感舒适，连续服用甚久，每周来诊方略有增减。

12月29日更方如下：

蒲姜根30克　板蓝根15克　忍冬藤15克　夏枯草15克　白术9克　苍术6克　枳壳9克　桔梗9克　郁金9克　香附9克　薏仁15克　猪苓9克　泽泻9克　绵茵陈15克　广皮5克

时至过年，健康状况更好，体重亦已完全恢复。1985年1月5日，师再予更方如下：

蒲姜根30克　绵茵陈15克　夏枯草15克　茯苓9克　桂枝6克　猪苓9克　泽泻9克　薏仁15克　白术9克　苍术9克　广皮5克　扁豆9克

1月12日方：

蒲姜根30克　夏枯草15克　绵茵陈15克　苍术9克　白术9克　猪苓9克　泽泻9克　桂枝6克　薏仁15克　生黄芪15克

此方增益黄芪，师意辅助诸药加强除湿健脾之功效。

1月26日方，为前方加党参10克，期治效更强。

服药至3月，往医院超声波检查，胰脏及肝脏已无见肿块，生化检查，GOT、GPT在30以下，惟目觉干涩，乃肝阴略见亏损之兆。3月30日师予以更方。

黄芪15克　枸杞10克　当归9克　白芍12克　猪苓9克　菟丝子12克　茯苓9克　阿胶10克　首乌10克　玉竹9克

服方14帖，目涩已愈。

4月以后，继续来诊，服调补之方。原为每周来诊1次，此后易为两周1次。

4月16日方：

黄芪15克　当归9克　何首乌9克　玉竹9克　枸杞

9克　猪苓9克　白术9克　菟丝子12克　茯苓9克　桔梗6克　甘草3克　阿胶10克

此方服至5月11日，更方如下：

西党参10克　白术9克　茯苓9克　枸杞9克　怀山药15克　黄芪15克　菟丝子12克　当归9克　白芍9克　甘草3克　加姜枣煎。

至此患者一切正常。如此重证，恐其复发，要求继续处方服药，至1986年1月始止服药。患者愈后，恢复上班，虽时因工作加班，长夜不眠，亦不觉倦；退休后，在家照常料理家务，并无龙钟老态。

按语：师云：癌瘤病证，在中医学中应属外科内痈，治当先用消法，消之未能，必脓溃病毒排出，体元随之流失。该案行手术未能切除，其人为伤害更甚，较之脓溃损耗尤多。师面临其严峻形势，立扶正解毒之法，而以归芍六君为主干，救本扶元，保持肌肉不再腐败；解毒，仅以调气清热之品，而不蹈世人治癌，动辄遣使白花蛇舌草、半枝莲、蜈蚣……之辈，以避免发生斯时专用解毒消炎，则肌肉自保无力，必更化脓，不可收拾之险境来临。一旦患者体气充实，师即大力为之除病，喜用蒲姜根、夏枯草、忍冬藤、郁金解毒治癌，特别蒲姜根即牡荆根，为师治内脏癌肿常用有效之药。病愈调理，老师亦巧思选方遣药。师呼应初病食欲低微、大便不适，重视其间消化力弱等脾虚之证，而用保元四君；针对病发肝胆胰脏，及证情严重伤及肝阴，而加枸杞、首乌等味，使肝细胞复生而恢复活动能力。

朱某，女，44岁，居台北市民权东路6段某巷某号5楼。

1998年9月26日初诊。是年8月7日经台北市宏恩医院超声波检查肝肿瘤，病历455179号。患者病C型肝炎，腹胀有积水，腹泻一日数行，血小板减少，身倦不支，面色无华，脉弱舌淡。师断为脾气虚弱使然，遂以附子理中汤合实脾饮加巴戟天、酒芍治之。

西党参9克　白术9克　炮姜6克　附子9克　茯苓12克　大腹皮12克　草蔻9克　木瓜9克　老木香4.5克巴戟天12克　酒芍12克　炙甘草6克

10月3日复诊。患者面有喜色，谓："只服药1帖，腹泻即止，精力顿起，很久无力责骂小孩，现在可以了。"莞尔一笑，接着云："往医院检验，血小板略有增加，惟脘腹仍胀"。师更方以实脾饮加柴胡、猪苓、泽泻、茵陈。处方如下：

绵茵陈15克　柴胡9克　炮姜6克　白术9克　厚朴9克　草豆蔻9克　茯苓12克　大腹皮2克　附子9克　木瓜9克　老木香4.5克　猪苓9克　泽泻9克

11月11日3诊。服方甚安，继续服用甚久。刻诊，月经淋沥不净，缘于血小板缺少，此非血热，乃血不归经故也。师宗古法，以黄土汤、归脾汤加减治之，疗效甚佳，服10余剂即止。

西党参9克　白术9克　地榆炒12克　阿胶9克　砂仁6克　龙骨9克　附子9克　茯苓12克　丹皮9克　炮姜6克　厚朴9克　木香4.5克　绵茵陈15克　草蔻9克青皮6克　甘草3克　仙鹤草15克

1999年1月27日来诊。患者往医院超声波检查，肿瘤已消失。以后处方改用附子理中汤、圣愈汤合方加柴胡、草蔻、木香、阿胶、茯苓、茵陈、苡仁、青皮之类，补正兼调肝气，祛脾之湿，服之痊愈。患者为教育界人士，过了新年之后，恢复上班教学。

　　按语：老师在临床上遇到肝硬化、肝肿瘤、肝癌病证不少，治疗上常发生难点，然而，经过反复研究、博古求新，也得到一些收获，总结出一些经验与体会。他嘱学子将经验体会传于后学，故遵师训，介绍如下。师之经验与体会，举其大要有三点：一要认识病证。认识病证，即首先明了病从何来，是邪从外袭，抑或是病从内发，或是先有内伏之病，因外邪而诱发。凡肝病初起，多由外邪导致，此外邪是风寒抑是湿热，要分辨清楚。风寒必发散之，发散即解；湿热必清利之，清利可除；治疗癌症，亦无例外。师认为癌病为患之者先有某种疾病，由此种疾病所促成，治疗所患疾病，癌病即愈。二要分清标本。"本"为人之体质，"标"为致病邪气。具体言之，肝硬化、肝肿瘤、肝癌，是肝之实质起了变化，肝受了病邪之损害，细胞、血管及整个肝组织都变了样，影响到身体之全部，此谓之伤"本"；病邪侵犯肝脏，或为外邪之感染，或为内热之蒸腾，或为气血运行之越轨，这些病邪，咸谓之"标"。临床要时刻顾"本"，"本"虚标实者，不能专于攻邪，攻邪不能伤"本"，同时要兼顾补其虚。三要辨证论治。此点尤为重要，要做到上两点，也必须要做到此点。师数十年来，就诊之癌症患者为数不少，从不迷信秘方，就是以中医之精髓"辨证论治"而处置，虚者补之，实者泻之，寒者温之，热者清之，其结果，虽未能一一取效，然亦有不少值得彰明的神奇之效。

　　话回案例，上选三例，即为老师分清标本而取效堪佳的得意之作。周案为病之初期，邪侵而体气尚未虚者，以攻邪为急，此为驱邪保正之法，若不急去其病，邪气增强，伤了正气，攻之则迟矣。张案为本虚标实，先补后攻，待体气稍充，然后攻其癌病。本案朱某，患Ｃ型肝炎，肝硬化，肝肿瘤，经过化疗，损伤元气，脾肾两虚，师以"大虚急补，救本为先"治则，急用附子理中汤、实脾饮合方加味治虚，令食增泻止，精力大振，血小板亦骤升，为本案取得彻底疗效，堪谓立下"旗开得胜"之殊勋。

郑某，男　76岁，居台北县贡寮乡贡寮街某号。

1998年11月2日初诊。患胃溃疡、C型肝炎、肝肿瘤，长庚医院病历4141648号。刻诊：口干，四体倦怠，足感麻痹，行步无力，舌红，苔薄白微黄，脉弦数软。师辨证为阴虚，湿邪淹留，拟方如下：

生熟地各15克　萆薢12克　麦门冬9克　山茱萸9克　木瓜9克　当归9克　白芍9克　茯苓9克　杜仲12克　牛膝9克　薏苡仁9克　菟丝子15克　川楝子9克　砂仁6克　白蔻4.5克　杏仁9克　竹茹12克　川连6克

复诊：服方7日，自诉精力较好，口已不觉干，行走较有力，然舌苔较厚而白，仍以原方。

3诊：精力更增加，然舌苔更厚，心烦，睡眠欠好。师反复审察：患者初病胃溃疡，服西药甚久，津液耗失，病移肝脏，乃成癌症。此病之"标"为湿邪，"本"为阴虚，以补阴祛湿之方，阴虚好转，湿邪显重，且增热象，必须改弦易辙，处方如下：

竹茹15克　枳实18克　川连6克　厚朴9克　茯苓12克　银花15克　藿香9克　桔梗9克　连翘9克　焦栀9克　白蔻6克　淡豆豉9克　法半夏9克　杏仁9克　六一散15克

4诊：服方7帖，热邪已退，已能安睡，惟两足浮肿，下肢见转筋之症。师更方如下：

藿香9克　木瓜9克　苍术9克　厚朴9克　白芍12

克　泽泻 9 克　广皮 6 克　苡仁 9 克　猪苓 9 克　茯苓 12
克　秦艽 6 克　苏梗 9 克　砂仁 6 克　蚕砂 12 克　牛膝 9
克　甘草 3 克

5 诊：湿为黏滞之邪，服上方 7 帖，病人足肿未全退，仍见转筋，原方再服 14 帖，最后加参、芪，足肿转筋诸症始瘥，惟本虚体弱，便溺反多，足力不耐远行。至此，专用固本之方，取桂附八味地黄加减：

熟地 15 克　山萸 9 克　杜仲 12 克　附子 9 克　丹皮 9
克　怀山 30 克　木瓜 9 克　当归 6 克　白芍 12 克　紫草 9
克　银花 15 克　牛膝 9 克　茯苓 9 克　麦冬 12 克　五味子
4.5 克　柴胡 9 克　茵陈 15 克　草薢 12 克

此方标本兼顾，患者服之日有进步，精力增强，眠食均安。每隔一周或二周来诊一次，方未多变，尚在治疗中。不久，当可竟全功。

按语：此为阴虚湿盛之证，师用标本兼治之法，先以六味地黄丸合金刚丸加除湿之药，有良效；后改桂附八味丸加去湿之味，病人尚在治疗中，生活已近正常，不久，当可结功。同时本案诊治，充分体现老师对医学理论治学严谨、学以致用，对病人高度热忱、极端负责之精神。师审察药后阴虚好转，而湿邪显重，且增热象，反思湿邪难除，果断另辟蹊径，以芳香温燥、苦寒相伍，驱除湿邪，制服蕴热，反映出思求"湿邪黏滞"之经旨，显示出宗尚前贤"湿去热孤"之学说，即便在收功方中，师对湿邪仍耿耿于怀。此对吾等探寻老师辨治真义，确为一份很好教材。

贾某，男，73 岁，居台南市健康街一段某巷某号。

1998 年 7 月 23 日初诊。患肝硬化、肝肿瘤、肝囊泡，台湾基督教新楼医院新字第 010187 号诊断书证明。是年 1

月患者曾请师诊，似觉收效欠佳，因久闻大陆中医进步，乃回浙江原籍请中医治疗。半年更易数名中医，不但无效，反而加重，体重减轻七八千克，腹肿积水如鼓，最后介绍至"肿瘤防治中心"诊治。服药1帖，致使便秘，病积在小腹，坚硬如石，推之不移，上不能食，下不能便，状至危殆，乃返回台。是日，由其两个女儿搀扶再来请师诊治。患者步履艰难，弱不可支，诊其脉，沉弱无力，察其舌，舌干少苔、质淡。师断为寒极之证，寒极则气结使然，遂法东垣治寒胀之方"中满分消汤"加减与之。

西党参9克　白术9克　厚朴9克　缩砂仁6克　姜半夏9克　柴胡9克　炮姜4.5克　青皮6克　川连4.5克茯苓12克　草果6克　泽泻9克　当归9克　黄柏6克山楂9克　制川乌9克　益智仁9克　吴茱萸3克　麻黄6克　黄芪12克　甘草3克

8月14日复诊。服方7帖，大便即通，腹胀减轻，能进饮食，因其居住台南，路遥北来不易，原方未改，服方14剂后来诊。此次不再需人搀扶，独自一人走来。生机转现，师乃以原方，减黄柏加砂仁。此方服20余剂，腹胀全消，改用附子理中汤、实脾饮合方加味：

西党参9克　白术12克　炮姜6克　附子9克　茵陈15克　厚朴9克　草蔻9克　老木香4.5克　大腹皮12克青皮6克　柴胡9克　当归9克　茯苓9克　三棱6克　炒白芍9克　甘草3克

此方温补脾胃，疏脾消积，效果甚好。以后多次复诊，方药有时略有增减，然立方原旨不变。患者体重恢复，一切已正常，己卯元旦寄来与其夫人合照贺年，表示欣然。

按语：腹水积水成臌，应分寒热、首别阴阳。寒胀者为脾胃虚寒，消化不良，清浊不分，致成中满。症状为腹中寒，腹胀按之不坚、不痛，大便不实，或泄泻，或二便不通，心下痞，食入反吐，脉象沉缓，舌淡苔白腻。热胀为湿热内蓄使然，见症腹胀拒按，二便不利，口苦苔黄。东垣治胀处方有二：同名"中满分消"，同治中满证，然丸性为寒，用以治热胀，汤性为热，用以治寒胀。分析治疗寒胀中满分消汤之方药组成，有温胃暖肾以祛寒，有理气调中、升清降浊、开表化痰以散满，有益气和血以扶正，有清利湿热以反佐。诸药协作，使寒散气顺，清升浊降，正气得补，自然中满消除，诸症平息。师加减此方，既保持了原方功效特色，又强化了健脾醒胃、消导散滞之用，故尔能收腹胀全消之效。

此案有一种情况，在此应当补叙。患者病发初期，为B型肝炎，身体倦重，胸腹满闷，师以藿香正气散、柴胡疏肝散加减治之，病已减轻，然未能药到病除，故回大陆觅医，以求捷效，孰知治未见效，病反危殆，重请师诊。患者带回大陆医师处方一笺，方中可以反映某些医师未能重视辨证之一斑：无分寒热虚实，无分脏腑经络，此患者显系寒证，而无一味治寒之温药，只注重将癌视为毒病，尽搜罗半枝莲、石见穿、白花蛇舌草、土茯苓等治癌之药堆砌成方，且据闻肿瘤中心处方药味，有达30余种之多。此种轻辨证只重药之倾向，吾等应当不可掉以轻心地正视之，应当高举"辨证论治"大旗，努力纠正之。

汪某，男，56岁，居台北市忠诚路二段某巷6号。

1999年1月19日初诊。1月17日，长庚医院病历131250号诊断患者B型肝炎、肝硬化、脾肿大、有积水，GOT335、GPT429、总胆红素90、r–GT82。患者面色深暗，倦怠少神，畏寒，大便稀溏，小便短赤，腹胀大，脉沉缓，舌质暗，苔白湿。师辨证为肝病之寒证，湿邪遏伏使然，遂以中满分消汤治之。

柴胡9克　厚朴9克　制川乌6克　姜黄9克　木香4.5克　川连4.5克　茯苓12克　泽泻9克　青皮6克　益智仁9克　当归9克　姜半夏9克　吴萸3克　麻黄3克　黄柏3克　党参9克　黄芪9克　升麻3克

服方7剂，患者二诊时表现甚安，腹胀减轻，大便渐整，面色转好，仍以原方。1月22日患者往医院检查，GOT243、GPT266、总胆红素6.5、r-GT66.5，进步甚快。

自1月19日至4月底，共就诊11次。第3次患者腹胀渐消，胃纳已正常，面庞黑色退掉十分之五六，肩臂颈项感觉酸痛，乃久伏之风寒已显现于外。师更方以桂枝汤加芪、附、茵陈、防风、柴胡、当归等味，效果亦佳。第6次诊，患者忽发牙痛甚剧，请西医牙科治之，痛不止。师认为此乃"风痛"，不是火邪为祟。牙痛属火者，其牙龈必肿或出血，此时牙龈不红不肿，故为风痛。其治疗，火痛者，必用生地、黄连、丹皮、石膏、玄参之类，甚者可用凉膈散加升麻、石膏；风痛者，则须用治风之方药，古方有温风汤为对症之方。何以病牙齿风痛？师分析之：此患者因风寒入肝成肝硬化之证，治之已解（4月17日长庚医院超声波检查，患者腹水已消），肝正常了，风邪落荒而逃，窜入牙部故也。师更方治风，处方如下：

藁本12克　羌活9克　防风9克　细辛3克　柴胡9克　当归9克　茵陈15克　草蔻9克　吴萸3克　露蜂房炒9克　丹参15克　甘草3克　川芎6克

另用露蜂房炒研3钱、细辛1钱，研粉搽牙。

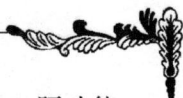

服方 7 日，牙痛已愈。牙痛愈后，往医院验血，肝功能已正常，GOT 由前次 243，渐减至 42；GPT 由前次 266，渐减至 47；总胆红素由前次 6.5，渐减至 5.6、2.8、0.8；r-GT 由前次 66.5 渐减为 59。4 月 22 日偕其妻同来，面色已正常，喜形于色。最后，师以圣愈汤加散风柔肝之药，以善其后，求得平安。处方如下：

党参 9 克　黄芪 15 克　熟地 12 克　酒芍 9 克　当归 9 克　川芎 6 克　柴胡 9 克　首乌 9 克　玉竹 9 克　丹参 15 克　姜黄 9 克　羌活 9 克　细辛 3 克　藁本 9 克　防风 9 克 甘草 3 克

按语：此案和前例贾案，同中有异：同者，辨证相同，咸为脾寒；治疗相同，悉用中满分消汤。异者，一为脾寒而气结，升清降浊失司，积在小腹，坚硬如石（气结之甚，亦可不必拘泥寒胀应腹胀按之不坚之说），上不能食，下不能便；一为脾寒而湿盛，运化水谷失职，腹胀积水，腹大如鼓，泄泻 1 日数行。以泄泻与便秘例之，症状迥异，然师洞中肯綮，病机脾寒则一，故尔治疗相同。吾等应当理解老师并列两例，用心良苦之教诲。同时，汪案出现牙痛，师摒弃"火"痛，而主张"风"痛，并分析为风寒入肝成肝硬化之证，今肝病治之向愈，故风邪落荒遁逃，窜入牙部使然，并更方治风，令牙痛痊愈。吾等应当用心体会、研究老师卓尔不群之见地。

贝某，女，50 岁，为中国杰出工程师贝聿铭之妹。

1975 年 4 月 29 日初诊。患急性肝炎，住台北市某医院。是日其丈夫李先生接师出诊往此医院。夙有糖尿病，体质肥胖（也许为服某种药物的副作用），昏迷不醒，肤黄溺赤，面部潮红，口干唇燥，大便秘结，舌红苔黄腻，脉象模糊，

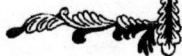

师判证为湿热入于心营，以导赤散、茵陈蒿汤、菖蒲郁金汤三方加减，处方如下：

生地 12 克　玄参 12 克　木通 6 克　菖蒲 6 克　茵陈 12 克　郁金 12 克　远志 4.5 克　连翘 12 克　川贝 9 克　竺黄 6 克　栀子 6 克　牛黄 0.2 克　竹叶 6 克

患者经营企业，其夫李先生情急，每日接师出诊一次，师总是以三方加减，每次咸加犀角、牛黄。医院为开放医院，主治医师不反对患者服中药，然认为肝炎病毒入脑，脑细胞已损坏，断言不可能苏醒。事实上服药第 5 日（5 月 4 日）即完全清醒。以后师出诊，患者常坐在床上，用计算机算账。手持电话接治工厂业务。

中西合诊，合乎时代需要，然在台湾，事实上还是两相格拒，声气不通。至 5 月 16 日突然内脏出血，师用药不外清热去湿，略及养阴，西药是否过用"可的松"，不得知悉。师以犀角地黄汤合猪苓汤加茵陈、栀子、三七等味，服之黄疸渐退，内出血已止。5 月 27 日，据闻服了一种新药，突然大汗不止，四肢厥冷，接师出诊，未及用药，即告死亡。

1991 年师曾给一李姓患者，缘于肝功能衰竭，脉浮无力，神昏不省，以黄芪建中汤加味，效果甚佳，神志得以苏醒。过后，惟胆红素甚高，患者以为已转危为安，要求出院，不慎过食鲔鱼罐头，伤食复发，又告昏迷，后送医院，终告不治。

张某，中国医药学院附设医院病历 27610 号

男，40 岁，台湾嘉义人。

1981 年 8 月 4 日晚上初诊。患者于 8 年前患肝炎，今年经台中市中山附设医院诊断发现为肝硬化，食管静脉曲张。8 月 2 日早上吐血，急送本院急诊，以肝硬化并发食管

静脉瘤破裂收住入院。当时生化检查为血色素 7.8gm%，（血容）Ht 为 26%，血压 116/84mmHg，心跳 112 次 / 分，颈静脉（人迎）微扩大，眼结膜微黄，胸前满布蜘蛛痣，呼吸音正常，腹胀，未见腹水，但肝、脾约在肋缘下三指可扪及硬块。8 月 3 日晨 5 点，意识由清醒转成嗜睡，12 时焦躁不安，谵语，血氮 165mg/dN，转入加护病房，以肝昏迷处理。是日，师由台北去台中，准备次日往本院门诊部应诊，患者家属要求师急诊。此时，患者已深度昏迷，刺人中、涌泉，均无反应，瞳孔不等径，心跳 140 次 / 分，脉软，呼吸 20 次 / 分，血压 150/110mmHg，抽搐，躁动不安。口含污黑血水、呕吐。病况危急，师急予处方如下：

牛黄 0.2 克（分 2 次冲服） 生地 30 克 丹皮 9 克 赤芍 9 克 茵陈 9 克 栀子 9 克 郁金 9 克 蒲黄炭 6 克 五灵脂 9 克 菖蒲 6 克

8 月 5 日 2 时 20 分，煎好上方，第一煎 90 毫升，服下；4 时续服第 2 煎；5 时心跳 160 次 / 分，血压 170/100mmHg，打呃，瞳孔散大，光反应迟钝；9 时，大量黑胶便排出（师曾治肝昏迷患者多人，在醒之前，均排出黑胶状大便）；10 时血压有逐渐下降趋势；10 时 15 分，家属认为病情恶化，竟自动要求出院，以顺应习俗，回家等候终世。然此患者，并未死亡，带回中药处方，继续服用。后其家属来告，患者病情好转，终获痊愈。

按语：肝炎严重时，常见昏迷恶候，此证极为难治。老师探求前贤之学，从而归纳昏迷可分为清叶天士之湿与热合，薛生白之热邪内陷心包，近代名医关幼波之肝功能衰竭等证型，并且在实践中不断继承创新。上选三例，即为明证。贝案为湿热入于心营，师未独行温病大家一人之方，而是融古汇今，三方合用；师未泥守温病热入心包，清热可解之说，而是辛开凉泄，芳香逐秽并进，共奏清除湿热、清心宣窍之效。该例虽终告不治，然昏迷得以苏醒，乃不失为今之医者探究如何继承先哲辨治该证书出新的课题。李案以黄芪建中汤甘温建中补虚，使神志得以苏醒，亦不失为今之医者研究肝昏迷分型论治开创新的途径。张案为成功验案，乃瘀血冲逆上干清窍使然，师细究病因，不囿瘀血一途，集清化湿热、宁神开窍、凉血化瘀、息风止痉于一方，诚可显示老师面对病因多端，而方药应变、法活机圆之特色。

肾结石　肾脏炎　尿崩症　尿毒症

　　本篇举病四种，选案典型，确能鲜明反映老师辨治肾病经验之一斑。马师辨析病机，颇多独创：提出"肾亦为娇脏，受邪较肺为多"之理论。自出机杼，成一家风骨。立法颇丰，畅发经旨：主张治结石，正气虚馁者，见石不治石，推行益气，兴推荡之波，补肾，图功能恢复，师承清·冯兆张氏"虚为百病之由，治虚为去病之要"名训，跃然纸上；彰明疗肾炎，应以肺脾肾三脏为纲，既集先哲近贤之精华，又经临床之考验，切实可行，而其中老师"病生于外，在肺亦在肾，治肺即治肾"之立法思想，堪为医林注目；昭示祛尿崩，宗上焦宜清，弃下焦温补，自辟养阴蹊径，充分表现老师立法之妙，存乎一心；提倡却尿毒，应权衡正邪，而标本兼治为最佳策略，师救垂危于顷刻之事实，历历在目，叹为观止。述方论药，继承发扬：热蓄膀胱，八正散加味，兼

148

收并蓄诸家之学，阴虚肾炎，六味地黄邀萆薢入阁，尿毒症，牡荆根、忍冬藤视为上宾，生大黄荡毒气誉为珍宝，凡此充分显示老师驾驭古方药物加减之非凡才能；评价治关格，大芎黄汤、荆芥连翘汤，妙在方中配合解表，深刻体现老师精研方药组成，见地超群；肾虚治肾，世人习用六味地黄，金匮肾气，然师虽用是药，其变多端，或阴中求阳，曲线救阳，或聘温肾之味直温其部，或借用他方寓补肾于补他脏之中，充分展示老师灵活运筹方药艺术之高度境界。因之，后学研究此篇，定能身如其境领略老师辨治肾病风采，从中得到深刻启迪。

肾结石

膀胱蓄热　清利功成

周某（病历 772226 号）

男，42 岁，居永和市永宁街某巷。

1973 年 5 月，患肾结石，腰酸，两少腹疼痛，小便短赤，大便秘结。脉数，舌苔黄厚。师诊断为湿热下注之证，拟八正散加木香治之。

萹蓄 10 克　瞿麦 10 克　木通 10 克　车前子 10 克　滑石 15 克　大黄（后下）6.5 克　山栀 10 克　木香 6.5 克　甘草梢 5 克

服方 3 剂，至第 6 日，有结石 3 粒排出，诸恙痊愈。

徐某，现代中医诊疗中心病历 282910 号。

1967 年 6 月 17 日初诊。患者经检查，确诊肾有结石，伴见腰间酸痛，右少腹痛，口渴喜饮，溲黄且见泡沫，大便秘结。师辨证为湿热内伏，相互煎熬成石。处方以八正散加金钱草、牛膝、乳香、川楝子与之。

6月20日复诊。右少腹痛减，腑行已通，小溲泡沫减少，色仍黄。处方八正散加减。

7月10日7诊。右少腹曾发剧痛，突现寒热往来、口苦、头眩欲吐现象，师遂以小柴胡汤合八正散与之。

服方7日，结石位置移动，落入膀胱，小溲见血。继用前方增减，至20日，小便中排出结石一大颗，经化验为草酸钙之凝结体。

按语：肾结石证，前人列在疝证门及淋证门内。少腹右痛或左痛，称为疝气或小肠气，诚如《医宗金鉴·幼科心法·疝证门》描述小肠气"发时少腹胀控睾丸引腰脊"之症状相类。及至小便中排出砂粒，则称为石淋或砂淋。

上选两案，咸为膀胱蓄热使然，即如《医宗金鉴》"如汤瓶久经火炼，底结白碱"之谓也。诸书多主用八正散、葵子散治之。师遵古训，亦任用八正散清热泻火，利水通淋，然不墨守成规，却显非凡驾驭古方药物加减之艺术。周案，八正散加木香，为宗时珍"木香乃三焦气分之药，能升降诸气"之说，聘之能尽宣滞行气之长。徐案，尊金钱草为上宾，乃缘于该药擅长利水通淋，为治泌尿系结石不可缺如之要药；增牛膝善下行，含牛膝汤方义，可充分施展利尿、行瘀、通淋之才干；加乳香化瘀血、行气滞，可收开通路、扫障碍、定诸经疼痛之奇效；佐川楝，为尽力发挥"利小便水道"（《本经》）、"止上下部腹痛"（《用药法象》）、"治诸疝"（《本草纲目》）之多种才能。至若7诊，少阳证现，与小柴胡汤合方，更为突破仲景合病证治之学，开创外感伤寒与内伤杂病合治之新途。同时，老师对世人有以加味香苏散概治肾结石，作了符合客观现实的评估：师肯定该方为治肾结石之方；高度评价方中连须葱白有舒张输尿管之效能；道明民间用葱白治肾结石流传甚广之原委；指出本方只能治湿气在内，寒束于外之范围；提出发于湿热或其他原因之肾结石，当须辨证，选用他方，千万不可刻板运用此方之警示。以上足征老师对中医辨证施治之运用，已达到至灵至活之境界。

湿热两盛　汤散并进

吴某（病历 264389 号）

男，44 岁，居台北县新庄市思源路某巷某弄。

1981 年 4 月 17 日初诊。患肾结石，小腹疼痛，腰酸身倦，小溲短赤，大便秘结，舌苔白腻，脉象沉缓。师判为湿在脾，热在肾的湿而兼热之证，以清热祛湿，汤散并进。

茵陈 13 克　藿苏梗各 10 克　香附 10 克　竹茹 13 克　姜半夏 10 克　橘红 5 克　苍术 10 克　枳实 6.5 克　川楝子 10 克　元胡 6.5 克　海金沙 15 克　茯苓 10 克　另用提炼中药八正散 5.0 克　木香 0.6 克　2 次吞服。

4 月 19 日复诊。服汤剂祛湿，提炼中药清热利小便，2 剂后，舌上白苔退去甚多，师按前法加减更方与之。

藿苏梗各 10 克　竹茹 13 克　白蔻 3 克　枳实 6.5 克　姜半夏 10 克　苍术 10 克　川楝子 10 克　海金沙 15 克　茯苓 10 克　元胡 6.5 克　杏仁 10 克　橘红 5 克　苡仁 13 克　另用中药提炼剂八正散 6.0 克　木香 0.6 克　分 2 次吞服。

4 月 23 日 3 诊。服上方 2 剂后，小溲中排出结石数粒，服第 3 剂，又排出数粒，共排出 6 粒，大小便皆甚通畅，倦怠乏力亦愈，舌苔全退；惟新有外感，咳嗽有痰，师以桑菊饮加味治愈。

按语：本例为湿热两盛之证，师以汤散并进，治脾治肾，祛湿清热，尽取其长。然方中运用茵陈，可能令其疑惑，殊不知此处之茵陈，非为黄疸而设，而是宗尚《本草正义》"茵陈，味淡利水，乃治脾胃二家湿热之专药"之说。于此可见老师选方遣药，运用之妙，存乎一心！

半实半虚　清利兼补

李某（病历 404063 号）

男，44 岁，居台北市士林天母 3 路 79 巷。

1981 年 1 月 13 日就诊。前曾患肾结石，请某医院治疗，医院行手术将结石取出，然近又有结石，不愿再接受手术，乃自服化石单方，而结石仍排不出，是日延师诊治。师凭证小溲黄短，断仍有湿热，据肾脏行过手术，必功能减退，排泄力自然较弱，故以半清半补，导赤散加味治之。

生地 13 克　木通 6.5 克　竹叶 5 克　甘草 3 克　牛膝10 克　萹蓄 10 克　茵陈 13 克　茯苓 10 克　泽泻 10 克　栀子 10 克　当归 10 克　枸杞 10 克

服方 3 帖，结石便一颗颗排出，甚为快感。

按语：此案即如徐大椿先生所谓"人虚则证实"之半实半虚之证也。师以半清半补之方治之：导赤散加萹蓄、茵陈、山栀子清其热；增茯苓、泽泻利其湿；益当归、枸杞、牛膝补其虚而导下。诸药齐心协力，而奏"药之性，各尽其能，攻者必攻强，补者必补弱"之效。可见中医用药，如兵家用兵，诚至理也。

不能治虚　安问其余

黄某（病历 448067 号）

男，70 岁，湖南籍，居花莲市。

1978 年患肾结石，年迈不便接受医院开刀割治，服化石单方及化石药甚多，其结果，非但结石未见排出，相反身体日见衰弱，视力大减，视物模糊，足软无力，行步不便。至 10 月间，由住花莲之同乡刘某介绍并陪同至台北市延师诊治。往师诊所，登楼甚为艰难，口干腰酸，舌红无苔，脉弱无力。师断为虚证，宜予补肾，切不可再投克伐性排石方药，伤残正气。

熟地 13 克　山萸 10 克　杜仲 10 克　茯苓 10 克　怀山 13 克　木瓜 10 克　怀牛膝 10 克　泽泻 6.5 克　丹皮 6.5 克

上方嘱服 10 剂，患者配方后即回花莲市。后讯，服完 10 剂，结石排出，步履稳健如昔，惟目力未能完全恢复。

按语：任何病证，均有虚实，肾脏结石亦无例外。师曰：肾脏结石因于湿热者，其症必溲赤腰痛，口渴便闭；因于肾功能不足，无力排出尿中渣滓废物，积而成为石者，则无口渴、腰痛等湿热证象。"实者泻之，虚者补之"，古有名训。黄某所患为后者，故服用排石之方，徒损元气，而不能奏排石之效；而主以补肾，以六味地黄汤加杜仲、牛膝、木瓜等味，俟肾功能恢复，结石自然化出。

有人谓中医不科学，岂其然乎？

陈某（病历 742172 号）

男，77 岁，浙江籍，居台北县埔乾。

1965 年 5 月 11 日初诊。1965 年患肾结石，小便排出困难，因系劳工，住院接受优待治疗。医院以其年老体弱，不予手术，然结石又不能排出，殊感痛苦。是日，由其同乡某君扶来请师诊治。师见其行步蹒跚，询知头晕身疲，察得舌质甚淡，切按脉象偏弱。师诊气虚，遂以补中益气汤加茯苓、泽泻与之。

5月14日复诊。服方3帖，头晕减轻，行走已不须搀扶，惟尿道仍痛，排尿不畅，脉象仍虚无力。师细思此证：前次来诊，头晕身弱不支，显系年老病久气虚使然；然病位在排泄系统，今非充实其排泄力而不能见功。师乃处方温补其肾。

熟地15克　山萸10克　附子5克　肉桂2.4克（研粉2次冲服）　怀山13克　丹皮6.5克　茯苓18克　泽泻10克　牛膝10克　车前子10克

5月18日复诊。嘱服2剂。谓服本方1剂之后，小腹内急，结果大量小便排出，小便中有结石如豆大，掉入尿缸，同时亦有血液排下。患者见溲中有血，惧之，不敢续服，逾1日，小腹甚感舒适，小便正常，亦无异象，遂将第2剂服完，至此一切病痛解除。师再以六味地黄丸加杜仲、巴戟、菟丝子以善其后。

按语：本案亦为肾结石之虚证。师初诊因其年老病久气虚，而选方补中益气汤加茯苓、泽泻，以补其气、利其湿，虽未见结石排下，然为恢复正气，奠定基业，功不可泯；复诊着眼病位、病因、病机，投以加味肾气汤，充实其肾排泄之力，1剂即获排石之效，堪称古方治病，中病必效。

詹某（病历272669号）

男，系海洋学校教授。

1968年患肾结石，7月20日延师诊治。患者为文弱之躯，虽患结石，无所苦，二便正常，仅微感腰酸，X光检查，提示肾脏有一枚如黄豆大小之结石。师诊断患者之结石，非为热结，乃肾脏功能欠缺，不能将留在肾脏之渣滓废物排出使然，遂以六味地黄丸加味治之。

六味地黄丸 7.0 克　牛膝 1.0 克

1 日量，分 3 次服，服 10 日。

10 日之后，患者往友人处请用 X 光检查，结石已向下移动寸许。再请师诊，师仍用原方交药房配 10 日与之。服完再去检查，又下移甚多。以后来诊，师咸照原方嘱他服 10 日。3 诊之后，结石已转下尿道。朋友为之警告：结石转入尿道，如排不出，水即潴留肾脏，有发生水肿之危险。师谓：朋友之虑，不无道理，然药既能使结石下移，继续用药，其石必定还会下移，岂有停在尿道，不向下迈步之理。师乃加重其药力，更方如下：

桂附地黄丸 6.0 克　车前子 1.0 克　牛膝 1.0 克

1 日量，服 10 日。

患者药未服完，一日小便发生异样，有少许白粉状物排出，又逾一日，有一枚黄豆样的石子排出。

按语：本例从开始用药治疗到结石排出，时仅月余，而且老师方药均只着眼于患者肾功能之增加，未用一味化石药物，诸如化石草之类。足征治病求本，本于致病之因，斯为至要。

肾脏炎

外邪犯肺　治肺开上

丁某（病历 102014 号）

男，26 岁，居板桥市大和街某巷某号。

1986 年 3 月 1 日初诊。患肾炎年余不愈，检查小便，尿蛋白常为（++++），曾服皮质激素甚久，觉其有副作用而停服，改服中药或单方亦乏效，刻诊：尿蛋白 ++++，轻微尿血，心悸，腰两侧酸痛，脉右弦，舌苔厚腻。师诊为此证始得之外感咽喉发炎，肺热留恋，肾失封藏之力使然。理应治肺，以千金苇茎汤合冠心 1 号方加味与之。

灯笼草（炮仔草）15 克　桑叶 9 克　元参 12 克　焦栀 6 克　丹参 15 克　赤芍 9 克　茯苓 12 克　豆豉 9 克　银花 15 克　连翘 9 克　板蓝根 15 克　芦根 15 克　薏仁 12 克　红花 3 克　浙贝 9 克　冬瓜子 9 克

2 诊：服方 7 剂，检查尿蛋白，降至一半，自诉小溲热痛。前方增益车前子、龙胆草清尿道之热。

板蓝根 15 克　灯笼草 15 克　车前子 15 克　蛤粉 15 克　胆草 6 克　地榆 12 克　玄参 15 克　赤芍 9 克　红花 6 克　焦栀 6 克　泽泻 12 克　豆豉 9 克　银花 15 克　连翘 9 克　旱莲草 12 克　菟丝子 15 克

3 诊：服后尿蛋白已正常，血尿亦无。照前方未加减。

4 诊：惟血压仍高，更方如下：

蛤粉 15 克　玄参 15 克　生地 9 克　胆草 6 克　旱莲草 12 克　女贞子 12 克　钩藤 9 克　天麻 9 克　焦栀 6 克　川楝子 9 克　枳壳 9 克　砂仁 4.5 克　炮仔草 15 克

5 诊：小便检查正常，惟血压仍高，睡眠欠酣。师以养阴平肝剂治之。

生地 9 克　天麻 9 克　炒枣仁 9 克　五味子 3 克　百合 9 克　女贞子 12 克　知母 9 克　旱莲草 9 克　钩藤 9 克　焦栀 6 克　蛤粉 15 克　甘草 3 克　合欢皮 12 克　珍珠母 15 克

严君，男，32 岁，居永和市自强街某巷某号二楼。

1987 年 4 月 21 日，忽患感冒，筋骨酸痛，面目浮肿，咽喉红肿疼痛，口渴，小便短少，向医院求治。医院检查小便：尿蛋白 ++++，医师作急性肾炎治疗。发热已退，然尿蛋白不退，延师诊治。师切脉浮数，察舌苔白尖红，断之为风热之邪在表，水溢皮肤使然。师以麻黄连翘赤小豆汤加味，宣其肺气，结果服方 7 剂。往检验医院检查小便，尿蛋白消失，未使病淹缠多时。处方如下：

麻黄 2 钱　石膏 5 钱　连翘 4 钱　银花 5 钱　防风 3 钱
赤小豆 5 钱　薄荷 3 钱　滑石 5 钱　车前子 3 钱　甘草 2 钱

田君（病历 600042 号）

男，20 岁，居台北市四维路某巷某号 3 楼。

1991 年 1 月 29 日初诊。患肾脏炎年余不愈，尿液检查，尿蛋白经常为 ++++。其继父为师好友，故延师诊治。其证小溲黄短，茎中觉热，脉数，舌红苔黄。患者为公教人员子弟，不便用煎剂，因之以科学中药。

五淋散 6.0 克　益母草 1.0 克　地肤子 2.0 克　黄芩 1.0 克

服方 10 日，小便渐清，小解时茎中已不感痛，然尿中蛋白，仅减去一个 +。师细询病证，知其患有鼻炎及咽喉炎之夙疾，鼻涕稠脓而多，喉头常干而痛，显为肺热使然。二诊更方导赤散加味。

导赤散 5.0 克　连翘 1.0 克　黄芩 1.0 克　栀子 1.0 克
桔梗 1.0 克　玄参 1.0 克　射干 1.0 克　牛蒡子 1.0 克　桑皮 1.0 克

服方 10 日，尿中蛋白消去十分之八，检验单上只有一个 +，三诊，诉喉头干痒，师以广毕鼠粘汤与之。

生地 1.5 克　连翘 1.0 克　玄参 1.5 克　牛蒡子 1.0 克　射干 1.0 克　天花粉 1.0 克　浙贝 1.0 克　僵蚕 1.0 克　甘草 0.6 克

服方 10 日，尿中已不见蛋白。其母恐检验错误，改到三个检验医院去检查，咸言没有蛋白，才相信疗效。

廖君（病历 472797 号）

男，28 岁。

1992 年 3 月 12 日初诊。患肾脏炎已三年，尿蛋白高，服类固醇控制，尿液检查，多则（++++），少则（+），从未消失。刻诊：倦怠乏力，精神不能集中，胸闷，咳嗽，痰多而黄，咯出不易，咽痛，口干喜饮，脉数，舌苔干白。斯证为肺热，而湿遏脾阳。师以泻白散加味治之。

桑皮 12 克　地骨皮 9 克　知母 9 克　黄芩 9 克　葛根 9 克　藁本 9 克　防己 9 克　苡仁 15 克　茯苓 15 克　泽泻 9 克　砂仁 6 克　六一散 12 克

3 月 19 日 2 诊。咳嗽，痰黄成块，口干，腹胀，胸闷，排尿不畅，尿液检查正常。师更方再予清肺，解热利尿，并升阳除湿。

苡仁 15 克　赤小豆 12 克　桑皮 9 克　地骨皮 9 克　知母 9 克　黄芩 9 克　连翘 9 克　银花 9 克　葛根 9 克　藁本 9 克　桔梗 9 克　防己 9 克　白术 9 克　六一散 15 克

4 月 9 日 3 诊。新感外邪，头晕，喉痛，咳嗽痰黏难咯，呼吸时胁下疼痛，尿液检查正常。师更方如次：

荆芥 9 克　防风 9 克　柴胡 6 克　连翘 9 克　银花 9 克　桔梗 9 克　桑皮 9 克　黄芩 9 克　白芍 9 克　枳实 4.5 克　知母 9 克　甘草 3 克

服方 7 帖，诸症悉愈，尿中蛋白亦无。后继续处方调理肺脾，患者消除肾脏病之忧虑，甚为安然。

胡君，（病历 476241 号）

男，32 岁，居彰化市中山路某巷某号。

1991 年 4 月 12 日初诊。患肾脏炎，尿液检查，蛋白++++，红细胞++，喉头红肿疼痛。病近两载，曾请某大医院及中医治疗，亦服过生草药，均未寸效。刻诊，脉右弦数，舌苔白腻，上层微黄。师断为肺经热邪甚炽，清肺解热，当刻不容缓。

银花 15 克　桑叶 12 克　芦根 15 克　连翘 12 克　杏仁 9 克　贝母 12 克　射干 6 克　栀子 9 克　黄芩 9 克　板蓝根 15 克　茯苓 12 克　苡仁 12 克　猪苓 12 克　薄荷 9 克　六一散 15 克

上方清肺利水，服药 7 帖，咽喉痛减，尿蛋白降下三分之一，惟小解觉热，师以原方加减治之。

银花 15 克　生地 12 克　木通 6 克　连翘 12 克　射干 9 克　桔梗 9 克　杏仁 9 克　黄芩 9 克　栀子 9 克　贝母 12 克　芦根 15 克　薄荷 6 克　车前子 9 克　六一散 15 克　益母草 30 克　小蓟 15 克

3 诊：服方 14 帖，感觉甚安，喉头肿消，已不觉痛，小便检查，尿蛋白及红细胞咸无。师以养阴之剂收功。

生地 15 克　麦冬 12 克　女贞 12 克　旱莲草 12 克　白芍 9 克　山萸 9 克　山药 12 克　茯苓 9 克　丹皮 6 克　泽泻 6 克

按语：先贤有言："肺为娇脏"，而马师考校临床，发现肾脏居下，为藏精之宫，较肺所受病邪更多，六淫之中，风、湿、热诸邪，咸能侵犯之，故马师提出"肾亦为娇脏"之新理论，然肾受六淫之邪，往往取道于肺罢了。由此师云：面目及上身发肿者，多为病生于外，在肺而亦在肾，治肺即治肾，故治其外即效。如风水夹内热，面目浮肿而无汗者，须以发汗解表为主，用越婢加术汤，或香苏饮加麻黄、杏仁、防风之类亦可；表虚汗出者，当以补虚固表，微佐利水，方以防己黄芪汤、防己茯苓汤之类为主，不可徒与发汗，重虚其表；其肺有蕴热者，则当清泻肺热。上选验案4例，均为咽喉炎引起肾炎之证，咸以治肺为根本之治而收效。丁某，肾炎年余，肺热留恋，以千金苇茎汤合冠心1号清肺即获初效，后虽视证情消息增益清热利尿之品，然治肺大政方针不移；严某为风热在表，水溢肌肤之急性肾炎，师以麻黄连翘赤小豆汤加味，宜清肺气，佐以利水，效如桴鼓；田某肾炎年余，初投清热利尿，效不显著，通过问诊，知患者有鼻炎、喉炎之肺系夙疾，明肺经有热，转清肺利水而收全功；廖某，肾炎3年，师凭倦怠，胸闷，咳嗽痰多而黄，咽痛诸症，作肺热脾湿论治，而清肺为主，堪为注目；胡某，肾炎近二年，尿蛋白及红血球从未消失，师判作肺热炽甚，作清肺解热，佐以利水论治，即收大功告成之效。于此可见，虽为肾病，而作肺热论治，灿然可见。同时老师指出，病生于外，并非悉为肺热，如肺虚、肺燥亦皆能使肾受邪为病，临床肺虚者，投以百合固金汤加减，肺燥者选方麦冬汤或猪苓汤加减治之，皆有良效。

肾炎祛湿　开物成务

陈君（病历752971号）

男，47岁，居高雄市苓雅区三多一路某巷7号。

1990年6月14日初诊。头重且晕，身体酸楚，微恶寒，口干不饮，四肢浮肿，胸满纳呆，小便少，腹泻，脉濡，苔白腻。曾去某医院请诊，医院检查，尿中蛋白甚多，服药乏效，延师诊治。师诊断湿邪弥漫内外，表里俱病，以麻黄汤、五苓散、平胃散合方加羌活、防己、车前子，去表里之湿。

苍术9克　羌活9克　麻黄6克　防风9克　厚朴6克广皮6克　桂枝6克　茯苓12克　泽泻9克钱　猪苓9克防己9克　白术9克　车前子9克　杏仁9克　甘草3克

6月21日复诊。服方7帖，肿消，泻止，肢酸诸恙均愈。表里之湿已解，师以六君子汤加味健脾及清其余蕴。

西党参9克　白术9克　茯苓9克　扁豆9克　姜夏9克　广皮6克　藿香9克　苡仁12克　苏梗9克　桔梗9克　甘草3克

服方10日，往医院检查，尿中蛋白消失。

邓太太，（171243号）

女，居士林南雅路某巷某号。

患者为同乡邓菊宾君之妻，1970年4月10日因患急病请师出诊。师至之时，邓君对师表示歉意：缘于病人痛苦万分，不得已先送至附近医院急诊。医院吩咐，急性肾炎，病情严重，拒绝别人探视，故不劳驾师了。师与邓为旧友，故谓：不妨，背地去看看，以便了解病何种肾炎。

邓妻症状：发热，呕吐，胸膈满闷，关节酸痛，身倦乏力，小便短少，大便溏薄，脉象濡缓，苔白而湿。师断为湿邪为患，当以解表化湿，理气和中，遂回到邓家，处方藿香正气散加减。嘱家人将药煎好，用瓶装好送进医院给病人服用。并预见：药后疼痛立可减轻，约四五天即愈。果尔患者四天病愈出院。处方附后：

藿香9克　苍术9克　薏苡仁12克　姜半夏9克　厚

朴 6 克　广皮 4.5 克　白芷 6 克　紫苏叶 9 克　茯苓 9 克
泽泻 9 克　菖蒲 6 克　羌活 6 克　白蔻 3 克　杏仁 9 克

按语：外感雨露之湿，或为内伤生冷之湿，常致肾炎发生，祛除湿邪，肾炎即愈，无须用心寻求消除尿蛋白之灵丹妙药也。上举陈君，为湿邪弥漫内外，师命三方合作，扫尽表里之湿，后以六君子汤加味，而竟收蛋白消除全功；邓妻，为感受湿邪而发肾炎，师投藿香正气散加减，解表化湿，不治蛋白尿，而奏急性肾炎迅速痊愈之效。于此可见：湿邪治湿，通晓物理，按理办事，必奏凯归来，故肾炎无通治之方，不亦明乎？

脾虚肾炎　补土制水

林某（病历 449990 号）

男，15 号，居台北市中华路二段某巷。

1958 年 7 月 5 日初诊。患慢性肾炎两载余，面白唇淡，食欲不振，大便常溏，上午头面浮肿，下午足肿，倦怠少神。曾服西药，亦服草药，往医院检查小便，总为 +++ 至 ++++，并有少量红白细胞。师辨证脾虚，以参苓白术散加减，健脾益气，和胃渗湿。

西党参 10 克　白术（土炒）10 克　黄芪 13 克　茯苓 10 克　苡仁 13 克　怀山 15 克　扁豆 10 克　广皮 5 克　缩砂仁 5 克　莲子肉 6.5 克　炙甘草 3 克　大枣 3 枚

7 月 10 日复诊。服药 5 剂，大便渐实，肿势减轻。师更方如下：

西党参 10 克　白术 10 克　炮姜 2.1 克　黄芪 13 克　茯苓 10 克　怀山 15 克　扁豆（炒）10 克　广皮 5 克　莲子肉 10 克　炙甘草 3 克

7月20日3诊。服药10剂，小便清利，便聚成形，身面肿瘥。往医院检查小便，一切正常。师予处方参苓白术散，嘱服20剂，以固疗效。

林姓儿童，居桃园县，患慢性肾炎三年余，曾经中西医治疗，服中西药甚多乏效，后延师诊治。其证纳呆食少，大便不实，肌肉瘦削，肤色暗黄。舌淡边有齿痕，脉弱无力。师辨作脾胃虚寒之证，以理中汤加砂仁、黄芪、扁豆、怀山、苡仁、茯苓、芡实、大金樱、广皮之类，温中祛寒，健脾利湿，并嘱其服用小母鸡炖鲤鱼，服药4月余，始获痊愈。

一位50余岁妇人，一日来师诊所，问及中医会否诊治肾脏炎，是否治愈过肾脏炎，欲为她在美国的儿子求师开处方一笺。师谓：中医诊病，必须通过四诊，方可辨证处方，现在不知病情，方无从开起。继之她托师之同乡长者及密友来信来电要求处方。后来她再次求师，师再次言明中医辨证论治之理。于是她诉述儿子病情：罹患肾炎，两年多不愈，西医检查尿蛋白++++，食少脘胀，大便溏薄，日行多次，倦怠乏力，虚至步履不稳。师知显系脾虚之证，遂应母求，乃为处方，以异功散加味与之。

西党参90克 白术90克 茯苓90克 广皮60克 黄芪60 山药90克 扁豆90克 甘草60克

上药共研细末，炼蜜为丸梧桐子大，早晚每服9克，温开水送服。

妇人取了处方，往药店制成丸药寄发美国。两月后，妇人带了很多礼物，向师致谢：儿子病愈，检查小便蛋白消失。并问是否再需服药，师嘱按原方再制作一料丸药寄去，即可巩固疗效。

按语：上选三例验案，悉为脾虚型之慢性肾炎。师验之临床，指出，此证多为肾炎患者过用利尿之剂蛋白流失过多使然。此证以儿童及青年患者为多。三例病患，虽方药有参苓白术散、理中汤、异功散之异，然"补土制水"旨趣则一也。同时老师又指出：浮肿为脾虚习见之症，然亦有属脾湿而非虚者。其病机为湿入脾经，影响肾功能使然。症状为肢腹俱肿，尿蛋白高，烦渴口燥，饮食喜凉，溺赤便闭，按腹甚坚而有弹力，当作阳水热盛论治，可参用大圣浚川散治之。至若古有"上肿为风下肿多湿"之说，斯为四肢肿而腹不肿，多属表邪也。上肿者用越婢加术汤，下肿用五苓散加赤小豆、萆薢、防己之类，四肢上下悉肿，可用五皮饮合五苓散治之。此肿与脾虚之肿、脾湿之肿，又不可不分清也。

肾无实证　并非十全

刘某（病历 721030 号）

男，47 岁，居永和市大新街某巷 3 号 3 楼。

1981 年 5 月。左肾肿大，左腹部一块突起，压痛，口渴，小便赤，脉数，苔黄。医院检查，小便含红、白红细胞甚多，认为肾肿须手术切除，病患不愿手术治疗，因与师邻里，遂就近请师诊治。师以实证热证治之，处方如下：

金银花 30 克　蒲公英 30 克　玄参 15 克　败酱草 30 克
车前子 15 克　当归尾 9 克　花粉 12 克　甘草 6 克

服方 10 余剂痊愈，至今已五年未复发。

刘君，（病历 721054 号）

女，居苗栗市为公路某巷某号。

1991 年 6 月 4 日初诊。头重身倦，行走乏力，足肿，小溲黄短，脉缓，苔白上层黄。曾去医院检查，尿中蛋白质甚多，尿素氮超过 50，医院嘱其洗肾，患者不愿接受，延师诊治。师辨证为湿热内盛，下焦水蓄，以胃苓汤、三妙散，合方加减治之。

藿香 9 克　苍术 9 克　苏梗 9 克　厚朴 6 克　黄柏 9 克　苡仁 12 克　白术 9 克　茯苓皮 15 克　泽泻 9 克　猪苓 9 克　姜夏 9 克　杏仁 9 克　车前子 9 克　广皮 9 克　牛膝 9 克

6 月 13 日复诊。服方 7 帖，倦意减轻，小便较多，尿素氮降低，惟足仍肿。师以导水茯苓汤加减。

茯苓 15 克　白术 12 克　猪苓 9 克　泽泻 9 克　苏叶 9 克　大腹皮 12 克　木瓜 9 克　老木香 6 克　防己 9 克　砂仁 6 克　桑皮 9 克　广皮 6 克　车前子 9 克　地肤子 15 克

服方 14 帖，足肿全消，往医院检查，尿素氮在 30 以下，医院不坚持要作血液透析。以后，就诊多次，师均以此方加减，最后，用参苓白术散扶其脾胃，以收全功。

按语：肾为水脏，肾炎治肾，天经地义，然当分虚实。今之为医者，一闻病者诉症腰痛，动辄谓之肾虚，提笔便点杜仲，苁蓉之辈；殊不知肾肿腰痛，小溲短赤，或发热口渴，大便秘结，或湿热型肾结石，则为实证。兹例举二则验案，一为实热型的肾炎肾肿大证，师以大剂清热解毒之方，服方 10 余剂，即奏捷效，免去病人受一场"人为刀俎"之苦；一为湿热内盛，水蓄下焦，师初以清热利湿，即见成效，中以导水祛湿，末以扶持脾胃，而收全功，亦省去病者一笔昂贵透析支出。

肾虚当补　首分阴阳

秦某（病历 509014 号）

男，57 岁，居台北市通化街某巷。

1995 年 3 月 11 日初诊。面色㿠白，腰腹以下水肿，足跗尤甚，按之深凹难复，脉沉细迟，舌质胖嫩，苔淡白。师辨证为肾阳衰微使然，以金匮肾气丸加减治之。

熟地 13 克　山萸 10 克　怀山 13 克　茯苓 15 克　泽泻 10 克　丹皮 6.5 克　补骨脂 10 克　怀牛膝 10 克　车前子 10 克　附子 6.5 克　肉桂 3 克（研粉 2 次冲服）

3 月 14 日复诊。前方以茯苓为君，服药 3 剂，足肿略消，小溲增多，惟腹微胀，师更方如下：

熟地 13 克　山茱萸 10 克　茯苓 15 克　沉香 5 克　泽泻 10 克　丹皮 6.5 克　补骨脂 10 克　怀牛膝 10 克　车前子 10 克　怀山药 15 克　小茴香 6.5 克

3 月 17 日 3 诊。服方 3 帖，效果更佳，后续服 8 帖，并以资生肾气丸服 1 月而愈。

周君女患者，年三十余，患慢性肾炎，小溲不利，蛋白居高不下，面目肢体浮肿，下肢尤甚，四肢清冷，脉细无力。曾请某医院诊治年余，不断服"可的松"及利尿剂，乏效。1983 年 5 月延师诊治，师辨证肾阳虚衰，水道为之不利，肾失封藏之力，以车牛肾气丸治之。先服汤剂，后用丸剂，服药 3 月余痊愈。一次患者因事去医院找她原来的主治医师，医师见之康复，甚感惊奇。

古赵某，患慢性肾炎，肢肿腹肿，小便不利。服民间方：糙米 1 碗，甘蔗 5 寸长 4 支劈碎，煮水饮，利尿甚佳，然肾炎未显寸效。师诊其脉症，辨证阴虚，乃过用渗利使然。以肾气丸第二加减法。增益科学中药草薢作丸治之而愈。

石君，女，居苗栗市为公路。

1984 年 11 月 5 日初诊。原患红斑性狼疮，住某医院治疗，久之，变成臌症，腹胀大，足肿，腹泻如水，日十余行。医院给药，主要为"可的松"，治疗无效，是日延师诊治。脉象沉细，舌嫩淡白。师辨证为脾肾阳虚，以厚朴温中汤加味治之。

　　草豆蔻9克　厚朴9克　陈皮6克　干姜9克　老木香6克　白术12克　桂枝6克　茯苓12克　砂仁6克　莲肉9克

　　2诊，服方10帖，腹泻减轻，肿胀未减，师以附子理中汤加味与之。

　　西党参12克　白术12克　炮姜6克　附子9克　茯苓9克　怀山15克　砂仁6克　广皮6克　炙甘草3克

　　3诊：斯方较上方药性为温，故服后腹胀减轻，腹泻亦止。师予以实脾饮加减治之。

　　西党参12克　草蔻9克　厚朴9克　白术（土炒）12克　炮姜6克　制附子9克　木香6克　木瓜9克　茯苓12克　炙甘草1.5克

　　服方30余帖，腹肿足肿咸消，一切正常。

　　林君，女，64岁，居台北市杭州南路二段25巷某号1楼。

　　1992年4月6日初诊。原患红斑性狼疮，住某医院治疗已2年余，近来，全身肿胀，面胖如瓜，呕吐，咳嗽痰多，大便秘结，每天须服通便药，不服药便即不通，小便极少，贫血，血色素在8克以下，血小板、红白血球均低于正常值，尿素氮已近100。医院主治医师，嘱其洗肾，病患心存恐惧，乃延师诊治。师诊其脉，沉细欲绝，察其舌，舌淡苔垢白腐。诊断为脾肾两虚，寒气结聚，阳遏不振。拟温阳降逆，和胃通腑之法。处方如下：

西党参 15 克　代赭石（研）30 克　姜半夏 12 克　旋覆花 9 克　干姜 4.5 克　广皮 6 克　佩兰 12 克　藿香 9 克　麦冬 12 克　茯苓 12 克　竹茹 12 克　细辛 3 克　五味子 3 克　真珠母（研）30 克　枳实 4.5 克　淮牛膝 12 克

4 月 13 日 2 诊。服方 7 剂，吐止，大便通畅，仍以和胃温阳为主，原方加枸杞 3 钱。

4 月 18 日 3 诊。胃阳渐苏，即以温肾为重。处方如下：

熟地 15 克　当归 9 克　山萸 9 克　巴戟 9 克　苁蓉 9 克　枸杞 9 克　桂枝 6 克　干姜 3 克　细辛 3 克　牛膝 9 克　五味子 3 克　麦冬 15 克　姜夏 9 克　白芍 9 克　真珠母 30 克　代赭石 24 克

4 月 25 日 4 诊。服方 7 帖，往医院检查，血色素、红血球数值均上升，尿素氮下降 40 多，惟感腹胀。师更方如下：

熟地 15 克　巴戟天 9 克　山萸 9 克　当归 9 克　苁蓉 9 克　杜仲 12 克　桂枝 6 克　续断 9 克　麦冬 15 克　干姜 4.5 克　草蔻 9 克　酒芍 15 克　沉香 6 克　广皮 6 克　细辛 2 克

5 月 2 日 5 诊。处方如下：

西党参 15 克　熟地 15 克　山药 30 克　山萸 9 克　当归 9 克　巴戟 9 克　麦冬 12 克　五味子 3 克　桂枝 6 克　砂仁 6 克　苁蓉 9 克　白芍 15 克　沉香 6 克　附子 9 克

上方服之甚适，继续服用，血液检查，渐趋正常，尿素氮亦降至正常值，至此脾肾功能完全恢复。

按语：肾经聚水，小便不利，腹胀肢肿，腰以下肿尤甚，面色晦暗或白，尿蛋白居高不下，然有阴阳之分，不可不辨。肾阳虚者，阴无以生，则肢冷畏寒，舌胖嫩质淡，苔白滑，脉沉细症现；肾阴虚者，阳无以化，则口干，舌红无苔，脉虚数无力症出。上选肾阳虚案二则。师均以肾气丸加减治之，充分体现老师既娴熟运用"善补阳者，当于阴中求阳"之曲线救阳，又擅长直接重聘温肾之味，直达病所，故尔奏效明显。一例肾阴虚案。老师一面师承前贤之学，以六味地黄滋阴补肾，补中有泻，寓泻于补，一面又自出机杼，邀请萆薢入阁，分清别浊，合之共奏滋补而不留邪，泄降而不伤正之通补开合之效。二例脾肾阳虚案。石案，脾肾阳虚较轻，治分三步，初以温中燥湿，中行回阳祛寒，末施温阳健脾；林案为脾肾阳虚极者，初期着重温脾，待胃阳渐苏，后期以补肾为主。两者虽证情轻重有别，选方遣药不同，然脾肾两治，步骤合度则一也。

尿崩症

尿崩沉疴　清热补阴

康某（病历 002393 号）

男，20 岁，居台北市民生东路某巷。

1981 年 1 月 20 日初诊。车祸受伤，损坏脑下垂体，变生尿崩之症。口干舌燥，饮不解渴，小溲频多：白天行路，须手提水壶，饮水、小解频繁交替；晚间睡觉，床头亦须备水一瓶，小溲亦多。真可谓"饮一溲一"。切诊脉象数大，望诊口舌淡红。师云辨证：此尿崩证应属消渴之范围，古人论消渴，分上中下消，此证为上、下消证。师析论治：古有"上消宜清，下消当温补肾阳"之说，然此证无脉象沉细、恶冷肢厥之症，不可温补，桂附八味丸、真武汤之辈，不能沾齿，当以生脉六味加减治之。

西洋参 6.5 克　山萸 10 克　花粉 10 克　熟地 13 克　五味子 3 克　怀山 30 克　麦门冬 13 克　生石膏（研）10 克　茯苓 6.5 克　诃子 6.5 克　石斛 10 克

1月26日 2诊。因于方中增石膏、石斛以清胃热而救其渴，益诃子着意固涩收缩小便，故尔服方 3 剂，饮水较少，小溲亦减少，然纳谷似不如以前味甘。师知乃方中石膏、石斛、麦冬过寒故也，须加药为佐。遂更方加砂仁、陈皮、麦芽醒脾和胃，理气消导，全方如下：

西党参 6.5 克　正怀山 30 克　麦门冬 15 克　诃子 6.5 克　天花粉 10 克　炒麦芽 10 克　山萸 10 克　茯苓 6.5 克　生石膏（研）10 克　熟地 13 克　五味子 3 克　砂仁 6.5 克　广皮 5 克

1月31日 3诊。服方 5 剂，口渴引饮减少，惟小便仍多，胃纳已恢复正常。师更方如下：

西洋参 6.5 克　生石膏（研）13 克　怀山 30 克　生地 15 克　枸杞 10 克　麦门冬 15 克　白蔻 3 克　砂仁 5 克　桑螵蛸 10 克　玄参 10 克　花粉 13 克　升麻 2.1 克　山萸 10 克

2月12日 4诊。服上方甚安，口渴饮水大为减少，小便也日渐减少。师嘱服方 4 剂，患者自行加服 8 剂。师再予更方如下：

西洋参 6.5 克　花粉 18 克　覆盆子 10 克　熟地 18 克　萆薢 13 克　石斛 10 克　川连 5 克　玄参 13 克　蛇床子 6.5 克　鸡内金 13 克　茯苓 10 克

2月21日 5诊。此方功效更显，服药 8 剂，口已不甚渴，小便渐正常。原方未增减，再服 10 剂而愈。

按语：尿崩之证，现代医学对此无特效办法，康某之病，曾去两大医院求治，咸谓此病不能治疗。师对此证，治分两步，第一阶段，宗尚古法上焦宜清，不泥前贤下焦温补，而选方生脉地黄汤加减，以西洋参、麦冬、石斛、花粉救其津，石膏清其热，地黄、山萸、怀山养脾肾之阴，白蔻、砂仁、陈皮暖其胃。第二阶段方中加枸杞、桑螵蛸补其肾，最后以白茯苓丸改制汤剂，全员聘用，清余蕴、滋肾阴、固肾精而收功。

尿毒症

急则治标　清热解毒

庄某（病历 442155 号）

男，69 岁，居高雄市新兴区某街。

1980 年 3 月 30 日初诊。病患尿毒过高，发热昏迷。住台大医院 2 楼 713 号病房。其女婿蔡先生接师往诊。庄卧床不动，腹部上盖白布，西医曾从腹部洗肾一次，因患者形体丰腴，洗肾没有成功，于是在手腕动了小手术，准备从手上再行洗肾。房内站立多人，都呈慌惧面容，庄小姐在床旁虔诚跪拜观世音菩萨。师诊庄脉，甚数；察舌，舌红浮粗白苔，询问二便，咸为极少。师认为尿毒过高，体温骤升而昏迷，病势已甚危急，应当"急则治标"，故予以解毒清热，处方如下：

忍冬藤 30 克　玉黍须 10 克　牡荆根 30 克　焦栀仁 10克　怀生地 15 克　六一散 15 克　木通 6.5 克　石菖蒲 10克　牛黄 0.6 克（分 2 次冲服）。

4 月 1 日 2 诊。服方 2 剂，热退，神志渐见清醒，惟西医检查有肺炎、胃出血、血管硬化、心脏扩大等并发症，庄的家属不断接到红色的危急通知。师得知上述病况，认真诊断，认定庄先生脉象，胃气尚存，患有尿毒及其他并发之症，仍然可予抢救，于是更方如下：

忍冬藤 30 克　焦栀 10 克　茯苓 10 克　威灵仙 13 克　生地 13 克　木通 6.5 克　炒蒲黄 6.5 克　六一散 15 克　石斛 13 克　炒五灵脂 6.5 克　石菖蒲 6.5 克　巴戟 6.5 克

服方 2 剂，小便增加，每日有 2000 毫升，西医检查尿毒，为 80 度，认为肾可以不须再洗，手腕开刀处，亦不利用。然患者心烦易怒，时时吵嚷。师辨证为标热未清，仍须着重清热解毒，于是予以第 3 次处方：

生地 15 克　石菖蒲 10 克　忍冬藤 30 克　炒蒲黄 6.5 克　石斛 10 克　黄荆根 30 克　玉米须 10 克　六一散 15 克　焦栀 10 克　西牛黄 0.6 克（2 次冲服）。

4 月 8 日 4 诊。师嘱服方 2 剂，病患家属见庄神渐趋安定，即吩咐药店多煎送 3 剂。庄先生见师甚为喜悦，表示心已安定，此时已能饮食睡眠，小便每天在 2000 毫升以上，大便正常，惟见耳聋。师更方从本治疗，以资生肾气丸加黄荆根和玉米须。

服资生肾气丸加味，效果甚佳，小便更趋正常，然一日，因食水果引起腹泻，师更易五苓散加附子、炮姜。泻止之后，又将炮姜易为生姜，取真武汤意，咸有良效。

至 5 月，即出院到女婿蔡先生家休息，每周由蔡先生陪同来诊所更方一次。师均立法温补肾阳，以肾气丸、真武汤、巴戟丸为之出入。6 月 10 日，自己一人来师诊所，要求处方给他带较多的药回去续服。师予以处方两笺，一笺为汤方，一笺为丸方。

汤方：熟地 15 克　石斛 10 克　附子 6.5 克　巴戟 6.5 克　茯苓 13 克　牛膝 10 克　山萸 10 克　菖蒲 6.5 克　桂枝 5 克　白及 6.5 克　山药 18 克　丹皮 6.5 克　泽泻 10 克　车前子 10 克　黄荆根 30 克　玉米须 10 克。

丸方：熟地 90 克　苁蓉 60 克　山萸 60 克　巴戟 60 克　白及 30 克　泽泻 60 克　肉桂 30 克　菖蒲 21 克　五味子 15 克　山药 90 克　丹皮 45 克　牛膝 30 克　车前子 30 克　麦冬 60 克　茯苓 90 克　石斛 30 克　附子 30 克。

另有一例，老年患者简阿生，亦尿中毒昏迷不醒，其子见到《台北临床三十年》上面的解毒清热之方，照抄买药给他服用 3 帖，也得以清醒。后来往中国医药学院附设医院求治，师诊其脉，软而乏力，舌红无苔，辨证为肾阴不足，以麦味地黄汤加草薢、蛤粉、牛膝等味，效果甚佳，月余出院。

按语：肾脏炎治疗不当，容易变生坏症，而尿毒症即为极凶险之坏症一种。其病因，师认为有二。一为患者肾脏本质上生有缺陷，临床所见，尿毒症之患者，多先有肾萎缩之现象，或为先有糖尿病，或为久患肾脏炎，尿蛋白流失过多过久，肾脏功能基本上衰竭，无力排去尿中毒素；一为患者受了外来之病邪，或为湿热，或为寒湿，未能及时作适当治疗，此病邪乘虚作祟，本有缺陷之肾脏，当然不能招架，结果，遂成为尿毒症。其论治，师主张治疗要权衡轻重缓急，或先补虚，或先祛病，或两者同时兼顾，要斟酌患者身体情况及病之趋势，来作决定。

上选两例尿毒症验案，均为"急则治其标"，先用解毒清热，祛病为先；后庄案以桂附八味丸加味，温补肾阳，简案以麦味地黄汤加味，滋补肾阴，然"缓则治其本"，专图补肾则一也。

肾功衰竭　补水佐火

曹某（病历 556057 号）

男，40 岁，居台北市长安西路某巷。

1979 年 8 月 14 日初诊。肾功能衰退，小溲不多，尿毒潴留，失眠，全身倦怠，步履无力，须人搀扶。西医要为他洗肾，他不愿接受，延师诊治。切得脉弱无力，望知舌淡苔白，师先予益气养血，健脾宁心之法，处方如下：

西党参 10 克　熟地 13 克　白术 10 克　白芍 13 克　茯苓 10 克　五味子 3 克　黄芪 13 克　广皮 5 克　远志 5 克　当归 10 克　炙甘草 3 克　生姜 2 片　大枣 3 枚

8 月 16 日 2 诊。服药 2 剂，夜间能眠 5 小时，惟脘闷气胀。师以归脾汤加味与之。

西党参 10 克　当归 10 克　白术 10 克　黄芪 15 克　茯神 13 克　广皮 5 克　木香 5 克　炒枣仁 15 克　远志 5 克　炙甘草 3 克　砂仁 3 克　龙眼肉 3 克　生姜 2 片　大枣 3 枚

8 月 18 日 3 诊。精力增进甚多，行步比较有力，然睡眠时间仍短，脉大而软。师谓斯时当不失时机，专图补肾，以河间地黄饮子加减，补水中之火。

熟地 15 克　山萸 13 克　麦冬 10 克　苁蓉 10 克　巴戟天 6.5 克　五味子 3 克　怀山药 13 克　茯苓 10 克　泽泻 6.5 克　石斛 10 克　远志 5 克　附子 5 克　肉桂 3 克（研粉，2 次冲服）

8 月 20 日 4 诊。睡眠较好，小便增多而有力。前方减泽泻加砂仁 5 克。

8 月 23 日 5 诊，8 月 28 日 6 诊，悉用河间地黄饮子加减，

精力日有增进。至 9 月 15 日，因外感引起咳嗽，服解表药
3 剂，寒热已解而咳嗽淹缠，遂从《张氏医通·痹门》取法，
以肾沥汤、巴戟丸加减：

　　生地 10 克　远志 5 克　炒枣仁 15 克　石斛 10 克　细
辛 2.4 克　苁蓉 6.5 克　桑螵蛸 6.5 克　巴戟天 6.5 克　枸杞
10 克　浙贝 10 克　山萸 6.5 克　附子 5 克　肉桂 3 克（研
粉冲服）　桑皮 10 克　阿胶 10 克　紫菀 6.5 克

　　服方 6 剂，往医院检查，尿毒已降低，咳嗽亦渐愈。以
后以此方加减服了两月余，健康日见恢复，至 6 月后，他恢
复旧工作，时感精神不足，以人参养荣汤、归脾汤相继煎
服，即恢复正常。

　　按语：肾功能衰竭，专图补肾，堪为的对之法，然师对
本案，初期似置肾虚于一旁不顾，而立气血双补，健脾宁
心，殊不知老师旨在恢复气血精神，令其他脏腑复健，必将
各自的脏腑之精气充养于肾，此即寓补肾于补他脏之中也。
自三诊起，精力增进，专图补肾，而用河间地黄饮子补水中
之火，虽其间横生外感枝节，而补肾坚定不移。至若调理之
方，又回到初期之法，意在再次显示补他脏即为补肾之义。

虚实错杂　标本兼治

梁君（病历 372543 号）

女，47 岁，中国医药学院退休军训教官。

1988 年 3 月 16 日初诊。夙有糖尿病、高血压，常有突
发性昏厥，发作辄要送医院急救。眉棱骨痛，头痛，头重，
身倦腰酸，每日晨间小溲不解则剧痛，口渴，口苦，多饮则
腹胀，肾脏检查，右肾萎缩，直径小于 8 厘米，两肾之皮质
小于 2 厘米，尿蛋白 100 毫克 /24 小时（++），肌酸酐廓清

率（cu）=33.81，切脉虚数，察舌质红，苔粗薄。师辨证：肾阴虚亏，湿热蕴蓄。治法：标本兼治。

羌活9克　葛根9克　白芷6克　连翘9克　银花9克　黄芩6克　黄柏6克　枳壳6克　桔梗9克　当归9克　白芍9克　川芎6克　大黄4.5克　薄荷6克（后下）。六味地黄丸6.0克，日二次吞服。

3月23日二诊。头痛减轻，腰酸好转，四肢偶见抽搐，小便量增，大便日五六行，甚感舒畅，血压降低。继服原方。

3月30日三诊。睡眠好转，四肢发麻，仍用前法。

4月13日四诊。因饮食不慎，出现腰痛及尿失禁现象，腰痛甚剧，四肢麻木，足部抽掣，肢体倦怠，心悸汗出，口干不苦喜温饮，大便日二三行，尿蛋白（++），舌苔白，脉沉迟。师辨证：肾阳亦虚，兼夹血瘀。治法：补肾化瘀，标本兼治。

首乌9克　白芍15克　当归9克　川芎9克　桃仁9克　荆芥9克　防风9克　枳壳9克　桔梗9克　大黄4.5克　金匮肾气丸6.0克，日二次吞服。

4月25日五诊。腰痛症瘥，尿失禁愈，四肢仍痛，然不抽掣，头痛，身倦，尿蛋白（+++）。舌苔薄白，齿痕明显，脉象缓弱。证属脾肾阳虚，师更方如下：

党参9克　黄芪15克　白术9克　苡仁12克　扁豆9克　车前子9克　猪苓9克　泽泻9克　红花6克　防风9克　荆芥9克　羌活9克　大黄4.5克　金匮肾气丸6.0克，二次吞服。

服上方后，头身痛减，腰酸亦较轻，然下肢现湿疹，小便较多，尿蛋白（+++），师改以二仙汤加味与之。

巴戟天9克　仙茅9克　仙灵脾9克　当归9克　黄柏9克　知母9克　苦参9克　荆芥9克　首乌9克　胡麻12克　威灵仙9克

服此方效果甚佳，血压稳定，尿蛋白渐少，尿素氮亦正常，惟颈强有冷汗，师以原方加附子、牡蛎，后加芡实、黄芪、龙骨，一切向安。

傅某，男，某医院机房之领班。

1987年7月14日初诊。1987年患肾脏炎，肾脏萎缩，医师检验，肾功能衰败，尿素氮过高，嘱其开刀接受血液透析。病患在医院服务，目睹尿毒病患者洗肾预后不良，自己决定不接受此法治疗，并认为生命前途已经绝望，即时立好遗嘱，一切作了结之安排。值此之际，一位牛女士劝其请中医治疗，并介绍由师主诊。症状为身体倦重，关节酸楚，少溲甚少，脉濡，舌质红，苔白腻，上层微见黄色。师辨证为湿热之邪内蕴，肾阴已虚，肾功能因之受损使然。拟方虚实标本兼治。

藿香9克　苏梗9克　葛根9克　防风9克　荆芥9克　苍术9克　厚朴6克　广皮6克　姜夏9克　茯苓12克　黄柏6克　黄连6克　砂仁4.5克　大黄4.5克　六味地黄丸6.0克，日二次吞服。

11月21日二诊。病情大减，身倦体重之象较轻，小溲增多，大便略稀。师更方如下：

藿香9克　苏梗9克　防风9克　姜夏9克　广皮6克　黄柏9克　苍术9克　白芷6克　厚朴9克　葛根9克　枳壳9克　桔梗9克　砂仁4.5克　茯苓12克　大黄4.5克。六味地黄丸6.0克，日二次吞服。

12月5日三诊。服方14剂，舌上白苔退去，舌质深红，小便仍短赤。湿邪减退，热尚留恋，师更方如次。

连翘9克　银花12克　红花6克　川连6克　黄柏6克　黄芩6克　荆芥9克　防风9克　枳壳9克　桔梗9克　砂仁4.5克　大黄4.5克　六味地黄丸6.0克，日二次吞服。

12月10日四诊。服方5剂，小便不畅，舌红略绛。热邪不易清除，功效仍待加强，师易方荆芥连翘汤加减与之。

连翘9克　银花12克　花粉9克　黄柏6克　黄芩6克　黄连6克　山栀6克　荆芥9克　防风9克　葛根9克　枳壳6克　桔梗9克　红花6克　大黄3克　六味地黄丸6.0克，二次吞服。

患者一心请师医治，服汤剂6个月，隔两周更方一次，终于收效最为圆满，一切病象消失，归于痊愈。至1988年8月制药丸两料，巩固疗效。第一次方如下：

熟地90克　山萸60克　三七60克　巴戟60克　茯苓60克　山药60克　仙茅60克　丹皮60克　当归60克　仙灵脾60克　防风60克　苍术60克　黄柏60克　知母60克　泽泻60克　枳壳60克　桔梗60克　广皮90克　川军21克

蜜丸梧桐子大，早晚每服50丸，温开水送服。

此方以六味丸、二仙汤合方补肾养阴，增益活血及清除湿热之品，略加大黄清血，以绝病根。服后甚安，因求功效永远，服完此丸，师再拟一方为丸，其补力更纯更强。服完，病愈至今未再复发。

第二次方如下：

熟地120克　首乌60克　防风60克　巴戟60克　山药90克　丹皮60克　黄柏60克　知母60克　仙茅60克　茯苓60克　仙灵脾60克　当归60克　泽泻60克　羌活60

克 山萸 60 克 牛膝 60 克 菊花 30 克 桔梗 60 克 枳壳 60 克

蜜丸梧桐子大，早晚每服 50 丸，温开水送服。

按语：尿毒症验之临床，为虚证夹有湿热者众，斯时专补其虚，湿热不净，收效仍不会十分良好，因之治疗之要：多采用标本兼治，即以除病为先，兼以补虚。上选两例，即为标本兼治而获效之明证。梁案始病阴虚兼夹湿热，继之又阳虚兼夹血瘀，后来又脾肾阳虚，师视证情，滋阴、补肾、补脾肾之法不断更易，其补虚治本，宗旨鲜明；针对病邪，方中并列清利湿热，佐以活血化瘀，其祛邪治标，轩爽豁目。傅案亦为肾阴亏虚，湿热内蕴之证，师亦运用标本兼施之法。方中六味地黄丸保护肾阴，贯穿始终，扶正治本；初起凭舌苔白腻，选藿香正气散祛湿为主；加黄柏、黄连，辅以清热，继之，白苔退去，舌质微绛，即去藿、苏、夏、朴等味，加重清热之品，最后以黄连解毒汤加银、翘、荆、防、枳、桔，且每次咸聘用大黄，而收病愈疾瘥之效，其清利湿热，清除体内尿素氮之祛邪却标旨趣，跃然纸上。

尿毒症之尿中毒素不能排出，上升很高之际，即有呕吐、小便癃闭等症出现，古称"关格"为难治之证，老师潜心研究先哲近贤之学，结合自身临床实践，总结出几种治法、方药及评估。①解毒清热法，治尿毒剧升，昏迷嗜卧，舌红脉数等症。师常用牡荆根、忍冬藤、玉米须、牛黄治之。师谓忍冬藤、牡荆根清热功效颇好；而牡荆根能清湿热，擅治肝炎，曾视为密方，与玉米须合煎利水甚佳；牡荆之姊妹药为白蒲姜，善治肤痒、湿疹、白浊，而尿毒症者多发肤痒，故治肾炎亦常用常效。②清宣通腑法，治水道不通，吐呕不止，舌绛苔黄，脉象弦数等症，方用温胆汤加味。师云：此汤可宣气开郁，祛湿散结。师喜加黄连泻火降逆止吐，牡荆根解毒清热，大黄清除弥漫在里之毒素——氮质代谢产物，令吐止而胃安。此为轻宣降浊之剂，临床用之甚为便捷。③温阳排氮法，治尿氮升高，发生呕吐之尿闭等症。此即辽宁中医项业明先生公开的硝黄附子汤（芒硝15克、大黄30克、附子30克、黑白丑18克、茯苓30克、泽泻18克、党参45克、黄芪45克、陈皮18克、焦三仙45克、甘草18克）。师曰：此方用量甚重，集泻下、利尿、温肾、益气、和中于一身，使久服有效而无伤损，亦为可用之良方。惟以脉弱、脾肾虚者为适宜。④发汗利尿法，此法立意于《侣仙堂类辨》——发汗利水辩云"盖内窍通而外窍始通，外窍通而内窍亦通"之说。例举古之张志聪治一水肿患者，用八正、五皮、五子利水治胀之方无效，改用发汗药苏叶、防风、杏仁三味等份，煎汤温服，小便如注而愈；近人日本同舒正宪治一名九岁患儿罹肾盂炎六载，伴肾功不全、肾萎缩、贫血，以四物、猪苓、八味地黄等治疗，功能改善极其缓慢，后来改用大芎黄汤（荆芥、防风、川芎、苍术、连翘、忍冬、红花、大黄、甘草）及荆芥连翘汤（荆芥、防风、薄荷、柴胡、白芷、桔梗、连翘、枳壳、甘草、当归、芍药、川芎、地黄、黄芩、黄连、黄柏、栀子），不仅使肾功能恢复正常，而且贫血也一并治愈。师评价此方：方中活血祛瘀、清热解毒配合，治疗慢性肾盂炎及肾功能不全并非罕见，然妙在方中配合解表祛风之药，而令全方作用起了质的变化。⑤滋肾通关法，此法为东垣老人所创，师曾用过多次，咸有良效。其方为黄柏60克、知母60克、肉桂6克，研末为丸，名滋肾丸。师云：斯方之妙处，用肉桂反佐知柏以救阴通阳，对尿闭服淡渗之药过多，阳气受损欲绝，无阳则阴无以生之阴虚尿闭，口不渴，小腹闷痛，或午后发热之患者，用之即奏小便辄通之奇效。上述诸法，书录于此，临床法程，必获良效。

胃痛 胃溃疡 腹胀 胃肠出血 肠炎

经言：胃主受纳，脾主运化，脾为仓廪之官，胃为水谷之海；有胃气则生，无胃气则亡。因之，脾胃一病，必有碍人之健康，影响人之生长壮老已。故马师对脾胃病极为重视。兹例举常见病以明之。师提出肠胃病宜于按部位分型论治与按病机分型论治相结合，方能日臻完善之见地；点破医者主溃疡尽为热证，无有虚证之迷津；分析胃酸有寒热两端，必须兼听则明之缘由；警示拘泥下泄为通，乃不识古训真义的井底之蛙短浅之人。无私展示临床经验：脘腹胀硬，可攻可补；脘胀热证，清中寓温，消中寄补；胃脘痞塞，巧借妇人气病之方，不畏气病用血药之非议；阴虚纳呆，宗天士滋养胃阴学说，不步助运化专行温阳健脾，佐以消导之后尘；寒胀、寒泻，虚寒出血，非温补不能取胜，然谨守病机，各司其属，可无问病位上下之别，适应病情，可不忌相悖，反佐少许寒凉之味；运用古方，思求组方之意，而不泥守其方，对原方灵活再创造，使功效锦上添花，尽善尽美。凡此，临床法之，必获益匪浅。

脘腹胀硬　允攻允补

赵某（病历 498022 号）

男，64 岁，居永和市某路某巷。

1979 年 6 月 7 日初诊。病患脘腹胀大如鼓，食欲减退，大便不畅。曾住三军总院接受检查，胃、肝、肾、心、直肠，咸已遍及，同位素检查结果，为三不管区滋生赘瘤，医师表示，须手术切除。患者不愿接受手术治疗，延师诊治。患者体质肥胖，得病之后，体重虽减轻甚多，然仍不为瘦，只是颜面表示病容而已；其脘腹大而紧，按之如鼓，中无硬块，亦不觉痛；舌苔白腻，脉沉。师辨为实证，从《积聚门》觅方治之，以开郁正元散加减，处方如下：

白术 10 克　茯苓 10 克　青皮 5 克　香附 10 克　砂仁 6.5 克　桔梗 10 克　炒麦芽 10 克　玄胡 6.5 克　山楂 10 克　广皮 5 克　枳壳 6.5 克　神曲 10 克　甘草 3 克

6 月 10 日二诊。服方 3 剂，腹胀较轻，仍守前法、原方。

6 月 14 日三诊。适值感冒流行，暑湿袭表，发热、腹泻、甚感疲乏。师更方如次：

藿梗 10 克　佩兰 10 克　厚朴 6.5 克　苍术 6.5 克　广皮 6.5 克　茯苓 10 克　葛根 10 克　山楂 10 克　桔梗 10 克　白芷 6.5 克　木香 3 克　香附 10 克　神曲 10 克

6 月 17 日四诊。体温正常，腹泻已瘥，恐暑湿之邪，犹有余蕴，再以 14 日方略予增减。

6 月 21 日五诊。表邪已解，腹胀大减，惟后阴出血，痔疾复发。师更方如下：

槐角 13 克　枳壳 10 克　秦艽 10 克　广皮 6.5 克　玄胡 6.5 克　地榆 15 克　扁柏 13 克　炒荆芥 6.5 克

6月24日六诊。痔血减少，惟未全止，血色深黯，腹微感痛，断有内瘀，师以逐瘀法，仿王清任膈下逐瘀汤治之。

归尾10克　乌药10克　川芎6.5克　秦艽10克　桃仁10克　丹皮10克　香附10克　枳壳10克　赤芍10克　广皮6.5克　槐角13克　玄胡13克　木香5克

上方服之甚适，日服1剂，至7月6日，方未变更，其中曾复诊3次，都守原法、原方。结果，腹胀痊愈。

曾某（病历806008号）

男，1岁，居士林镇美德街。

1979年8月16日初诊。患儿腹胀坚硬，按之即哭，大便秘结。曾往某医院检查，X光摄片，可以明显看见，肠部一条甚大色白，西医诊断为巨肠症，需行手术。患者为甫1岁之孩提，体质孱弱，如行手术，殆亦不易转弱为强，故延师诊治。师辨证为半虚半实之证，以消补兼行之策。处方于后：

莪术0.6克　三棱0.6克　枳壳0.6克　白术0.6克　大黄0.6克　木香0.6克　槟榔0.6克　川连0.6克（用顺天堂科学中药）

上为1日量，分3次服。

8月20日二诊，服方3日，腑行畅通，排出积粪甚多，未更方，原方再服6日；至8月27日3诊，腹已减小甚多；9月4日4诊，腹胀全消，以四君子汤加陈皮、木香、内金、山楂等味收功。

按语：上述两案，咸为脘腹胀硬，弃西医之手术，悉用中药治之而愈。中医治腹胀，按虚、实、寒、热辨证论治，辨证正确，则疗效如响斯应。赵案，师辨为气滞血瘀，首用"开郁正元散"，后用"膈下逐瘀汤"加减治之，令气顺瘀行，其腹胀即消。盖"开郁正元散"为健脾和中、舒肝理

气、消导化积、软坚散结等药物组成。师曾以此方治愈某理
发师傅，病脘腹胀大，饱闷纳少，大便不畅，西医称之幽门
障碍者；亦以此方治疗一位老妇胃中生瘤，而获肿瘤消失之
效。借此亦可印证：治脘腹胀硬，斯为良药。曾案，师判为
运化无权，积滞不行，欲成痞积之半实半虚之证，故方中命
白术补脾，遣棱、莪、槟、枳等消其积滞，终以四君子加味
补虚，亦获痊愈。可见同为一证，而治法却有力主攻邪，或
半攻半补之异也。因之，老师对胃脘痛证，大陆中医界为此
召开全国性大会，协议结果，辨证分为气滞型、虚寒型、阴
虚型三种，并定有治方，咸为冲剂，谓之有益探讨，服用甚
为方便，然未能将所有胃脘痛各证包罗无遗，三型之外还有
其他不同证候，如胃痛有为瘀血的、有为火痛的、有为食积
的等。他提出胸腹疼痛，可按部位分型论治，亦可按病因病
机分为肝气犯胃，湿热郁蒸，脾胃虚寒，胃阴不足，瘀血阻
络等证型论治。吾等须精研老师学说，那么对胃脘痛论治，
必日臻完善。

寒胀温之　柳暗花明

邓某（病历 308065 号）

男，2 岁，居台北市公园路某号。

1959 年 2 月 11 日初诊。患儿过食生冷冰冻食物，致成
泻证，初服肠胃消炎西药有效；继之，反复发作，服多种肠
胃消炎西药乏效；后来，腹部肿胀，连睾丸亦肿大。其父领
他往某医院诊治，医院要先行手术治疝气，手术费言定，只
待按期去接受手术。邓君回家向本家邓明清君谈及此事，邓
明清君劝他勿让小孩手术，并介绍请师诊治。症状：腹泻，
数月不愈，腹胀如鼓，睾丸肿大。师辨证为寒证，以实脾饮

加减治之。

草蔻 6.5 克　白术 5 克　厚朴 3 克　干姜 1.5 克　附子 3 克　木香 1.5 克　山楂炭 6.5 克　荔核（炒黑打碎）6.5 克 茯苓 6.5 克　车前子 3 克　甘草 1.5 克　大腹皮 3 克

2 月 14 日二诊。服方 3 剂，腹泻已止，胀亦略减。师更方如下：

草蔻 6.5 克　白术 5 克　茯苓 6.5 克　大腹皮 6.5 克　厚朴 5 克　附子 3 克　干姜 1.5 克　车前子 3 克　广皮 3 克 山楂 6.5 克　木香 2.1 克　小茴香 3 克　苍术 3 克　荔核 5 克　甘草 1.5 克

2 月 19 日三诊。服方 5 帖，腹胀已消二分之一，睾丸肿大也渐消。然身体羸瘦，乃为患泻时日延久，脾气已伤，且损及肾气使然，非多进温补之剂不能收全功，故师予丸方如下：

西党参 60 克　白术 60 克　茯苓 60 克　炮姜 15 克　怀山 90 克　砂仁 30 克　木香 30 克　小茴 30 克　补骨脂 30 克　山楂 60 克　苍术 30 克　厚朴 30 克　广皮 30 克　炙甘草 30 克　川椒 30 克

共研细末，水泛为丸，早晚每服 6.5 克，温开水送服。

丸方服完，腹胀全消，疝气亦愈。

芮某（病历 442244 号）

男，7 岁，居新店十二张路某巷。

1977 年 8 月 6 日初诊。病史：1977 年患腹胀腹泻症，首先往附近耕莘医院，诊治几次，服药不见功效；继进三军总医院民众诊疗，住院 12 天，彻底作了检查，诊断为巨肠症，要行手术根治，患儿家属因孩子年小，未接受此主张；后来，进台大医院求治，又作了检查，否认巨肠症，诊断为消化不良，服药无效；最后往诊于荣总一名有名大夫定时坐诊台北市衡阳路某药号，此位大夫亦谓消化不良，服药亦无功效。至此，形成愈服药，愈胀愈泻之局。是日，由外祖父母携来请师诊治。症状：①胃胀，脘腹咸为气体，饮食至喉，不易进胃，犹如被气阻住，家属必须给他从项下向胃部推按，得嗳气、矢气，方感舒服。②腹泻，泻下之物，水多渣少，一日数行，师辨为寒证，消化机能不健使然。尽管师以热证为所谓"发炎"，寒证为热力不足，胃肠有寒，无消化能力等语深入浅出、明白如话给家属答疑释惑，家属仍对中医切脉、按腹、望舌，便下断语，不若医院用仪器检查，繁复过细，而表示怀疑。师不再多作解说，便处方药：

缩砂仁0.8克　干姜0.6克　桂皮0.6克　厚朴0.8克白术0.8克　半夏0.8克　广皮0.6克　茯苓0.8克　甘草0.5克

1日量，分3次服，服3日

8月9日二诊。徐先生夫妇又携着芮孩请诊。谓腹胀大减，进食不要用手推按；惟大便仍稀，仅次数减少罢了。师更方温中，如下：

理中汤4.0克　木香0.6克　砂仁0.8克　乌药0.8克

1日量，分3次服，服5日。

8月14日三诊。徐太太满面笑容携着小孩前来诊所，谓小孩大便已正常。师再处方以四君子汤加木香、砂仁、丁香，温中健胃整肠，又服10余日即止服药。

按语："寒者温之"，古有明训。上选两例均为寒证腹胀。邓案为寒泻变成腹胀疝肿重证，师先以实脾饮加减，温阳健脾，行气利水，暖肝散滞；缘于患泻过久，脾损及肾，终以理中汤合景岳新方苍术丸加减为丸，温脾肾之寒，且祛

湿利气，而收全功。芮案为腹胀泄泻寒证，其病位主要在脾
胃；病机为腐熟力弱，运化不健；故选方以温中健胃为主。
管中窥豹，可见一斑。师以丰富的临床经验，洞晓病因真
谛，立法温补，终使两案从"山穷水尽疑无路"中步入"柳
暗花明又一村"之佳境。

脘胀热证　温清消补

戴某（病历 438599 号）

男，51 岁，居桃园龙冈里龙凤一街某巷某弄。

1980 年 5 月 17 日初诊。胃脘膨胀，按之觉痛，食欲不
振，食后胃脘更感不适。患者为退伍军人，曾往两个名气最
大医院作全面检查，咸谓无病，患者忧虑自己病了胃癌。师
辨为胃脘痞满之证，乃热在胸胃之间，加宿食未消使然。师
以六君子汤、半夏泻心汤合方加消导之药治之。

西党参 10 克　焦白术 10 克　川黄连 5 克　茯苓 10 克
广皮 5 克　姜半夏 10 克　黄芩 6.5 克　山楂炭 10 克　干姜
3 克　麦芽 10 克　甘草 3 克

5 月 26 日二诊。服药 2 剂，胃纳增加，然胸胃之间仍
感满痛，且觉闷热。师更方以柴胡陷胸汤加减予之。

柴胡 10 克　姜半夏 10 克　瓜蒌实 13 克　黄连 5 克
枳实 6.5 克　广皮 6.5 克　香附 10 克　黄芩 6.5 克　甘草 3
克　生姜 3 片

嘱服 3 帖。服后未再来诊，至 1981 年 6 月 19 日，来告，
前病服第二次方，痊愈。近又感胸胃不舒，师查处方存底，
以前方加减治之。

按语：此为胃脘痞满之热证也。老师治法未宗古训"热
者寒之"纯用清法，似为叛经离道；然而，殊不知，此乃老

师辨证洞见癥结，选方考校实践，练就而成。老师辨痞满，虽力主为热，而不轻忽于寒；虽明宿食为祟，而不遗忘于痰；凭满痛，闷热胸胃之间，宗尚经旨"少阳病，但见一症便是"，而不泥"寒热往来"必具；铭记"邪之所凑，其气必虚"之经义，而不拘身倦乏力不足诸症之出现。故着眼于寒热互结，痰食相搏，经枢不利，正气亦虚之病机，而形成温清补消和平共处之用药特色，于此，谓老师为畅发、活用经旨之典范，殊不为过！

胃脘痞塞　假借助气

张某（病历112341号）

男，居台北县中和乡景平路某巷。

1966年4月12日初诊。胃脘痞塞，气不宣畅，自感上下不通，食物似像停留胃脘，不往下行，不饮食时，亦有斯状；舌苔白，脉右滑。师断为气机不得宣畅使然。处方如下：

白术10克　三棱6.5克　莪术6.5克　枳壳6.5克　广皮5克　木香5克　槟榔10克　青皮5克

服方2剂，胃脘痞塞证瘥。

按语：此为胃脘痞塞气不宣畅之证。师巧借《医宗金鉴·妇科癥瘕积聚门》治妇人气病良方助气丸治之，而奏桴鼓相应之效。妇人常患此疾，胸膈气闷，痞塞不通，运用此方，屡试不爽。这里应当指出，助气丸中三棱、莪术为化瘀消癥习用之药，师于斯方仍聘用之，是否有气滞误作血瘀，病轻药重，药过病所，戕贼正气之弊？然，非也！殊不知《日华子本草》赞莪术有"治一切气，开胃进食"之效；《本草纲目》颂"三棱能破气散结，故能治诸病"之功；且两药

188

与之木香、青皮、陈皮、枳壳、槟榔等理气之味相伍，治食滞脘腹胀痛，其效更著；同时，方中君白术以健脾强胃，何患诸药恣意戕害无辜？

脘痛虚证　建中和络

裘某（病历 437345 号）

男，43 岁，居台北市金门街某巷。

1978 年 10 月 7 日初诊。胃脘疼痛，历时 4 载，痛连右胸，终日绵绵不休，按压不痛，食欲尚可。医院检查，诊断为十二指肠溃疡。患者看过不少中医书籍，觉得溃疡疾病不易治疗，常服三七、黄连粉、金铃子散、丹参饮等，愈服愈觉不适，故延师诊治，想寻找一笺特效方药。师凭痛势不甚，绵绵不休，按之痛不加重，断为虚证，以黄芪建中汤合丹参饮加减治之。

黄芪 13 克　当归 10 克　丹参 15 克　砂仁 5 克　酒芍 13 克　香附 6.5 克　炙甘草 3 克　生姜 3 片　大枣 3 枚

10 月 12 日二诊。服药 3 剂而痛止，未更方，师嘱原方续服多剂，以巩固疗效。

按语：此案为历时 4 年不愈之慢性十二指肠溃疡之证。患者自看医书，自开药方，为己治病，缘于不知分辨虚实，故尔非徒无益，而又害之。师通过问诊，询问病史、痛势，切诊，切按脘腹喜恶，而作虚证论治，故奏效迅捷。

师精于临床，认为溃疡非尽为热证，也有虚证，上案即为明证，医者当有此认识。论其治疗，老师的经验为：急性痛剧者，可用寒凉药黄连，活血药丹参饮，痛不止者，加乳香、没药；衍成慢性者，不能再用凉药，必须温养，可用归芪建中汤加砂仁、郁金之类；溃疡而便溏者，可用理中汤；

若兼见口苦者，可用连理汤治之。

又泛酸为胃溃疡常见之症，东垣主寒，河间主热，二人之说，何以相反？老师以他的丰富辨治经验，非常完美地解答了此问题。师谓，胃酸多者，本即有两类：酸多而痛甚者属热，多为肝气犯胃，可用左金丸、乌贝散之属，若已溃疡者，乌贝散中再益白及；若食后泛酸不舒者，多属寒，因寒运化无力，此时用乌贝散少效，必须用温药，如香砂六君、二陈之类温之和之，胃得温降，则泛酸自愈。因之，吾等后学，面临泛酸一症，岂可偏听一家之言，入迷途而不觉返乎？

阴虚纳呆　养阴图本

宾某（病历 308065 号）

男，61 岁，居台北市公园路某巷。

1972 年 6 月 14 日初诊。患者毫无食欲，咽干，夜间干燥尤甚，形容消瘦，脉微数无力，舌红无苔。曾往医院接受胃的检查，结果谓之无病。师辨证为胃阴不足，胃失濡养使然。以沙参麦冬饮加味治之。

北沙参 10 克　麦门冬 15 克　玉竹 13 克　天花粉 10 克石斛 10 克　扁豆 10 克　桑皮 10 克　甘草 3 克

服方 3 剂，胃口便开，未来复诊；自行续服 3 帖，不但胃纳正常，且咽干之疾亦瘳。患者为师同乡，长于诗词，与师私交甚笃，岁暮赠瓷杯一匣为谢。

按语：老师潜心研究叶天士养胃阴之学。他服膺天土"纳食主胃，运化主脾"，"脾宜升则健，胃宜降则和"，"太阴湿土，得阳始运；阳明燥土，得阴自安"，"脾喜刚燥，胃喜柔润"之脾胃分治，实可补东垣之未逮学说，并运用于临床。师辨析斯案为：胃阴虚则胃液少；胃液少则不耐磨谷；不耐磨谷则纳谷不甘。故治疗不蹈脾虚运化无力，咸用四君、或六君、或异功散等温燥之剂，加山楂、麦芽、内金之辈，温健脾阳，佐以消导之常法，而选方沙参麦冬饮加减，滋养胃阴，促使胃液增加，所以即奏良效。同时，老师认为若此证沦为阴虚脘痛地步，亦不可狭义推行"通者不痛"的"通"之一法，医者当以《医学真传·心腹痛》："夫通者不痛，理也，但通之之法，各有不同。调气以和血，调血以和气，通也；下逆者使之上行，中结者使之旁达，亦通也；虚者助之使通，寒者温之使通，无非通之之法也。若必以下泄为通，则妄矣"为训，益胃养阴即所以通，切不可概以行气消导为治矣！

寒证出血　温阳统摄

林某（病历 449942 号）

男，居台中市。

1981 年 1 月 7 日初诊。胃曾几度出血，胃不感痛，大便软，色黄，口中和，舌淡嫩苔薄，脉沉。往台北市育德路中国医药学院附设医院中医部请师诊治。师观其脉证，断为脾阳虚衰，失其统御之权。以《金匮》黄土汤加减治之。

白术（土炒）10 克　阿胶 10 克　炮姜 3 克　缩砂仁 5克　赤石脂 10 克（研，布包）　地榆炭 13 克　炙甘草 3 克

1 月 14 日二诊。服药 5 帖，告效果很好，大便渐实，黑色较浅。师更方以理中汤加味予之。

西党参 10 克　焦白术 10 克　炮姜 5 克　龙骨 10 克诃子 6.5 克　阿胶 10 克　砂仁 5 克　石榴皮 10 克　怀山 18克　炙甘草 3 克

此为虚寒之证，上方续服多剂而愈。

林某（病历 449931 号）

男，24 岁，居台北市。

1981 年 1 月 19 日初诊。肠出血，大便稀溏，所下血带烟煤色，左少腹疼痛甚剧，舌质淡，脉象沉。患者忧虑患癌症，曾往医院检查，排除癌症，然服药无效：痛不歇，血不止。师断为脾土虚寒，统摄失职，得寒凝涩，离经而下，血为之不守故也。以《金匮》黄土汤加减治之。

地榆炭 13 克　诃子肉 6.5 克　阿胶 10 克　白及 6.5 克龙骨（研）13 克　炙甘草 3 克　白术（土炒）10 克　炮姜炭 3 克　砂仁 5 克　灶中土 30 克泡水煎。

1 月 24 日二诊。服方 5 剂，肠出血减少，惟未全止。师更方如下：

仙鹤草 15 克　地榆炭 13 克　怀山 15 克　阿胶 10 克白术（土炒）13 克　诃子肉 6.5 克　炮姜 3 克　砂仁 5 克龙骨 13 克　炙甘草 5 克　灶中土 30 克泡水煎。

1 月 29 日三诊。服方 5 剂，肠出血已止，大便正常，惟每日腹仍痛一二次。前方加减如下：

怀山 15 克　老木香 5 克　当归 10 克　白芍 15 克　阿胶 10 克　桂枝 6.5 克　地榆炭 13 克　炮姜 3 克　炙甘草 5克　诃子 6.5 克　焦白术 10 克　龙骨 13 克　砂仁 5 克　灶中土煮水煎。

2 月 2 日四诊。每日腹乃痛，痛发即便，便后即宽，乃伤食之征也。遂以理中汤加味治之而愈。

西党参 13 克　木香 6.5 克　草蔻 10 克　焦白术 13 克厚朴 6.5 克　麦芽（炒）10 克　诃子 6.5 克　山楂炭 13 克广皮 5 克　青皮 5 克　炙甘草 3 克

按语：盖人身之血，皆赖脾脏以为主持，方能统御一身，周行百脉，若脾土一虚，必失其统御之权，血为之不守。上述两例，尽管前案病位在胃，后案病位在肠，前案无痛症，后案痛剧烈，然病机，咸如斯也。故老师立法选方，基本相同，初以黄土汤加减见效，终以理中汤加味收功。此即《内经》"谨守病机，各司其属"的辨治思想之体现。同时，师运用古方特色，为师其意，而不泥其方。以黄土汤例之：方中拥黄土（如无此药，赤石脂代之，功效相同），温中收涩止血为君，命白术温阳健脾恢复统摄，存阿胶滋阴止血制约温燥，留甘草调和诸药善于和中；弃附子大热过燥以防动血，删生地阴柔太过免遏脾土，斥黄芩苦寒太甚戕害胃阳；增炮姜长于温经止血之效，益砂仁善于温暖脾胃之功，参地榆善治血痢经久不愈，加诃子、赤石脂等以尽涩肠止泻之力。诸药合用，温阳止血而不伤阴，滋阴养血而不碍脾，确为配伍得宜的温脾止血之良方。此外，后案师据痛发即便，便后即宽，不落肝木凌脾痛泻之俗套，而抒发乃为伤食病因之卓见，吾辈亦当用心体会。

慢脾腹泻　非温莫属

李某，2岁，为同乡李复光先生之小姐。

1956年，患慢性肠炎。当时居住于台北市广州街某巷，前后咸为大医院，邻居几位朋友亦咸为西医，故患儿每天咸服特效药，肠炎总不显效。一日延师诊治。症状为腹泻，骨瘦如柴，常发高热，手足清冷，口渴多汗。师判为脾虚脾寒，若囿于肠道发炎而以普通治肠胃病方药，任用苦寒之药，不惟无益，反酿大害，必须用温补药如干姜、肉桂之辈，方可治愈。师以《福幼编》加味理中地黄汤加减治之。

193

西党参 6.5 克　白术 5 克　炮姜 3 克　炙甘草 3 克　白芍 3 克　熟地 5 克　肉桂 1.5 克　当归 3 克　熟附子 1.5 克　枸杞 3 克　补骨脂 3 克　炙黄芪 6.5 克　公丁 1.5 克　灶中土泡水煎。

服方 2 剂，泻止热退；继以参苓白术散健脾，而竟全功。

按语：中医所谓脾虚，为消化机能匮乏，腹泻不止，愈泻愈虚。脾寒为内伤生冷，寒邪内伏，损伤消化能力。古之儿科书籍《福幼编》对此阐述明晰，陈修园医书 72 种，包含了此书。加味理中地黄汤为该书所载。师宗尚该方温中止泻之旨趣，增附子以回阳，入公丁为止泻；缘发热，加白芍；因病久伤阴血，益归、地以养阴，且有退热功效。然小儿脏腑娇嫩，附子、公丁大辛大热不可久服，故服方 2 剂中病即止，更方参苓白术散收功。于此可见，师予加味理中地黄汤，进行一番再创造后，使原方越发闪烁着不同于治普通肠胃病的夺目光彩。

吴小弟（病历 264323 号）

男，1 岁半，居台北市空南二村。

1955 年患肠炎，住广州街某医院，治疗 1 个月，大便红白黏液，终未能止。此时肠炎特效药问世不久，坊间售价甚贵，吴孩家人怀疑医院未给好药，自己花费数千元买特效药，仍是枉然。一日吴小弟外婆，来师诊所，问知师可以治疗小儿久治未愈的肠炎后，欲请师往医院出诊。师道去医院不便之难。遂将小孩抱来，请师诊治。患孩赢瘦，体温正常，面色苍白无华。师辨证虚寒，处方如下：

当归 5 克　白芍 6.5 克　吴萸 1.5 克　炮姜 1.5 克　肉桂 1.5 克　川连 1.5 克　水煎服 2 剂。

开好药方，外婆交药店先配 1 剂，需价新台币 7 元，老太身上无钱，师谓：未带钱，没关系，明日送来。第 3 天老太果然送钱来师处，告曰：小孩服药后，即便聚成形。视为奇事。

事隔 20 余年，吴服兵役回来，因感冒咳嗽，由其母陪同请诊，尚记忆此事，啧啧称道不置。

按语：此案小儿慢性肠炎，亦为虚寒之证，而老师立法遣药与之前案相同若异。方中针对虚寒之因，委吴萸、肉桂、炮姜，温暖脾胃，振奋阳气，恢复健运之重任；缘于便下赤白，恐附子、公丁大热动血，弃而不用，反佐黄连少许，取《别录》"主五脏冷热，久下泄澼脓血""调胃厚肠"之功；基于久泻伤阴，选用当归、白芍，养阴和血，且助却血痢一臂之力。两案大法温补，立场相同，坚定不移，轩爽豁目；方药有异，构思巧妙，变通活泼，不言自明。

心悸 失眠

心者，君主之官，一身之大主，主血脉而藏神，因之本篇心悸、不寐，当属心主血脉、主神明功能失常之病也。篇中例举"痰火为祟""气阴两虚"心悸两案，虚实并列，相映成趣，乃着意体现老师宗古不泥之严谨治学风范；展示不寐因于阴虚、火旺，缘于营虚、胆怯数例，以充分显示老师既有规矩绳墨可循，又有法活机圆、钟武不易之临床辨治经验。如瘀血论治失眠，更开拓后学"一切不治之证，从瘀论治"之思路，因之，当视为别具风韵、出奇制胜之篇章。同时，老师选方遣药，兼收并蓄先哲近贤之优；自出机杼，无私奉献己长。如气阴两虚之心悸，熔仲景两方之古训，汇近人两方之新义；心阳虚衰之心悸，师谓参附汤当为首选，然骤用参附，应加龙牡佐之；营虚不寐，益气为生血之用，不避甘温助热之嫌；不寐之疾，远志虽为习用之药，然不可过量三钱；治疗失眠，参伍温胆，经文有训，师出有名，而其真义乃昭示治未病者，堪为上工之举。总之，辨证思路、方药运用，林林总总，特色颇多，今事医者，当为效法。

痰火为祟　降火逐痰

陈雨生老伯（病历 752912 号）

男，75 岁。1960 年患心悸，住某医院，治疗多日，心悸不已，脉搏不整，三至一停，五至一歇。患者系师家父老友，其公子子忠请师往诊。口气甚秽，腹胀便秘，其脉促，舌苔黄厚。师诊断为实热老痰，扰动心神使然。遂赠礞石滚痰丸百粒（丸小于绿豆），服之，下黏便甚多，心悸愈，脉搏正常。不久康复回家，再越数年，患他疾谢世，享寿八旬。

按语：心悸包括惊悸和怔忡。《内经》虽无心悸一类的病名，然已在《素问·举痛论》《素问·至真要大论》《灵枢·本神》等有了类似心悸的"惊则心无所依，神无所归，虑无所定""心澹澹大动""心怵惕"之描述。汉·仲景正式提出了悸与惊悸之病名，并对其发病原因为惊扰、水饮、虚劳，及汗后受邪等因素，作了扼要之叙述。后世医家系统地总结了临床实践经验，对此进一步作了详细说明。如《医宗金鉴》"惊自外至者也，惊则气乱，故脉不宁；悸自内惕者也，悸因中虚，故脉弱而无力"。从脉象分析和认识惊悸发生之原因。《济生方》不仅对惊悸有所载述，还提出了怔忡之病名。如"真血虚耗，心帝失辅，渐成怔忡"，"冒风寒暑湿，闭塞诸经"，"五饮停蓄，湮塞中脘"，亦能令人怔忡。其后《丹溪心法》又提出"责之虚与痰"之理论；《医林改错》则认为瘀血内阻亦能导致心悸怔忡。至此，心悸源流，可以明矣；心悸论治，堪谓备矣！

此案老师不拘滞怔忡多起于内、多为虚证、病情多为深重之论说；不迷信心脏僧帽瓣膜闭锁不全，脉必不整之西论；不落年高之人多为气血至虚之俗套；而凭口气秽浊、大便秘结、舌苔黄厚，断定痰火为祟之实证也。故师选方礞石滚痰丸，降火逐痰，令邪去不再扰心，心帝司权，何患"心主血脉"不归顺其常耶？

心失所养　益气养阴

黎某（病历 271391 号）

男，68 岁，居台北市新店十二张路某巷某号。

1980 年 3 月 18 日初诊。心悸，脉搏不整，头晕，血压不稳定，时而会突然升高，睡眠欠酣。师辨证为气阴两虚，心失所养，元神乏荣，心气不振，心主血脉失其常度，心主神明不能尽职。师以益气养阴，宁心安神为法，选方加味甘麦大枣汤治之。

西党参 15 克　磁石 15 克　生地 15 克　龙骨 13 克　牡蛎 15 克　大枣 15 克　茯苓 13 克　桂枝 6.5 克　炙甘草 10 克　小麦 15 克

4 月 23 日复诊。服方 5 剂，效果甚佳；未更方药，原方续服 5 剂痊愈。后来，患者要出国旅行，请配丸药携在身边服用。师遂处方如下：

西党参 90 克　飞磁石 60 克　煅牡蛎 60 克　龙骨 60 克

茯神 60 克　大枣（去核）120 克　小麦 150 克　炙甘草 90 克　砂仁 15 克　为丸梧桐子大，早晚每服 20 丸，温开水送服。

按语：此案心悸为气阴两虚之证。老师论治，既师承仲景甘麦大枣汤养心安神，和中缓急之义，又兼收仲景炙甘草汤遣党参、大枣，益气补脾养心，佐桂枝温阳通脉之长，更取法山东名医杨华亭先生活心汤，止悸饮重镇安神之优。同时，老师从临床实践出发，指出若心悸为心阳虚者，证见神昏，气促，四肢厥冷，汗出，面白唇青，爪甲青，舌质青紫，脉微细欲绝，或大而无力者，宜急用参附汤回阳救急，缘于心脏虚弱，骤用参附，恐刺激过甚，应加龙牡以佐之。于此可证：老师治学严谨，博采众长，考校实践。

附录山东名医杨华亭先生 2 条治心脏病的方药活心汤及止悸饮于后：

活心汤：磁石 15~30 克　生地 30 克　小麦 15~30 克　甘草 24 克　大枣 14 枚　生牡蛎 24 克　龙骨 13 克

主治心扩张，服之令血活泼，故名活心汤，方内可加附子 6.5~10 克。

止悸饮：磁石 24 克　生地 24 克　生牡蛎 18 克　龙齿 13 克　朱砂 3 克（分 2 次冲服）　大赤金 8 张（研细分 2 次冲服）

主治心悸。

类百合病　育阴宁神

唐某（病历 002600 号）

女，56 岁，居新店市百忍街。

1981 年 5 月 1 日初诊。顽固性失眠，头晕，心神恍惚，言语颠倒重复，询问她住址，她亦忘记，半天道不明白；咽干，小便多，大便干结，血压偏低；舌红无苔，脉象虚数。师辨证为状类百合之病，即现代医学神经衰弱之失眠也。立育阴养津，宁心安神之法，以沙参麦冬饮合百合知母汤加减治之。

北沙参 10 克　麦门冬 15 克　炒枣仁 15 克　石斛 10 克　枸杞 10 克　百合 15 克　生地 10 克　知母 6.5 克　龙骨 10 克　牡蛎 10 克　丹参 13 克　甘甘草 3 克

5 月 5 日复诊。次日上午，患者来电，服药后睡眠很安，怀疑方药是否犹如西药之镇静剂。尽服汤剂 6 帖，是日复诊云，很久未能如现在能得酣睡。惟言语重复依然，舌质仍红。师取法景岳新方二阴煎之意，原方增益黄连、竹叶予之。

6 月 25 日，患者缘于出国旅行，请配药携带身边，以防再患失眠。师遂以第一次处方改提炼中药予之。

按语：此案老师凭喉干、舌红、脉虚数之症，断为阴虚之象；据心神恍惚，语无伦次之症，辨作类似百合之病；并沟通中西，谓之相同于现代医学神经衰弱之失眠证也。故治疗选方沙参麦冬饮合百合知母汤加减治之。方中命沙参、生地、石斛、麦冬、枸杞育阴养津；遣百合、知母、龙骨、牡蛎、枣仁、丹参宁神养心；复诊增黄连、竹叶安神而除心经之热。法因证立，药随法设，故而顽疾迅速蠲除。

肝虚胆怯　补肝安神

胡某（病历 476271 号）

女，61 岁，居台北市通化街某巷某号。

1976 年 8 月 15 日初诊。神经衰弱，遇事易生畏惧之心，夜间不能独卧，必须人陪伴，否则恐惧不能成寐。师辨证为肝血不足，胆气虚怯使然。立养心补肝，益血安神之法，处方如下：

熟地 0.8 克　柏子仁 0.8 克　枸杞 0.8 克　山茱萸 0.8 克　桂皮 0.3 克　人参 0.8 克　茯神 0.8 克　菊花 0.8 克　枳壳 0.8 克　五味子 0.4 克

上为提炼中药，1 日量，分 3 次服，配 5 日。

8 月 20 日复诊。服药后即无心怯之现象。续配 10 日，以后即未再诊。

1979 年，学生文小迪在意大利以针灸为人治病，遇到一位神经病患者，亦为心怯不眠。他回国时，请师赐教。师以上方配给 15 日。她带去意大利给病人服用，服后，心怯病症减轻，惟觉口干咽痛；因嫌药量过重，减半服之，药未尽剂，心怯不寐症瘥。此验案被一位意大利医生获悉，惊服中国医药之神奇，并谓到台北时，一定要来拜见老师，欲和老师研讨并请教关于治精神病之问题。

按语：两案咸为恐惧不能独卧之神经衰弱之证。其病因病机为肝血不足，胆气虚怯，心神失养。故老师谨守病机，立养心补肝，益血安神之法，选《医宗金鉴·内科杂病心法》仁熟散治之。其方中几味药物，老师运用含义，在此应予一书。方中遣人参，以尽补五脏、安精神、定魂魄、开心益智之长；伍肉桂少许，入补气养血药中，发挥温运阳气、鼓舞气血生长之能；佐菊花，与枸杞、熟地相配，以显补肝肾阴血之功；参枳壳行气宽中，入大队补益药中，以奏补而不壅之效。诸药协力，必心肝得养，血足神安，胆不虚怯，恐畏自不再生。

阴虚火旺 滋阴降火

邓某（病历 874285 号）

男，62 岁，居台北市金山街某巷某号 2 楼。

1980 年 4 月 19 日初诊。失眠多年，服多量镇静药，咸不易入眠，心烦，夜间殊有精神，逾一般常人，表情嬉笑怒骂皆有，累及太太苦不堪言，询知大便顽固性秘结，望得舌红少津。师辨证为肾阴不足，不能上滋心阴；心肝火旺，虚热扰神使然。遂立滋阴降火，养心安神之法。处方如下：

生地 13 克　牡蛎 13 克　龙骨 10 克　川连 5 克　阿胶 10 克　小麦 15 克　大枣 10 克　黄芩 6.5 克　白芍 13 克枣仁 15 克　炙甘草 10 克　柏子仁 6.5 克　鸡子黄 2 枚 2 次冲服。

4 月 21 日复诊。睡眠较好，服少量镇静药，即能入睡，然入睡时间仍短。师未更方，嘱再服 10 剂。

在服药期间，师为之针神门、复溜，隔日 1 次，针后更易入睡。后来师为处丸方如下：

西洋参 60 克　生熟地各 45 克　阿胶 60 克　炒枣仁 90克　法半夏 60 克　竹茹（提炼剂）10 克　柴胡 21 克　白芍 60 克　麦冬 60 克　石菖蒲 30 克　百合 90 克　远志 21克　广皮 30 克　牡蛎 60 克　茯神 60 克　柏子仁 45 克　川连 45 克　枳实 30 克　黄芩 45 克　五味子 15 克　甘草 30 克

服丸方后，睡眠正常，大便亦通顺，多年痼疾告瘳。

按语：此案为阴虚火旺不寐之痼疾。师洞中"阴虚火旺，神不安宅"之肯綮，选方黄连阿胶汤合甘麦大枣汤合方加味治之。为了使全方滋阴降火，养心安神功效更为彰著，方中增生地壮水之主以制阳光，龙骨、牡蛎重镇安神，枣仁、柏子仁养心安神。因之服方3剂，即初见成效；继之针药并用，推动顽疾向愈快速前进；终以丸方，缘于舌上罩层白苔，合入温胆汤，既体现宗尚"胃不和则不能寐"之经旨，又体现"上工治未病"之治则，故能收巩固疗效，不再复发之功。

血瘀论治　出奇制胜

雷某（病历106044号）

男，57岁，居彰化市光复街某巷某号。

1974年5月23日初诊。失眠，2年来，夜不成寐，胸闷，口干，大便习惯性秘结。患者曾涉猎中医书籍，除请中西医诊断服药外，自己也开方自服。如治失眠的归脾汤、养心汤、天王补心丹等方药都记得很熟，然总未见效，遂延师诊治。处方如下：

柴胡6.5克　当归6.5克　赤芍6.5克　生地10克　川芎3克　桃仁10克　红花6.5克　枳壳3克　桔梗6.5克　牛膝10克　甘草3克

患者见师写方前2味时，便曰："逍遥散余服过，无效。"师曰："不是逍遥散，为另外一条古方。"写至桃仁、红花时，患者又曰："此破血药，恐怕服用亦无效。"师未置可否，写完，便在书架上取出《医林改错》，指出所开处方乃为血府逐瘀汤。

服方1帖，略见功效；服方5剂，能酣然入眠。以后，因口干、食欲不振，再请师诊。师遂以沙参麦冬饮加味治之。

北沙参10克　麦冬15克　石斛10克　扁豆10克　玉竹10克　天花粉10克　桑皮10克　甘草3克

按语：此案为不寐之顽疾。古之作瘀论治者寡，今师初诊何以即辨治为瘀？殊不知斯为老师精研前人学说，心悟临床实践之必然结果。师宗尚清·王清任《医林改错》"一切不治之证，总由不善去瘀之故"理论，而印证此案失眠两年，遍及方药，独无治瘀，寸效不显，师自然会推理为不善去瘀之咎；再言症状，虽无瘀血明征，然只须细心辨认，瘀血之蛛丝马迹，亦不难寻见。如瘀在膈上，该案虽无胸中刺痛、痛有定处之症，然有瘀血阻碍气机，痛之渐症——"胸闷"可征；加之口干，显为瘀在膈上，气不得通，不能载水津上升，是以发渴，故可视为血渴；缘于瘀不在膈下，故无大便色黑易解之状；瘀在膈上既明，加以内热，与之狼狈为奸，上犯心神，必变生夜不成寐之症。故而师作瘀血论治，立血府逐瘀汤，治胸中血府血瘀之症，而取效迅捷，堪谓：出奇制胜！

营虚不眠　养血治本

陈某（病历 752927 号）

男，42 岁，居台北县新店光明街某巷某号。

1960 年 11 月 4 日初诊。失眠，彻夜不能合睫。患者指着"客主人"穴，对师谓：病因为一位初学针灸医生在此扎针而引咎。师问知身疲怯寒，切得脉象虚细，谓斯证乃营血虚少使然，非针刺之过，只为一种巧合罢了。遂立益气养荣之法，以人参养荣汤治之。

西党参 10 克　黄芪 13 克　熟地 13 克　当归 10 克　酒芍 13 克　远志 5 克　茯苓 10 克　焦术 10 克　肉桂 2.4 克分 2 次冲服　广皮 5 克　炙甘草 3 克　五味子 3 克　生姜 2 片　大枣 3 枚

服方3帖，即能入睡，且能睡4~5小时。复诊时，师以人参养荣丸与之，以继续巩固及推展疗效。

按语：明·徐用诚先生之《玉机微义》尝云："血盛则形盛，血弱则形衰"。因之，马师凭身疲怯寒之躯体形衰，而断之血弱；据脉象虚细之脉形不足，而判为营虚。辨证既明荣气虚弱，当立养荣之法，纯用阴柔补血之味；然师却选方人参养荣汤益气养荣并进，不畏甘温益气之味，铸成"气有余便是火"之错，反加害不眠之疾乎？殊不知师立方之意，乃本着血之与气，如形影相随，血为脾胃吸取食物之精华，通过中焦气化而成，此即古人"血无气不生"之说，故师选斯方，虽为补气养血，然以益气为生血之用的思想体现。况乎，形衰之征明矣！"形不足者，温之以气"，《素问·阴阳应象大论》早有明训。"甘温益气"何罪之有？焉能犯"纵火"之罪？服方之后，营阴必充，心得其养，神必守舍，何虑不眠之疾反而甚之？同时，师对方中远志炮制、用法别有见地。他尝云："远志常见于失眠方中，其味辛，须用甘草水泡，量勿过三钱，否则反致不眠。"细微末节之经验，无私奉献于后学，难能可贵，品格高尚。

恶寒　发热　寒热往来

清·李宗源《医纲提要》云："凡病不过内伤、外感二宗"。本篇所列恶寒、发热、寒热往来，亦不越于此。篇中载案虽少，然却典型，其辨治经验，足以令后人增添学识。如师谓盛夏畏寒如虎者，有虚寒在里、湿遏脾阳之分。又如，长期发热不退，显系湿邪黏滞，而西医却不知何病，"山穷水尽"；寒热往来，分明为邪郁少阳，而西医偏谓"不明之热"，束手无策；师发挥中医之长，尽收"旗开得胜"之功。再如，午后发热者，为内伤阴虚发热者众，然师善鉴别、探真处，认为亦有少阳湿热痰浊之蒿芩清胆汤证；阴虚发热者，热在下午诚多，然师异中求同、举例之案，亦有不属此列之阴虚发热；阴虚发热之论治，当养阴退热，然师参机应变，变不离宗，而方药不尽相同。凡此，能不引起吾等急切希望研读此篇之兴趣？

盛暑畏寒　湿遏脾阳

周某（病历 772234 号）

男，51 岁，住永和镇秀朗路二段某巷 17 号。

1968 年 7 月 14 日初诊。畏寒，时值盛暑，门窗咸要关闭；身倦胸闷，筋骨酸痛，卧床不欲起身，口不渴，小溲短赤，大便溏软；舌苔白腻、脉象濡缓。师辨证为湿遏脾阳使然，以藿朴夏苓汤加减治之。

藿香 10 克　厚朴 6.5 克　法半夏 10 克　茯苓 10 克　豆豉 10 克　白蔻 5 克　苡仁 10 克　杏仁 10 克　猪苓 6.5 克　荷梗 1 尺

服方 3 剂，畏寒症瘥，余症痊愈。

按语：盛暑关闭门窗，畏寒如虎，酷似虚寒附子汤证，然师明晰虚寒之证，必四肢厥冷，或身出冷汗，小便清长，脉象沉细，今之脉症悉为湿之表征，故辨证摒弃虚寒，而主湿遏脾阳，以藿朴夏苓汤加减疏中解表而愈。同时老师指出：治暑病，舌、脉、症须一一确认，否则见热即用白虎，见泻即用藿香正气散，容易误事。教诲之言，吾辈当铭记。

退热无路　宣化泰来

袁某　女　70岁　居台北市临沂街某巷某号五楼。

1986年10月31日初诊。发热不退，历时两月有余。住台北某大医院，采用各种最新、最进步之仪器与方法，反复检查，未知何病；服用最新、最佳之药物，无能退热；最后，断定病在子宫，行子宫切除术，热仍未退。患者面临西医"山穷水尽"之际，无奈出院，延师诊治。症状为发热不退，胸闷纳呆，口不渴，疲倦乏力，终日欲睡而睡又不酣，舌苔白润，脉象濡缓。师辨证为：乃六淫之湿邪为祟使然。遂以瓜蒌薤白汤合温胆汤加味，以宣化湿邪为务。

瓜蒌9克　薤白9克　竹茹12克　枳实4.5克　姜夏9克　广皮4.5克　杏仁9克　白蔻4.5克　茯苓9克　苡仁9克　藿香9克　桔梗9克　炒谷芽9克　青蒿9克　甘草2.1克

11月5日复诊。服方5剂，胸已开朗，倦意减轻，周身感觉轻松许多，体温已降，然仍有微热。此热未能全退，乃湿邪虽经宣化减轻，而微有温邪夹在其中故也。师更方如下：

苏藿梗各9克　姜半夏9克　竹茹12克　焦栀4.5克　青蒿9克　枳实4.5克　茯苓9克　白蔻4.5克　苡仁9克　杏仁9克　桔梗9克　广皮4.5克　谷芽9克　甘草3克

服药7帖，体温正常，未再发热，患者全家为之喜出望外；继续服药调理月余，身体完全恢复正常。

按语：斯证缘于不为细菌感染，西医于任何部分，咸寻不见病的踪迹，故从实质上无论作何种检查，悉无结果可言。病因未明，滥用新药，武断手术，一错再错，必为枉然，终使该案沦为"山穷水尽"地步。然而师凭脉症，根据中医之病因学、病理学基本诊断，显系六淫之湿邪为患。故初诊以瓜蒌薤白汤合温胆汤加蔻、杏、苡三仁及藿香、桔梗，旨在宣化湿邪，且令湿去热孤，即取满意疗效；继之胸部开朗，疲倦较轻，而身热尚未全退，故去蒌、薤等味，加焦栀以清热，而收热退全功。可见湿之侵人，如得不到中医中药之适当治疗，必缠绵不解，胶着不除，终将深入演化成肝病肾病之严重后果。教训经验，历历在目，吾等对湿与湿温须有深入研究，透彻了解，殊为至重。

热郁少阳　焉谓不明

何某（病历 221266 号）

男，46 岁，居中和乡南山路 26 某号。

1977 年 4 月 27 日初诊。是年 4 月，每日午后，先恶寒，后发热，体温 39 度以上，然不久热退，反恶，口苦，头晕且痛，小便黄。在石牌某大医院，住院检查一周，谓"不明热"，未给药治疗，疾病之苦没法解除，一气之下出院，是日延师诊治。师辨证为热郁少阳，表里之邪悉重，以蒿芩清胆汤加味清胆利湿，和胃化痰，2 剂即愈。

青蒿 13 克　黄芩 10 克　姜夏 10 克　柴胡 10 克　茯苓 10 克　广皮 5 克　竹茹 13 克　枳实 5 克　川芎 6.5 克　防风 10 克　碧玉散 13 克

按语：此证西医宣布"不明之热"，治疗束手无策。而吾之中医可按自身独有之理论辨证论治，却可变"不明"为"有名"，一改"进退维谷，坐以待毙"，为"旗开得胜，马到成功"之形势。师辨此证为少阳胆经热甚，兼有湿热痰浊中阻，宗尚何秀山"凡胸痞作呕，寒热如疟者，投无不效"

之说(《重订通俗伤寒论》),选方和解胆经之良方——蒿芩清胆汤加味治之。方中既保持原方清泄胆火、和胃化痰、导相火下泄,俾湿热下出之特色,又赋予老师之见地:增柴胡以助和解退热之力,益防风以轻散发邪走表,参川芎行头目尽止痛之长。故而投方 2 剂,即收热退疾瘥之功。祖国医学,乃中华瑰宝,应当之无愧!

阴虚发热　养阴疾瘥

李某(病历 404050 号)

男,11 岁,居台北市忠孝路燕新村某号。

1956 年 5 月 17 日初诊。发热月余不退,上午无恙,每至下午,即发高热,至夜半又热退如常。就诊数家医院,服药无效。是日延师诊治。询知二便正常,望得舌苔薄白,质红。师辨证为阴虚发热,以养阴透热之法,清骨散加减主之。

地骨皮 6.5 克　青蒿 6.5 克　秦艽 6.5 克　鳖甲 6.5 克知母 6.5 克　生地 6.5 克　柴胡 5 克　胡黄连 5 克　甘草2.1 克

5 月 20 日复诊。服方 3 帖,身热已退,惟口干微咳。斯为阴虚肺热之证,师更方如下:

西洋参 3 克　麦门冬 6.5 克　桑皮 5 克　贝母 6.5 克知母 6.5 克　茯苓 5 克　白前 5 克　百部 5 克　甘草 1.5 克芦根 6.5 克　黄芩 5 克

老师处方完毕,嘱服 3 剂,并谓患儿父母,切勿给患儿服用牛肉或鸡肉之类热补食物。服方 3 剂,患儿一切正常。缘于家庭富裕,父母虑其虚弱,不听师言,一日食用炖红枣鸡肉,致病复发,发热之状仍如前样,恐受师责备,遂往一家最大西医诊所诊治。家人向医生道出上述情节，岂料此位女性西医，怒斥家人不该冒险让中医诊病，她诊断为疟疾。患儿服了治疟西药，非但未向愈，反而病情加重：原来上午无恙，能在外面玩耍，此刻上午卧在床上，沉困不欲下床，食欲亦减退。无奈之际，再请师诊。师仍以原法治之，服药6剂痊愈。以后，此儿有疾，即来师处求治。

谭某（病历016410号）

男，1岁，居台北市新生南路二段某巷7号。

1968年11月3日初诊。发热月余不退，形瘦，口干，烦躁，夜卧不安，大便坚如羊矢。住某医院治疗，每日注射退热针剂，注射之后，汗出热退，今日热退，明日复热。住院多日，病未减轻，最后，延师诊治。师断为阴虚发热，以养阴退热之剂予之。

西洋参3克　生熟地各5克　麦门冬6.5克　当归3克柴胡3克　白芍6.5克　枣仁5克　茯苓6.5克　五味子1.5克　地骨皮3克　知母3克　甘草1.5克

患儿父亲谭成梅君，看过中医书籍，见师方药，笑曰："此方无一味发汗之药，能退热否？"师曰："患孩汗出太多，不能再行发汗，若再次发汗，既不能退热，又复令阴液更受伤残，今之口干便结，烦躁不安，即为明证。斯方养阴，服后定会热退身凉。"

11月5日复诊。患儿服药2剂，身热全退，且能安卧，师再予处方巩固疗效。

西洋参3克　麦门冬6.5克　五味子1.5克　熟地黄10克　当归3克　白芍6.5克　川芎3克

郑某

男，8岁，居台北市林森路25巷某号。

1968 年 11 月，因先天性心脏病，手术治疗后，发热不退。住台北市某大医院，服用几种特效药，均无效，月余未愈。症见午后发热，舌光无苔，瞳孔散大。该院后门，遥对老师当日诊所——现代中医诊疗中心（许昌街 2 号），患儿家长，暗中由后门抱出请诊。师辨证为阴虚发热，以养阴退热之法，秦艽鳖甲散加减治之。

熟地 1.0 克（科学提炼中药）　当归 0.6 克　白芍 0.6 克丹皮 0.6 克　青蒿 0.6 克　地骨皮 0.6 克　鳖甲 0.6 克　秦艽 0.6 克　柴胡 0.5 克　甘草 0.5 克

1 日量，分 3 次服。

服方 1 日而热降，次日更方服之而愈。

熟地 1.0 克　当归 0.4 克　白芍 0.6 克　牡蛎 1.0 克　石斛 0.4 克　鳖甲 0.6 克　麦冬 0.6 克　地骨皮 0.6 克

1 日量，分 3 次服。

按语：上选三例为患儿发热月余不退之证。发热证情虽异，李案为每天下午高热，至夜半又热退如常；谭案发热无上、下午之分，用针药，汗出热退，明日又复起；郑案术后发热，热在午后，西医投特效药无效。然师分别凭李案舌红，谭案形瘦、口干、烦躁、夜卧不安、便如羊矢，郑案舌光无苔之症，分析病机，符合《景岳全书·火证》"阴虚者能发热，此以真阴亏损，水不制火也"之说，咸判作阴虚发热，非邪气从外来相乘。其论治，李案、郑案用药基本相同：滋阴潜阳，清透虚热，谭案养阴退热，佐以益气，虽方药稍异，然养阴退热大法则一也。同时，老师验之临床，指出下午发热，阴虚者众，然亦有午后发热，非阴虚之属者，如苔白如粉如碱者，为蒿芩清胆汤证，苔白身倦食少者，为白术除湿汤证。又如病人慢性发热，久治不愈，证见上午发热者，当宗东垣"甘温除热法，以补中益气汤主之。"若下午发热者，以补阴益气汤（补中益气汤去人参、黄芪，加山药、熟地）主之。于此，可见老师辨治，异中求同，同中有变，变不离宗；善于鉴别，分辨奇恒，探寻真处。

小儿麻疹　惊风

　　祖国医学之所以被人类誉为中华瑰宝，不仅是它为中华民族之健康繁衍，作出过重大贡献，为世界医学的进步产生巨大的影响，而且，它在中医急证的诊治中，曾有过"挽危难于顷刻"战功赫赫之历史。因之，选载老师诊治麻疹，总以宣散解毒令其出透之要诀，及治麻后发热，不能混同于治疗其他病证发热，当以养阴保肺之经验，和小儿惊风不应摒弃风寒外束之论断，其目的就是为继承发扬祖国医学，恢复和扩大中医急诊阵地，继续鸣锣开道，呐喊助威，推波助澜，而使吾之医学重放璀璨光彩，屹立于世界医林之前列。

疹毒内逼　宣毒发表

　　苏某

　　男，3岁，居永和镇保福路二段某号。

　　1977年12月，患儿出麻之初，尚未过膝，足部未见，家人即给他多量茅根煎水服用，过用寒凉，麻疹被遏，不能出透。一时咳嗽甚剧，送往医院，注射一针治疗咳嗽，其结果，非但咳更增剧，而且发生异样：忽然大呼腹痛。斯时，抱来延师诊治。师闻患孩呼痛不歇，为之心惊；再望患孩身上，麻疹已经半隐。师辨证此为疹毒内逼之故。遂拟宣毒发表汤加减治之。

麻黄 1.5 克　杏仁 2.4 克　荆芥 2.4 克　蝉蜕 2.4 克　牛蒡子（炒）2.4 克　葛根 2.4 克　连翘 2.4 克　浙贝 2.4 克　陈皮 2.4 克　白芍 3 克　甘草 1.2 克　水煎服

并用外治方如下：

紫苏叶 60 克、生葱 60 克，煎水，以厚毛巾蘸此水乘温覆小孩腹部。

第 3 日，方来复诊。当患孩腹部覆上蘸有葱苏水之毛巾时，腹痛即轻，停止呼痛；服药之后，麻疹始出至足部。全身疹子又见颜色红活，咳嗽亦大减。师再处方一次即愈。

最近一位同乡谭先生之女，发热不退，延师诊治。师望诊，发现面部见有红点，问诊，询知患孩出麻疹，请某医院诊治，即给患孩注射解热剂，理由为不让体温超过 37℃，结果麻疹不能透出，咳嗽不已。师辨证为此乃麻疹不能从皮肤透出，疹毒内逼为祟使然。遂以宣毒发表汤加减予之。

葛根 2.4 克　杏仁 2.4 克　荆芥 2.4 克　炒牛蒡 2.4 克　浙贝 2.4 克　蝉蜕 2.4 克　薄荷 1.2 克　甘草 1.2 克　水煎服。

服药后，麻疹便出齐，咳嗽亦渐轻。逾 10 日，缘于发热不退，又延师诊。询问原委，方知麻透之后，体温业已正常，误食补品使然，师遂以柴胡清热饮加减（生地、当归、白芍、蒌皮、柴胡、地骨皮、玄参、麦冬、桑叶、知母、连翘、淡竹叶），热退而愈。

按语：麻疹为肺热，肺主皮毛，因之麻疹能充分从皮肤透出，便为顺证，预后良好。故中医治疗麻疹之要诀，为令麻疹出透，临床不要以发热为惧，误用寒凉，致使麻疹遏伏。上选两例，咸为麻疹不能出透，疹毒内逼为患，师为之救逆误治，而转逆为顺之证。苏案家人早用、过用寒凉，麻疹出势受挫；继之医院不明麻疹被遏，肺热不得外泄，必兴咳嗽之灾，只救其标，见咳治咳，犹如抱薪救火，推病向深重迈步；师图本求因，以宣毒发表，内服、外用两法并用，令疹子重现，且颜色红活。谭案亦为针药所误，致使麻疹不能出透，中途隐没，师亦以宣毒发表治愈。然误进补品，又食复发热，师继承发扬仲景治伤寒瘥后更发热之学，不泥仲景小柴胡汤以和解，不拘朱肱阐发仲景之学，谓柴胡桂枝汤以汗解，大柴胡汤以下解之论，而以柴胡清热饮加减清肺养阴收功。

　　麻疹初期，何以辨别出透与否，证情顺逆？师指出：察其耳后、鼻端、头额、胸部、背部、腰腹及手足咸现红颗，方为出齐，尤以头面出多为好，疹粒顶尖，细小，匀红为好，假如出之不顺，发生剧咳、干呕、闷乱等现象，即为险证。更为凶险之证，即为一出即没。

　　麻疹不易透出，发热过高，热邪过盛，咳嗽不止，闷乱烦躁，何以治之？师认为：麻疹不出透，热邪内壅，咳更甚，热更高。处方总以宣散解毒为主，须用加减麻杏石甘汤。他谓热毒太甚，石膏为清解肺内郁热佳品，连翘、栀子、银花等都可考虑加入。然其中必用宣肺之药，如杏仁、麻黄、牛蒡子、蝉蜕、荆芥之类。若不用宣肺之品，解毒不但不能发生良效，有时因寒凉过甚，反招致麻疹不能出透之后果。

　　临床对麻疹已出，仍发热不退，论治何如？师教诲：麻疹出透，体温自然恢复正常，未能出透，热邪内陷，身热便不易退净，故临床对麻疹已出，而热邪过盛的，首先应考虑：恐疹子未透，用清热透肌汤：石膏、玄参、炒牛蒡子、荆芥、防风、前胡、杏仁、薄荷。麻疹已透，而高热不降者，为热邪内伏使然，当用化毒清表汤加减：连翘、知母、前胡、玄参、地骨皮、花粉、牛蒡子、木通、黄芩、炒栀子、防风、薄荷、淡竹叶。麻疹已收，高热持续不退者，为热邪陷入肺胃故也，宜用前方去黄芩加生地、桑叶治之。

麻后发热　养阴保肺

10 年以前，师曾愈一名濒临气绝边缘小孩。患儿姓张，年龄 1 岁余，居中和市连城路。发热月余，咳嗽无痰，咳声嘶哑难听，四肢微有抽搐现象，羸瘦如一只烤干之虾蟆。师以下方急救：

西洋参 3 克　生地 5 克　当归 3 克　麦冬 6.5 克　地骨皮 3 克　川贝 3 克　柴胡 2.4 克　白芍 3 克　全虫 1 枚　甘草 1.2 克　玄参 3 克

服方 2 剂，热即退去，咳减而未全止，已不抽搐，惟身软如带，师以百合固金汤加减：

西洋参 3 克　生地 5 克　百合 6.5 克　玄参 5 克　川贝 3 克　麦冬 6.5 克　白芍 5 克　当归 3 克　地骨皮 3 克　甘草 1.5 克

后来请师诊治 3 次，师咸以养阴保肺之剂予之，终获痊愈。

按语：麻后发热不退，更为难症，吾等不应轻忽。麻疹为热病，热病容易伤阴，故师治疗麻后发热，殊异于其他病证发热：以养阴、增液、滋肺为之大法。此为经得起临床检验之有效疗法。

发热抽风　摒热主寒

尹某（病历 175041 号）

男，1 岁，居台北县永和镇 66 巷某弄某号。

1978 年 12 月 11 日初诊。患孩为同乡尹子贞兄之孙。因感冒请某医院诊治，某医师注射一针，不知何因即发生抽搐现象，此位医师心急畏惧，商同此孩的父母送规模比较宏大的某医院急诊。某大医院当即收其住院，安置在 6 楼病房，很快抽了一次脊髓，检查未见脑炎病菌，然小儿抽风仍不止，准备再次抽脊髓检验。患儿之母不愿而止，并且，暗中延师诊治。症状：发热，四肢抽搐，角弓反张，无汗，体温不高，仅略多 38 度。师辨证为太阳痉病，以桂枝加葛根汤治之。

桂枝 5 克　白芍 5 克　甘草 5 克　葛根 10 克　生姜 3 片

师亲自往药店配药，且回家用少量水煎成药汁，送往医院。小孩仅灌服了二分之一，不到 2 小时，抽风即止，热亦渐退，当天即出院回家。

杜某（病历 449140 号）

男，1 岁半，居台北市光复北路某巷某号。

1975 年 9 月 6 日初诊。患急惊风，发热，角弓反张，四肢抽搐，先送某教会医院求治，医院给小孩作脑脊液检验，认为不是脑炎，注射针药，无效；继之，又送某开放医院，又行脑脊液检验，注射针药，亦无效。患孩父母焦急万分，立时决定寻中医诊治。此时台北市中山北路一段有一个比较大的诊所，名谓某中医中心，赶急抱去请诊。在诊所驻诊的肖正医师，为虔诚的基督教信徒，他不愿收诊，遂书一笺，介绍请师诊治。

杜先生将患儿抱进诊所时，是用两手伸着，肘向前弯曲捧着儿身，身僵而直，往后反张。师断为风寒所伤，立时为刺少商出血，并针百会、人中、涌泉，同时予以疏风散寒止痉处方如下：

荆芥 3 克　防风 3 克　全蝎 1.5 克　连翘 3 克　天麻 3克　葛根 3 克　羌活 3 克　钩藤 5 克　杏仁 3 克　桂枝 1.5克　白芍 3 克　甘草 1.5 克　1 剂

患儿僵直地横卧在杜先生肘上，不断抽动，不便放上针灸手术床。师施针刺未苏醒，惟叫过一声，师嘱杜先生立即返家，煎药给他服用。此时已为上午 11 时半。至下午 5 时，杜先生来电，云患儿已能坐起，然仍有痰，手脚时见抽动。6 时许，杜君又抱患儿请诊，抽风已平，温度 38.2 度。师更方如下：

川贝 3 克　防风 3 克　杏仁 3 克　天竺黄 3 克　荆芥 3克　天麻 3 克　全蝎 1.5 克　钩藤 5 克　甘草 1.5 克　薄荷 2.1克　柴胡 3 克　白芍 3 克

9 月 9 日 3 诊。服药 3 剂，热退，已无抽搐之象，惟见烦躁不安。师更方为导赤散合栀子汤加味，处方如次：

生地 5 克　木通 1.5 克　茯神 5 克　钩藤 6.5 克　豆豉 3 克　竹叶 3 克　栀子 1.5 克　天麻 3 克　甘草 1.5 克

9 月 11 日 4 诊。服方 2 剂，渐见安静，惟手足活动仍不自如。师再予更方如下：

天麻 3 克　当归 3 克　白芍 3 克　生地 5 克　钩藤 6.5克　全蝎 1.5 克　桑枝 6.5 克　贝母 3 克　茯苓 5 克

服方 5 剂，日渐恢复正常，遂止服药。

按语：《千金方》虽有小儿痫，乃热甚致痉之说，然师认为，验之临床，小儿抽风，非尽为热，亦有属寒之例：其发热在 39 度以上，热盛口干者，方可辨之为热；热度不高，在 38 度以下者，多为寒束于外，气无煦之，筋脉缺少阳气温养使然。故上述两例小儿抽风，师均摒热主寒，辨作外感风寒。尹孩抽风症轻，师析病机，符合仲景太阳痉病，然不拘无汗谓之刚痉，泥守葛根方，而选方桂枝加葛根汤。师着意：桂枝汤发挥解肌发表、调和营卫之功；令葛根能显起阴气而生津液，滋筋脉而舒牵引之长；无蹈葛根汤之麻桂合用发散，再伤津液，筋脉愈失其养之辙。故尔奏服方半剂即愈之神效。杜孩为风寒外束之重证，师初诊针药并用，群集荆、防、羌、葛、桂等多味疏风散寒之品；参伍全蝎、钩藤、天麻息风止痉和络；反佐连翘微寒，既制约风药温燥，又善清心热，而尽"主明则下安"之职。故间隔 6 小时，即收抽风已平之效。至若以后几诊，或精简祛风"编制"，增益清化痰热；或更方导赤散加味清心除烦；或养阴息风为主，佐以化痰和络，皆为老师随症灵活化裁方药艺术之体现。风寒外束致痉，特书两例于此，则今为医者，岂可不知老师用心良苦，而重热轻寒不觉返乎？

妇人不孕　子宫肿瘤

《千金方》云："妇人之病，比之男子，十倍难疗。"说明妇科疾病有专门研究之必要。因之本篇例举老师诊治经闭身肿，辨其先病为本，而见肿不治，通经治本；贫血不孕，治法堪称多善，而培养营阴，宗旨不移；后期不孕，洞晓血寒血虚，而温经补虚，力促排卵；肥人不孕，辨证痰阻胞脉，而法宗古人，治痰效佳；肿瘤不孕，判为下焦实热，而内痈论治，"巧夺天工"；湿热生瘤，熟谙标本涵义，而标本兼治，一举成功；子宫癌证，着眼发病更年，而疏肝为先，功不可泯。病例虽未按经、带、胎、产诸方面叙述，然所选的少许案例，却咸为典型突出，它可充分显示妇人病难治，斯为难中之难也；它亦可充分体现老师辨治妇人难中之难病之特色及经验也。

经闭身肿　病在血分

王某（病历 101012 号）

女，28 岁，居台北市永康街某巷某号。

1968 年 3 月 14 日就诊。婚久不孕，月经停闭年余，通身肿胀，胃脘饱闷。曾服中西药甚多，咸无功效。师通过问诊，询知先为月经停阻，后患身肿。师断定病在血分，非普通水肿病也。遂遵古人遗法，先予通经，以小调经散加减治之。

当归 3 克　白芍 3 克　茯苓 3 克　广皮 3 克　琥珀 3 克细辛 1.5 克　肉桂 3 克　红花 3 克　丹皮 3 克　牛膝 3 克麝香 0.6 克

上药共研细末（麝香后下），每服 1.5 克，1 日 2 次，姜汁温酒各少许调下。

此方服至 5 日，月经即来，经量甚多；不久，身肿亦消，未再服药；次年，怀孕生一男孩。

按语：此证经闭身肿之病机、证治，《医宗金鉴·妇科心法要诀·杂病门》早有歌括明示："血分血壅不能行，四肢浮肿病非轻，但使经通肿自散，红丹膝入小调经。"于此可见，血壅经隧，气机郁滞，水失运化，乃此证之病机；其论治不必治标消肿，沿用水肿方药，应当调经治本，为治法正道。故师宗尚古法，又遵古训"种子先调经"，先予通经，而收经调肿消种子之功。

贫血不孕　培养营阴

吕某（病历 606018 号）

女，25 岁。居台北县中和市安平路某号 3 楼。

1980 年 5 月 27 日初诊。头晕身倦，脾脏被切除，医院检查，为溶血性贫血，血小板减少，舌淡苔薄白，脉象涩少。师以气血双补，处方如次：

黄芪 15 克　熟地 13 克　川芎 6.5 克　阿胶 10 克　白芍 10 克　当归 10 克　炙甘草 3 克

6 月 13 日 2 诊。服方 3 剂，头晕较轻。停止服药已多日，现后脑痛，睡眠不良。师辨脑痛系督脉虚亏，不当误为太阳经表证，故更方左归饮加味治之。

熟地 13 克　炒枣仁 13 克　阿胶 10 克　山萸 10 克　茯神 10 克　麦冬 10 克　枸杞 10 克　怀山 15 克　炙甘草 3 克　天冬 10 克　荷叶 6.5 克　藕节 10 克　白芍 10 克

6 月 26 日 3 诊。服方 4 剂，往医院检查，血小板稍有增加，惟头又感痛，师仍以左归饮加味与之。

熟地 13 克　阿胶 10 克　当归 10 克　川芎 6.5 克　藕节 13 克　白芍 10 克　细辛 2.4 克　天冬 10 克　甘草 3 克　山萸 10 克　茯苓 10 克　怀山 15 克　枸杞 10 克　荷叶 6.5 克　仙鹤草 13 克

7 月 11 日 4 诊。服方 4 剂，头痛症瘥，往医院检查，血小板又见增加，血色素仍不足，手足觉酸。师处方如下：

仙鹤草 15 克　当归 10 克　白芍 10 克　阿胶 10 克　藕节 13 克　川芎 6.5 克　熟地 10 克　怀山 15 克　炙甘草 3

克　西党参 10 克　焦白术 10 克　荷叶 6.5 克

8 月 9 日 5 诊。血小板续有增加，血色素亦增高。

熟地 13 克　藕节 13 克　黄芪 13 克　当归 10 克　白芍 10 克　炙甘草 3 克　阿胶 10 克　黄精 10 克　仙鹤草 15 克

9 月 6 日 6 诊。身体甚安适，未往医院检查。

西党参 10 克　焦白术 10 克　阿胶 10 克　茯苓 10 克　熟地 13 克　当归 10 克　白芍 10 克　川芎 6.5 克　藕节 13 克　仙鹤草 15 克　丹参 13 克　细辛 2.4 克　炙甘草 3 克

10 月 13 日 7 诊。主诉曾检查血小板又见增加，惟月经过期未至，腰酸身疲，反恶，诊其脉象滑数。师断其有孕，遂处方如下：

西党参 10 克　焦白术 10 克　当归 10 克　法夏 10 克　茯苓 10 克　广皮 5 克　白芍 10 克　阿胶 10 克　砂仁 5 克　藕节 13 克　仙鹤草 15 克　炙甘草 3 克

11 月 4 日 8 诊。告曾往医院作小便妊娠试验，果为有孕，惟腰酸，口苦，症现胎漏现象。师更方如下：

熟地 13 克　当归 10 克　白术 10 克　黄芩 6.5 克　阿胶 10 克　白芍 13 克　藕节 13 克　竹茹 13 克　麦冬 13 克　杜仲 10 克　菟丝 10 克　仙鹤草 15 克　扁柏 15 克　砂仁 6.5 克　广皮 5 克

11 月以后曾 2 次来诊，请师处方安胎，一切正常。

按语：《景岳全书》尝云："女人以血为主，血旺则经调，而子嗣身体之盛衰，无不肇端于此"。此案虽未明言月经，然从头晕身倦、眠差、脑痛、不孕、舌淡、脉象涩少诸证，足可推断月经亦当不调也。因之，此证为营阴虚亏之证，即相当于西医贫血之病，明矣！老师针对病因，竭尽全力培养营阴,或用四物汤加味,补气寓于养血之中,以奏益气生血之用;或小营煎加减、左归饮加味,补肝肾、益督脉,以收精血相生,上聚髓海,下充血海之功;或八珍汤加味,以行气血双补之效,同时,老师以临床行之有效的经验用药,巧妙地参与其间。如遣使天冬、荷叶、阿胶、藕节,是为促使血小板增加而设;委任仙鹤草,既用它味涩收敛,止血作用甚佳之一技之长,又用它鲜为人知的调补气血之优;调用细辛,取其芳香最烈,善开结气,宣郁散滞,上达巅顶,可却头痛脑晕,内宣络脉,反佐收涩,能调血海之波之功。可见老师立法多姿多彩,旨在补益营阴;药物动静相配,着意维持血行。泉源充盈,血旺经调,又有何不孕之理?

后期不孕 温经补虚

张某(病历 112332 号)

女,27 岁,居板桥市某路 183 巷某弄某号。

1980 年 10 月 28 日初诊。月经周期不准,每月落后数日方至,婚久不孕。师宗《景岳全书·妇人规》"凡血寒者,经水必后期而至"之说,以温经汤加减与之。

熟地 13 克　当归 10 克　吴茱萸 6.5 克　桂枝 6.5 克
元胡 6.5 克　白芍 10 克　艾叶 3 克　香附 10 克　川芎 6.5 克　丹皮 10 克　茯苓 10 克　广皮 6.5 克

11 月 1 日复诊。服药 3 剂月经逾期未行,师予以景岳大营煎治之。

熟地 13 克　桂枝 6.5 克　枸杞 10 克　当归 10 克　牛膝 10 克　杜仲 10 克　炙甘草 3 克

11 月 6 日 3 诊。服方 5 剂,月经已至,经量不多,色不鲜艳。师再予以景岳新方毓麟珠治之。

西党参 10 克　焦白术 10 克　茯苓 10 克　熟地 13 克　当归 10 克　白芍 10 克　川芎 6.5 克　杜仲 10 克　菟丝子 15 克　鹿角霜 10 克　川椒 6.5 克　炙甘草 3 克

12 月 16 日 4 诊。已怀妊，腰酸，无恶阻症状。师以补肝肾、调脾胃，更方如下：

杜仲 10 克　续断 6.5 克　茯苓 10 克　菟丝子 13 克　苏梗 10 克　熟地 13 克　怀山 15 克　白术 10 克　广皮 5 克　当归 10 克　白芍 10 克　阿胶 10 克　炙甘草 3 克

按语：本案是以月经后期婚久不孕求师诊治。师洞晓病因，符合景岳血寒后期，乃"阳气不足，则寒从中生而生化失期"之说，故作血寒后期论治。师先以温经汤加减温其血寒，经仍未行；继以景岳新方大营煎补其虚，亦温其寒，经至而不鲜；再以景岳新方毓麟珠促其排卵，而致怀妊。师以毓麟珠丸剂治妇人不排卵多人，咸出现体温双相而成孕。师以中医理论分析此方：该方为八珍加杜仲、菟丝、鹿角霜、川椒组成，既温养先天肾气以生精，又培补后天以化血，并佐以调和血脉之品，诸药协作，令精充血足，冲任得养，胎孕乃成。老师治疗有序，谨守病机，不离寒、虚；勤求古训，运用古方，疗效如神。

肥人治痰　得心应手

郭某（病历 074244 号）

女，30 岁，居台北市湖口街某号。

1980 年 5 月 3 日初诊。患妇 6 年前曾怀妊 1 次，不幸小产，以后即病不孕。曾往医院检查，检查结果为输卵管闭塞，所以不能怀孕。患者闻说有不孕症病人服了老师丸药即成胎孕，故前来请师诊治。师见病人形体丰腴，遂宗"肥人多痰"古训，即作痰治，以导痰汤与之。

制南星 10 克 姜半夏 10 克 茯苓 10 克 广皮 5 克 甘草 3 克 枳实 5 克 生姜 3 片

服方 3 剂，自感舒服，又续服 10 余剂。患者欲服丸药，师亦另开六君子汤加味丸方与之。结果，丸药还未制成，她即怀妊。

按语：盖受孕机理，主要为肾气旺盛，精血充沛，任通冲盛，月事如期，两精相搏，方能成孕。今之形体肥胖，斯为痰湿特征；痰湿壅阻气机，胞脉闭塞，不能摄精成孕，斯为本病病机。故师宗尚古法，作痰论治，而令 6 年不孕患者，服导痰汤原方 10 余剂，即喜结种子，可见古人遗法，堪为正确。

肿瘤不孕 神工治痈

于某（病历 104084 号）

女，25 岁，居台北市敦化南路 390 巷 9 弄某号。

1980 年 8 月 26 日初诊。月经正常，婚后未孕，小腹有硬块，按之则痛。曾往某诊所、某医院作超声波检查，断为肿瘤，必须手术切除。是日，延师诊治。询知大便秘结，望知舌质红绛，切得脉象沉弦。脉症合参，此乃实热结于下焦故也。师遂作内痈论治，处方于后：

金银花 24 克 当归 10 克 浙贝 13 克 广皮 6.5 克 花粉 13 克 白芷 10 克 蒲公英 15 克 苏木 3 克 没药 5 克 乳香 5 克 皂刺 6.5 克 山甲 10 克 甘草 6.5 克

8 月 29 日复诊。服方 3 帖，小腹遂感舒畅，惟气流动不易排出。师以原方加桔梗 10 克、厚朴 10 克予之。

9月1日3诊。服药甚安，方未改动，续服6剂。

12月29日4诊。云服前药10余剂，小腹硬块消失。最近怀妊，经医院检查证实，请师予以安胎方药。

按语：师云：验之临床，妇人小腹突然发生疼痛，可作内痈治之，用仙方活命饮加减之，常有效验。如是肿瘤，多为经过较长时间才能长成，而且常伴见月经不调之证。本案例即为明证，师以集清热解毒、消肿溃坚、活血止痛功效于一身的仙方活命饮加减治之，而收瘤消种子之功，免于手术割治，贻患终生不孕灾难之降临。险哉！幸哉！

湿热生瘤　标本兼治

廖某（病历002230号）

女，42，居台北市诏安街某号。

1957年3月10日初诊。小腹胀痛，按之有块，月经先期量多，黄带秽臭，口渴，失眠多梦，大便秘结，经医院检查子宫生瘤，脉沉数，舌红苔白微黄。师辨证为湿热内遏，气滞血瘀，变生癥积，遂以清热利湿，行气活血，软坚消肿为务，处方如下：

连翘10克　木通6.5克　栀子6.5克　三棱6.5克　薄荷5克　木香6.5克　黄柏6.5克　海藻10克　青皮5克　槟榔10克

3月14日复诊。服方3剂，小腹胀痛减轻，黄带减少。效不更方，继服20剂，小腹胀痛症愈，按压不复感痛，再往医院检查，瘤已消失。

按语：夫用药者，当知标本。以病论之，本为病之源，即病所以起者之病因也；标为病之变，即病所以显而易见之症状也。师辨此病之本，乃湿热内遏、气滞血瘀也；病之标，乃小腹胀痛、按之有块、月经先期量多、黄带秽臭等诸多症状也。若细分辨之，口渴、失眠、大便秘结等症，亦可视之为标中之标也。标本既明，故师以《证治准绳》之解下除湿汤清热利湿，行气活血，软坚消肿；且方中巧施薄荷，非为解表而设，乃取逍遥散中薄荷有疏肝解郁之义，以此助木香、青皮、槟榔等行气散滞之力。标本兼治，根治病因，消除症状，必收全功。

愈癌之功　岂容抹杀

刘某（病历 721084 号）

女，47 岁，居台北市金门街 44 巷某号。

患者为立法委员韩中石先生之元配夫人。1953 年冬患月经停闭，周身走注窜痛，白带甚多，夜常失眠，大便干结。经台大医院切片检验为子宫癌症，并促其住院治疗，韩夫人畏怯医院手术，迟迟未去，医院曾派护士数度登门催促，皆婉谢了。后来，延师诊治。师辨析云，韩夫人时值更年之期，内分泌有所变异，生理上失去平衡，其症大便干结，腹诊坚实，系阴之匮乏及内有积滞，其全身窜痛，烦躁不眠，为风之鼓动及肝失疏泄。遂以丸汤并进。

丸方：五香丸　五灵脂 1000 克　香附 1000 克　黑丑 120 克　白丑 120 克　共研细末，半炒半生，和匀，醋泛为丸，每服 9 克。

汤方：柴胡　白芍　防风　生芪　当归　白芥子　秦艽　泽泻　豨莶草　虻虫　滑石　车前子　枣仁　栀子等味调配。

服药后，走注窜痛之象，渐渐减轻，大便亦渐渐通利。丸方只服短时即止，服后，曾排出物甚多，汤方则越数日一更，药服 50 余剂，每次所更易之药，皆不出疏肝息风润燥通络之范围。有一次，方中用虻虫与滑石包煎，服了数剂，忽来血一次，后走注之症完全消除。惟白带久不能干净，乃用一丹方，服数次亦愈。此方即用榕树须炖猪精肉。榕树须乃去湿收涩之品，载《本草拾遗》。治白带之方，为师得自一同乡老者。

韩夫人病愈之后，曾数次迁居，家中内务由其主持，偶尔消遣玩牌，有时一夜不睡而不知倦。从 1953 年至 1962 年，9 载有余，健康如常。1 年之中，间有小恙 1 次或数次，以噫气与腿膝不适之症为多。噫气用代赭石旋覆花汤加减，腿膝酸痛以归芍防芫等药配方，每次数剂即安。1961 年且全年勿药。韩先生赠匾为谢，见者多疑，咸以为是台大医院检验不确。至 1962 年底，某西医劝其服一种新的补药，先日服之，次日即下血淋淋。于此，致师之前功尽弃。后再往医院反复多次切片检验，则证实为旧病复发，1953 年之所检验者无误。韩夫人 9 年来之健康，乃师之药所维系，亦证实中药治癌之有效。

当其服补药致动血之时，正值农历岁底，俗例岁暮年初，忌求医服药。新年之初相遇，但以服药动血之事告师，而未求治，谓稍过即来就诊。后来诊，处方则功效不著。恐下血之时，癌已增剧，至此已达之不及。服药数剂后，便往医院检验，医院为其用 ^{60} 钴治疗，病反增重；后住院长期治疗，至 1964 年逝世。

按语：此证为妇人更年期病子宫癌证，师以丸汤并进治疗而获效。师令丸方五香丸消其积滞，排除毒素，命其汤方逍遥散加减，疏调肝气，平衡阴阳，且遣使润燥息风、化痰和络之品参与其间，终使病人癌愈，平安度过九载。后以误服补药复发，接受 ^{60}Co 治疗变坏而殁。诚如患者逝前对师曰："吾之癌病，服你方药，病愈 9 年，一颗补药，害吾复发，再次照 ^{60}Co，受尽苦楚，吾真后悔莫及。"逝者去矣，言犹在耳：是充满对老师治愈她病的无比感激，是真诚对中药能愈癌证的最好评价，是对误补贻害的有力控诉，还是对 ^{60} 钴治疗无能的深深哀怨。医者不能不予以反思。

外病内治验案

当前"中医要不断加强治疗内科急证"之声浪，越来越高，从某种侧面上反映出"急证，中医等不到手"之现状。此声浪，是心声，是疾呼，更是使命！在此形势下，总结整理老师外病内治若干验案，不仅因为部分为危重急证，而且从某种角度上更显得意义别具，愈加光彩夺目！篇中列举结核、肿瘤、疮疡、皮肤病、糖尿病溃疡、伤科术后病、妇科术后病等，病种之多，靡不赅备；举凡病变部位，头、颈、肢、体，无不遍及；辨析证因，虚、实、寒、热、湿、痰、火、瘀，罗列无遗。论述治法，或予解表，或予温里；或从五脏论治，疏风清肺，导赤清心，健脾化湿，疏肝、平肝，滋阴温肾；或从气血论治，益气、顺气，养血、活血、凉血、止血；或从痰瘀论治，消痰散结，化瘀消癥；凶险救治，惊心动魄，例举乳房术后病、伤科术后病、妇科术后病、红斑狼疮、糖尿病溃疡，更显老师胆识过人，学验宏富，令人注目。论治多彩，叹为观止；不越三法（消、托、补法），堪为圭臬。总之，吾等应视本篇为极其珍贵之财富，而努力研习之，彰明之！

发散表邪　结核隐遁

杨女士，1979年8月突然颈部生出许多核块，腿部足胫部亦有多颗。她为师之友人杨士豪兄之夫人，非常担心为恶性肿瘤，故于8月17日延师诊治。师凭恶风、头痛、身痛诸症，辨证感受风寒使然，遂以荆防败毒散发汗解表，祛风散寒治之。服方3日复诊，核块消散许多，用原方加减，续服6剂而愈。一日师将此事告及西医同道方中民兄，方先生谓他如遇及此病，一定要切取一块来化验证明是什么。可见中西医诊断之不同，则明显展示在我们面前：中医只要从病证分析病因，审因论治；西医则一定要从病灶着眼寻找质变，局部着手。

吴某（病历2643446号）

男，47岁，居台北市南昌街某巷某号。

1981年3月28日初诊。头右侧及颈侧生结核多颗，头上一颗，大如板栗，微见寒热，脉浮数，舌苔黄。师以荆防败毒散加味治之。

荆防败毒散6克　山甲0.8克　桃仁0.8克　白芥子0.8克　夏枯草1克

1日量，分3次食后服，配7日量。

4月4日复诊。服药7日，结核渐消，继续配服20余日痊愈。

信蔡某（病历202643号）

女，50岁，居台北市信义路三段某巷某号。

1980年6月10日初诊。右手桡骨经渠穴附近生了一个硬核，约如拇指大，请师诊治。师遂以软坚消肿化痰通络治之。

牡蛎 1 克　花粉 1 克　白蔹 1 克　山甲 1 克　玄参 1 克
贝母 1 克　白芥子 0.8 克　白芷 0.8 克

1 日量，分 3 次服。

7 月 17 日 2 诊。配服 10 余日，结核消了大半，继又在右颈部生了几个大结核，肩酸痛。是日突然发热恶寒，自感病重难于忍受，遂请师诊，要求服用比较大剂之药。师处以汤方荆防败毒散加减如下：

连翘 9 克　银花 12 克　羌独活各 9 克　柴胡 6 克　防风 9 克　荆芥 6 克　大力子 9 克　川芎 6 克　花粉 12 克茯苓 9 克　枳壳 6 克　桔梗 9 克　浙贝 9 克　薄荷 6 克　僵蚕 9 克　甘草 3 克

7 月 22 日 3 诊。服药 4 剂，寒热已退，颈上结核消散许多，患者赞曰："原不知中药能有如此好的效力"。师更方荆防败毒散加减如下：

羌独活各 9 克　川芎 9 克　白蔹 9 克　连翘 9 克　花粉 12 克　防风 9 克　大力子 9 克　荆芥 6 克　桔梗 9 克　枳壳 6 克　白芷 6 克　白芥子 9 克　银花 9 克　薄荷 6 克　山甲 9 克　甘草 3 克

7 月 25 日 4 诊。服方 3 剂，效果甚佳，颈上结核渐小；效不更方，续服 20 余剂；至 8 月 23 日，颈上结核完全消散。师始更方香贝养荣汤加减于后，以巩固疗效。

生地 12 克　当归 9 克　白芍 9 克　川芎 6 克　连翘 9 克　白蔹 9 克　浙贝 9 克　白芥子 9 克　花粉 9 克　银花 9 克　柴胡 6 克　桔梗 9 克　枳壳 6 克　甘草 3 克　香附 9 克

服方 7 剂，即止服药，共服药月余，不仅颈上结核已消，右手桡骨上的结核同时亦消。

按语：世人有谓西医长于治外科，中医长于治内科，殊不知斯种说法有失偏颇。老师曾明确指出：中医可以治外科疾病，然必须以辨证为基本方法，若治外科疾病，不知辨证，则不为正统之医师，必然不能取效。他常以痈疽例之曰：外科临床，亦分阴阳。痈为阳证，疽为阴证；治痈可用解毒清热之法，治疽则须通温，切忌寒凉之药。因之，师虽为内科医师，然运用中医辨证论治法宝，用内科方治外科病，常有出奇制胜之处。上选三例结核病案，师均运用解表之消法，以荆防败毒散加减，或参伍消痰化瘀，或增益软坚消肿而获效，即为外病内治疗效堪佳之明征也。对此神奇之效，孰能有理讥老师越俎代庖？

痰凝火炽　清火消痰

唐某（病历 002623 号）

男，7 岁，居左营建业新村某号。

1980 年 3 月 16 日初诊。患颈项结核，其外祖父胡先生为老年军官，带他往台北荣民总医院、三军总医院求治，医生咸认为此病严重，非行手术不能根治。胡先生不愿小孩手术，遂于是日延师诊治。症见颈项结核甚多，延及左右耳后之部，大如拇指，小似黄豆，推之移动；食欲不振，伴有鼻炎并发症，鼻涕稠浊。师谓此病中医旧称瘰疬，系肝火肺热与痰搏结而成，遂立清热解毒，化痰散结之法治之。

柴胡 6 克　花粉 6 克　银花 9 克　浙贝 9 克　夏枯草 9 克　山甲（炒）6 克　煅牡蛎 9 克　玄参 9 克　连钱 9 克　大力子 6 克　白芷 5 克　甘草 3 克

4 月 13 日复诊。服方五剂，结核已消三分之一左右。师方笺上嘱服 5 剂，因服之有效，患者家人又配多剂给他服下。此时结核已消去 70%，因感风邪，鼻衄，咳嗽，师更方如下：

牡蛎（煅研）9 克　桑皮 6 克　花粉 6 克　桔梗 5 克　黄芩 6 克　杏仁（去皮）6 克　薄荷（后下）5 克　浙贝 9 克　焦栀 6 克　知母 6 克　玄参 6 克　前胡 6 克，夏枯草 9 克　甘草 3 克

服方 7 剂，咳嗽证愈，结核全消。

严谭某（病历 662414 号）

女，39 岁，居台北市双城街某巷某号。

1955 年 7 月 5 日初诊。项下右边长出一大核块，上连腭骨，下及锁骨，右缺盆遮去一半，天突亦被结块掩盖；胸闷口苦，肋下时痛，小溲热痛。曾请某医诊疗半年，某医诊为甲状腺肿大，服药非但无效，结块反而增大。师判为心肝火盛，痰热内伏使然。遂以导赤散合金铃子散加味平心肝之火，通络化痰止痛治之。

柴胡 6 克　生地 12 克　木通 6 克　淡竹叶 6 克　川楝子 9 克　玄胡 6 克　枳壳 6 克　浙贝 9 克　知母 6 克　桔梗 6 克　冬瓜子 12 克　白芍 9 克　黄芩 6 克　甘草 3 克

师嘱服 6 剂，然服至 2 剂即要求更方，谓此方无效，状甚焦躁。师劝她服完 6 剂再诊，她心急欲求速效，似乎失去信心，怫然而去。服至第 5 剂，忽然大吐，吐出悉为痰涎，吐之一夜后，驱车而来，要求更方止吐。师扪其项，结块已软，边向病人阐明："药已中病，病毒将被吐出，此为可喜之事"，边处方如下：

竹茹 12 克　枳实 5 克　代赭石 15 克　法半夏 12 克　广皮 5 克　茯苓 9 克　生姜 3 片　川连 3 克　2 剂。

20 日后始再诊，欣然有喜色。告师结块已消去三分之

二，并曰："今天不要开方，请你把第一诊方重书一笺，因为原方已残缺。我仍服此张方药。"以后继续服方 20 余剂，项上结块完全消失。

二十余年来无重病，如有伤风小恙，咸来请师诊治。

按语：上选两案，亦为运用消法而获效之例也。何谓消法？为以消散方药使初发之肿疡消散，免受溃脓及手术之苦之法也。消法内容广泛，可针对不同病因病机，运用不同的方法。例如：有表邪者解表；里实者通里；热毒蕴结者清热；寒邪凝结者温通；痰凝者祛痰；湿阻者渗湿；气滞者行气；血瘀者化瘀和荣等。此两案咸以痰火为因，虽同用清火化痰之法，然治疗重心有异，方药不同，服后病瘥之状亦殊。唐案为肝火肺热，治疗以银花、桑皮、桔梗、柴胡、黄芩，偏重清泄肝肺；严案为心肝火盛，治疗以导赤散加柴胡、黄芩、白芍，着力平心肝火；唐案集浙贝、花粉、夏枯草、白芷、山甲、牡蛎、元参等味，化痰软坚，散结消肿；严案则选二母、冬瓜子、丝瓜络、金铃子散，化痰通络止痛。唐案药后核块渐消而无异常反应，严案服药大吐结块而愈。病案对比，相同若异，吾等如能认真研读，孰不令你潜移默化增添诊治阅历？

手心硬核　温里消痰

宋小姐，年二十五，右手心生硬核一颗，状如莲实，按之甚坚不痛。往医院求治，医院决定手术化验，患者不愿手术，1985 年延师诊治。症见便下稀水，1 日数行，舌软苔白，脉象缓细。师辨证为脾寒，遂以理中汤温其里寒，加白芥子 3 钱，消皮里膜外之痰。服方 10 帖，腹泻已愈，手心结核亦消。

按语：脾主运化者，乃阳之动始于温，温气得而谷精运矣。此证脾寒，必运化乏力，湿聚痰凝结于手心而成结核。此即西医所谓腺体所结之核也。师以理中汤温中祛寒治本，令消化生理恢复正常，益白芥子消痰治标，故收不须手术而病愈核消之功，堪称奇速。

养阴平肝　腕核奇验

李某（病历 404068 号）

女，47 岁，居台北市基隆路二段某号。

1978 年 1 月 2 日初诊。右手腕桡骨寸口部生一硬核，大小胜于蚕豆，质地硬如石子；睡眠不馨，咽干，口舌常生疮发痛。师辨证阴虚心肝火旺，煎液为痰使然，遂以天王补心丹合逍遥散加味治之。

丸剂：西洋参 30 克　生地 60 克　酸枣仁 30 克　浙贝母 30 克　当归 60 克　白芍 60 克　广皮 30 克　桔梗 30 克　甘草 30 克　玄参 60 克　麦冬 60 克　茯神 60 克　远志 30 克　柴胡 30 克　佛手 20 克　砂仁 20 克　菖蒲 20 克　薄荷 15 克　柏子仁 60 克　天门冬 60 克　白芥子 30 克　正川连 20 克　丹参 30 克　枳壳 20 克　白术 30 克

上药研末为丸如梧桐子大，早晚每服 50 丸。

3 月 3 日 2 诊。睡眠改善，腕上结核消去 50% 左右。仍以丸剂，效不更方。服完，手腕结核消散。

刘蒋某（病历 721043 号）

女，48 岁，居台北市景美育英街某巷某弄某号。

1978 年 2 月 2 日就诊。右手腕桡骨上接近拇指根部生一硬核，如半弹子大，历时很久，按之不痛，推之不移。平素并无所苦，只是时而忧虑会变成恶性肿瘤——癌症，故延师诊治。该病者夙有糖尿病史，时而血压会突然升高，且请师诊治多年，故师以阴虚火旺论治，六味地黄丸加味与之。

六味地黄丸 4 克　柴胡 0.6 克　白芍 0.6 克　贝母 0.8 克　钩藤 0.6 克　菊花 0.6 克　白芥子 0.8 克（用顺天堂科学中药）

1 日量，分 3 次服。

上方一次配 10 日，服方 10 日，疗效出乎意料之外：手腕桡骨部硬核消失。

按语：上选两案，皆以养阴平肝之法治疗手腕桡骨部硬核，而获奇效。李案，师凭咽干、口舌生疮，判为阴虚，据心烦、睡眠不良，辨为经绝期心肝火旺所生诸症；刘案，师以糖尿病宿疾，认定阴虚之体，假血压时而突升，明断肝阳上亢。故治法一以天王补心丹合逍遥散加味养阴平肝，而兼清心安神；一以六味地黄丸加柴胡、白芍、钩藤、菊花滋养肾阴，平潜肝阳；且两案均以贝母、白芥子消痰。盖阴虚为本，火旺、阳亢为标，痰核则为标中之标，因之，两案治疗，标、本、标中之标，尽在其中，构思周全，焉能不显奇功？

肘生硬核　顺气化痰

金某（病历 801067 号）

男，65 岁，居台中市练武路某巷某号。

1981 年 6 月 10 日初诊。左肘外廉生一硬核，大如荸荠，不痛不红。师以五香连翘汤加减治之。

连翘 9 克　母丁香 3 克　木香 4.5 克　青皮 4.5 克　陈皮 4.5 克　浙贝 9 克　香附 9 克　蒲公英 15 克　苏木 3 克

莪术 3 克　甘草 3 克　苏叶 9 克　白芥子 6 克

服方 20 余帖，硬核全消。

按语：师曰：临证之际，遇有此等硬核，千万不可轻忽。老师在 20 年前，曾诊治一位名唐诗的患者，肘弯内生一硬核，如一初生之笋，病患初不介意，结果变为皮肤癌。吾等当引以为戒。同时，师又云：古人治慢性外证，多用气分之药，如治乳岩用十六味流气饮，治疮疡毒气入腹用五香汤，咸有良效。师此案拟方，亦法前人之经验，多气分之药，而收硬核全消之功。因之，吾辈当遵师教诲：应该深层研究气分药何以能愈硬核之课题。谦虚恭谨，学无止境，乃吾师风范。

腿胫结核　疏风凉血

施某（病历 082141 号）

女，14 岁。

1980 年 10 月 4 日初诊。病患缘于一时头痛发作，请师诊治。就诊之际，云及腿胫肌肉结核累累，历时很久，伴见皮肤红痒之症，自以为此病当属难治之外科疾病，非中医力所能及。师予疏风凉血处方兼治。

荆芥 6 克　防风 9 克　川芎 6 克　豨莶草 12 克　生地 9 克　当归 9 克　银花 12 克　蝉蜕 5 克　苦参 9 克　丹皮 9 克　赤芍 9 克

11 月 10 日 2 诊。服方 3 剂，头痛减轻；续服 3 剂，头痛证愈，皮肤红痒减轻，腿上肌肉结核似无进步，遂止服药。越 10 余日，发觉结核有略消迹象，再请师诊。师更方如下：

生地 9 克　苦参 12 克　荆芥 6 克　当归 9 克　丹皮 9

克　防风9克　公英15克　赤芍9克　苏木（锉）5克　甘草3克　银花9克　川芎6克　蝉蜕3克

11月15日3诊。肌肉中结核消去许多，仍守原法：

生地9克　苦参12克　蒲公英15克　苏木（锉）5克　银花12克　白芍9克　当归9克　川芎6克　丹皮9克　荆芥6克　防风9克　浙贝9克　甘草3克

11月29日4诊。前方略增一二味：

蒲公英15克　金银花12克　生地9克　浙贝9克　苦参9克　荆芥6克　当归9克　白芍9克　防风9克　丹皮6克　苏木3克　山甲炒6克　川芎6克　甘草3克

12月9日5诊。腿膝肌肉中结核消去80%。师再予更方，增益软坚消痰、消肿散结之品。

穿山甲6克　白芥子6克　蒲公英15克　浙贝母9克　苏木（锉）5克　银花12克　花粉9克　连翘9克　海藻9克　荆芥6克　防风9克　大力子6克　川芎6克　当归6克

12月19日6诊。肌肉中结核全消，因感冒发生咳嗽头痛等症，师处方如下：

全瓜蒌9克　杏仁（去皮）9克　白芥子6克　桑白皮9克　桔梗6克　连翘9克　浙贝9克　枳壳6克　甘草3克　前胡6克　荆芥6克　防风6克　白前6克

按语：此案为腿胫肌肉结核症，师初诊辨证为风邪血热郁滞肌肤，故用疏风散滞，凉血解毒之法，即见疗效；后来几诊，或扩充清热解毒之队伍，或增益软坚消痰之兵力，乃为"宜将剩勇追穷寇"，促进早日病愈之策略。于此可征：外科病证，也和内科病证一样，病因分内外，治疗分寒热虚实，事医者，若能做到辨证论治，自然可以发生良好疗效，至当不移。

乳房结核　解郁疏肝

沈某（病历 341133 号）

女，49 岁，居台北市仁爱路某号。

1980 年 4 月 7 日初诊。患乳房结核，初系一小核，渐渐长大，成为三指大一块，重按之觉痛。向医院求治，医院认为须手术切除，沈女士不愿接受手术治疗，是日延师诊治。患者伴有胸闷气滞，嗳气频频，脉弦而沉，舌苔薄白诸症。师辨证为肝气郁结使然，遂以柴胡疏肝散加味治之。

柴胡 6 克　川芎 9 克　香附 9 克　青皮 5 克　白芍 9 克　浙贝 12 克　夏枯草 12 克　牡蛎粉 12 克　丹皮 9 克　瓜蒌实 12 克　当归 9 克　炒山栀 5 克　广皮 5 克　甘草 3 克

4 月 12 日 2 诊。服方 5 剂，胸闷已除，师以紫根牡蛎汤加减与之。

牡蛎 15 克　白芍 9 克　广皮 5 克　当归 9 克　银花 9 克　公英 9 克　川芎 6 克　紫草 12 克　浙贝 9 克　黄芪 9 克　青皮 5 克　夏枯草 9 克　甘草 3 克

4 月 18 日 3 诊。服方 3 剂，乳核稍消，师更方如下：

柴胡 6 克　白芍 6 克　蒲公英 9 克　当归 9 克　紫草 9 克　升麻 2.5 克　川芎 6 克　黄芪 9 克　白芷 6 克　银花 9 克　牡蛎 12 克　青皮 5 克　甘草 3 克

5 月 9 日 4 诊。服方 4 剂，乳房结核完全消散，即停服药。是日因月经先期而至，头痛求诊，师以逍遥散加减予之而愈。

柴胡 9 克　钩藤 12 克　蔓荆子 9 克　当归 9 克　白芍

12克　白芷9克　川芎6克　天麻6克　白术6克　丹皮9克　栀子6克　甘草3克

按语：本症为慢性乳房结核，病因为肝气郁结，因之，伴见气窜胸胁，嗳气不休等症。此证可能发展为乳癌恶疾。验之临床，常见乳癌是由小而大，由不痛而痛，历时甚久，慢慢演变而成。吾等不当轻忽，铸成大错。本案治疗，师初诊以柴胡疏肝散疏其肝气，令肝气条达，药方始得专向而攻之。二诊取法日本汉医治乳癌之法，以紫根牡蛎汤加味，然收效尚嫌缓慢。三诊用逍遥散合紫根牡蛎汤加减，清热解毒，疏肝解郁并进，四剂即使乳房结核完全消失，堪谓神效。古人治乳疾，恒用疏肝之方，实践证明：此为至真大法。

救治险证　废补主攻

黄某（病历448027号）

1956年生产满月之后，右乳房结块肿大，向某医院求治，服药未能消散，致整个右乳房化脓，医院手术排脓，从乳房左右两侧及下方开刀，左刺二孔，右刺二孔，乳下刺一孔，将脓排出。斯时以为可以等待收功痊愈。孰知越几日，右乳房又化脓，胀痛难忍，只得又去医院求治。医院将5个刀口切开，又挤出多量脓液。后又如此反复多次：化脓排脓，排脓后又化脓，又手术排脓，接二连三，无法结功。

一日，患者在某晚报上发现一条祖传秘方治疗乳疾之广告，即按地址求治于某先生。某先生断为虚证，开方用药，价格昂贵，其中用了高丽人参。患者买一剂回家，煎服更痛。黄女士之丈夫罗先生，为湖南人，他欲觅一同乡医师试试，结果求师诊治。

师凭右乳房红肿而痛，脓出后硬块坚实，断之热毒有余，摒弃疮痈外证，溃脓之后即当用参芪内托之常法，遂处方药清热解毒。

金银花 30 克　蒲公英 30 克　山甲 9 克　皂刺 9 克　连翘 25 克　瓜蒌实 12 克　白芷 6 克　甘草 6 克　当归 15 克

水煎服。

上方嘱服 4 剂，并嘱多买药棉。师告患者服药后必有大量脓水排出，每日用消毒棉包裹吸收脓水。至第四日来复诊，据告脓出甚多，望之乳肿较小，已能身着旗袍，然核块仍多且大。师更方如下：

金银花 15 克　白芷 9 克　夏枯草 9 克　川芎 9 克　当归 12 克　瓜蒌实 12 克　蒲公英 15 克　甘草 9 克

服方 10 余剂，乳房左右两侧刀口渐收，然下方之一个刀口，非但不收敛，且长一颗胬肉，形似一枚大花生仁垂着，色泽乌紫。师参考多种妇科书籍，咸谓此为险证，不易治疗。结果，师思以蛋黄油试治，遂告之蛋黄油煎制方法，嘱她自煎蛋黄油搽之。十余日后，胬肉果然消失，五个刀口均收口痊愈。

按语：外科治疗，托法亦为常用之法。何谓托法？即为用补益气血之药物，扶助正气，托毒外出，以免毒邪内陷之法也。此法适用于外疡中期，正气不足，邪毒甚盛，正不胜邪，不能托毒外达，疮形平陷，根脚散漫，难溃难腐之虚证。如毒气盛而正气未全衰者，可用透脓之药，促其早日脓出毒泄，肿消痛减，以免脓毒旁窜深溃。此案脓溃之后，如脓稀似水，无痛消肿，用参芪或归脾补托，当为的对，然前医以专用秘方为长，殊不知竟视而不见红肿热痛、硬块坚实之热毒有余实热之症，投之参芪，犯实实之过，致病增剧。老师着眼辨证，脓出之后，仍不忘解毒清热，仅以当归一味补血扶正；同时，末诊面对一个疮口不敛，且生乌紫胬肉，诸书皆判为险证，师胆识过人，自创以蛋黄油外用，而化险为夷，竟收全功。

拨乱反正　挽救至虚

洪某（病历341857号）

女，49岁，居台北市双和街某号。

1980年1月5日初诊。1979年患乳房结核，向台北市广州街某医院求治，医院给予手术治疗，将结核切除。手术之后，结核又复增生，再行手术切除。术后疼痛化脓，患者苦楚难忍，医院给予第三次手术，此次不但切去腐肉，也切去了骨头。结果，创口腐烂益甚，脓稀如水，愈出愈多，致昼不思食，夜不成眠，大便秘结。至此，医生表示还须手术，患者闻之万分恐惧。有人见此深表同情，劝其改请中医诊治，且推荐老师。是日来师诊所请诊。师分析证情：患者经过3次手术，体虚已甚，其溃烂疼痛，悉为因虚而发，如实行第4次手术，后果实不可想象。师处方人参养荣汤加味治之。

西党参9克　北黄芪15克　当归9克　白术9克　熟地9克　远志5克　茯神9克　广皮5克　肉桂3克　五味子3克　白芍12克　银花12克　乳香5克　炙甘草3克　生姜2克　大枣3枚

1月7日复诊。服方2剂，创口痛减，夜能入睡，大便甚畅，创口脓液排出甚多。师更方益气养荣汤加减治之。

西党参9克　黄芪15克　当归9克　浙贝9克　乳香

没药各5克　香附9克　桔梗9克　白术9克　茯苓9克
广皮5克　川芎6克　炙甘草3克　银花15克　白芍9克
熟地9克　白及5克

1月10日3诊。脓液减少，昨日脓中曾排出碎骨，疼痛减轻，处方仍守前法，方无增减。

1月13日4诊。昨日因有感冒，微见寒热，且口苦，师更方如下：

西党参9克　生黄芪15克　金银花15克　熟地12克
白芷6克　茯苓9克　广皮5克　当归9克　柴胡6克　黄芩6克　半夏9克　浙贝9克　香附9克　白芍9克　甘草3克

1月15日5诊。寒热已退，脓液未净，乃用托里消毒法，处方如下：

西党参9克　银花15克　生芪15克　当归9克　白术9克　茯苓9克　白芍9克　桔梗9克　浙贝9克　炙甘草3克　川芎6克　白芷9克　皂刺6克　乳香5克　没药5克

1月20日6诊。仍用前方，未予增减。

1月24日7诊。疼痛渐止，脓液亦甚少，惟胸紧如被缚。师处方促其生肌收口，药物如下：

潞党参9克　当归9克　黄芪15克　鹿角胶9克　白芍25克　桔梗9克　浙贝9克　白芷6克　茯苓9克　白术9克　川芎6克　白及6克　皂刺6克　炙甘草3克

2月2日8诊。前方服后甚适，乳房已不痛；惟肩臂夙有风湿痛证，此时风湿之痛乃显。师再更方如下：

西党参9克　白术9克　茯苓9克　当归9克　炒枣仁12克　鹿角胶9克　苏梗9克　防风9克　广皮5克　香

附 9 克　白芍 9 克　独活 6 克　秦艽 9 克　炙甘草 3 克

　　2 月 7 日 9 诊。乳房创口已收敛，惟全身关节疼痛，微觉口干，下面为最后一笺处方：

　　熟地 12 克　当归 9 克　黄芪 12 克　乳香 5 克　没药 5 克　白芍 12 克　鹿角胶 9 克　白芷 6 克　川芎 6 克　花粉 12 克　麦冬 9 克　炙甘草 3 克　秦艽 9 克

　　1981 年 4 月 5 日，师曾往患者家里访问，患者乳房创口愈合，至今正常，惟肩臂仍痛，因节省金钱，不愿继续服药治疗。

　　按语：外科治疗有三法，即消法、托法、补法。消法、托法前已论及。何谓补法？师曰：为用补养方药，恢复其正气，温养其营血，使疮口早日愈合之法。此法适用于溃疡后期，毒势已去，精力衰惫，元气虚弱，脓水清稀，疮口难敛者；然邪气尚盛，热毒未尽者，切勿遽用补法。老师结合本案又曰：乳房结核或生痈疽，为妇科常见之病，以不行手术，服药消散为上治；若已化脓，要顾及患者之元气。溃后热毒已出，而元气亦随之而走泄，故治溃脓之方，多兼用参芪归芍等药，补其气血。脓稀者补药尤宜多用重用，如溃后用药，只单纯地注重解毒消炎，溃烂必日甚，是因元气日衰之缘故。所以，治痈疽疮毒脓溃是一关键，此时，用药得宜，不但已腐之脓液，可以顺利排出，而新生之肌肉，可以迅速生长。师之教诲，即可视为本案论治之依据。此案为乳房结核经多次手术，致成元气虚羸，而发生溃烂疼痛、脓液清稀、创口不敛之证也，故师以补益气血贯彻始终，解毒排脓寓于其中之补法为主，兼用托法治之，而收纠正手术致虚之错，恢复正气抗病本能之效。

湿热结瘤　三妙显功

冷某（病历 381339 号）

男，51 岁，居台北市泰顺街某号。

1975 年 10 月 29 日就诊。两下肢静脉结瘤，静脉突起如指粗，弯曲似曲鳝多条缠绕。师谓下肢静脉成瘤，病因不外湿热一端，遂爰处方三妙丸加味，以清热燥湿为务。

防己 10 克　茯苓 10 克　广皮 5 克　木瓜 10 克　牛膝 10 克　黄柏 6.5 克　槟榔 10 克　苍术 6.5 克　甘草 3 克

患者为师之老友，处方给他，起先只服 2 剂，未见大效；然他对老师诊治很有信心，未来复诊，自己再向药店配购 4 剂，继续服下，结果突起之静脉消失。至 1978 年，他致书给师云：弟前患静脉瘤，承处方治疗，先服 2 剂，功效不显。后再服 4 剂，病已痊愈。感铭五中，现弟患胃酸过多，兄是否可治，敬希示复为幸。

髋部生瘤　养血活血

陈某（病历 752935 号）

男，27 岁，居台北市牯岭街某巷某号。

1976 年 7 月 10 日就诊。患者于一年前，臀部大转子骨，被人骑自行车撞伤，虽然疼痛，亦未曾诊治。一年以后，感觉疼痛愈加严重，才往医院求治。医院 X 光摄片，云为大转子骨旁生一血瘤，须手术切除。患者畏惧手术，请师诊治。师辨证血瘀，遂以四物汤加味，养血活血治之。

生地 12 克　当归 9 克　白芍 9 克　川芎 6 克　山甲 9 克　桃仁 9 克　红花 5 克　莪术 6 克

服方 5 剂，疼痛减轻，自己又加服 5 剂，疼痛如失。再往医院检查，X 光摄片，血瘤消失。

鬓边血瘤　消瘰化瘀

单孩（病历 665015 号）

1 岁，居日月潭胜利路某巷某号。

1977 年 2 月 15 日初诊。右鬓发内长一黑色血瘤，似一片瓜子贴着，扪之，约比瓜子厚一倍以上，是生在肌肉之内。此孩曾由家长抱往医院诊察，医院认为生瘤之地方为太重要，不能轻易开刀割治。因闻听陈姓朋友谓师可治血瘤，故来信请求师处方治疗。师回信嘱抱患儿来诊断，当后议治。师辨证此血瘤，为痰瘀结成，亦属瘰疬之一种，遂以《医学心悟》消瘰丸加味治之。

牡蛎 1 克　贝母 1 克　玄参 1 克　红花 0.6 克

上为提炼中药，1 日量，分 3 次服，配 10 日

2 月 25 日复诊。服药 10 日，血瘤消去过半，再配药 10 日，服未终剂，血瘤完全消失。

按语：消瘰丸方见《医学心悟》，与《疡医大全》之消瘰丸不同。该方由牡蛎、贝母、玄参三药组成。方中贝母消痰散结，牡蛎软坚散结，玄参滋阴降火。三药均能散结消肿，药性均属寒凉，合用可使热清痰化，瘰疬自消。故陈修园氏亦甚赏识此方，谓治瘰疬之良方也。老师予本方加红花者，为增其化瘀之长。斯时痰瘀尽去，何患血瘤不消乎？

口糜顽疾　改弦八珍

洪某（病历 341818 号）

男，25 岁，居台北市吴兴街某巷某弄某号。

1980年11月28日初诊。患口疮5载，口干舌裂，心悸，失眠，目涩，倦怠乏力，舌苔薄白，有时苔黄。服消炎药甚多，已不知其数，毫无功效。是日延师诊治，师断为虚证，以清热补血汤治之。

生地9克 当归9克 白芍9克 麦冬9克 川芎6克 柴胡6克 丹皮9克 玄参9克 五味子1.5克 黄柏5克 知母6克

12月1日复诊。此为古方，出自《万病回春》，日本汉医学家极称道其功效。服方3剂，病不少减，乃未能恰合病情故也。师翻然更方，以八珍加黄芪、枸杞治之。

西党参9克 白术9克 熟地12克 黄芪9克 枸杞9克 茯苓9克 当归9克 白芍9克 川芎6克 炙甘草3克

12月15日3诊。服方3剂，功效显著，口疮60%好转。师以原方增益山萸、怀山、丹皮，即为八珍、六味合方加减：

西党参9克 白术9克 白芍9克 熟地12克 茯苓9克 川芎6克 当归9克 黄芪9克 炙甘草3克 枸杞9克 怀山12克 山萸9克 丹皮6克

12月18日4诊。服方3帖，口疮近愈，睡眠较好，惟觉胸闷。为患者脾虚不宜用地、萸之辈。师更方如下：

西党参9克 当归9克 枳壳5克 白术12克 茯苓9克 广皮3克 炒枣仁15克 龙骨9克 菖蒲6克

12月25日5诊。口疮痊愈，睡眠亦有进步，惟仍有心悸征象。师以前方加减与之。

西党参9克 白术9克 茯苓9克 黄芪12克 白芍9克 当归9克 远志5克 怀山15克 龙骨9克 菖蒲6

克 丹参9克 炙甘草3克 枣仁15克

12月30日6诊。服上方后，胸闷渐宽，心悸、睡眠咸较安，服下方而痊愈。

西党参12克 牡蛎15克 龙骨9克 桂枝5克 茯苓9克 炒枣仁15克 菖蒲5克 磁石（研飞）12克 炙甘草6克 小麦15克 大枣4枚

按语：口糜之症，多由阴虚阳旺和脾经湿热内郁，久则化为纯热，热气熏蒸胃口使然，此即《内经》："鬲肠不便，上为口糜"之谓也。此症缠绵5载不愈，印证口干舌裂、心悸失眠、目涩诸症，故师一诊判为阴虚火旺，而以《万病回春》清热补血汤治之。然而药后，病不少减，便引起老师反思，合参身倦乏力，舌苔薄白或黄，重新辨证为脾虚生化乏源，水津不能上承于舌，营阴不能上荣于心，阴血不能上濡清窍使然。论治翻然图新，弃养阴清热，而改弦更张气血双补，故收效明显。继之及时发现胸闷，判定脾虚非地、萸之辈所宜，师亦随之更方，使之日臻完善。口糜愈后，即以归脾汤加减着力专治心悸、失眠，而收全功。老师立足辨证，勇于承认己错，无私传教后人，令吾感动之至；时刻思求经旨，畅发前人未发，治疗主次有序，催吾不懈学习。

湿热疱疹 苦温清化

彭某（病历421249号）

1977年12月10日初诊。右肋部发带状疱疹，发热恶寒，舌苔白厚微黄，患者平日嗜酒。师诊为热邪内状，感受寒湿，卒然发于肌表使然，遂以疏风解表，清热祛湿治之。

246

羌活9克　白芷9克　黄芩9克　防风9克　薄荷6克　生地9克　红花3克　葛花9克　甘草3克　苍术6克　细辛2.5克　公英12克　皂刺6克

12月12日复诊。服方2剂，疱疹略见消退，惟胃感胀满，食欲不振，大便结。师谓此乃湿邪遏伏，热不得发越故也。更方如下：

连翘9克　藿香9克　佩兰9克　羌活9克　防风9克　栀子9克　丹皮9克　葛花9克　银花12克　砂仁6克　枳壳6克　甘草3克　广皮5克

12月15日3诊。疱疹红色减退，舌苔仍厚，乃湿邪留滞不去使然。师再予更方治之。

茵陈12克　苍术6克　薏苡仁9克　茯苓9克　枳实5克　竹茹12克　姜半夏9克　川连3克　佩兰9克　白蔻3克　橘红5克　焦栀6克　黄芩6克　藿香9克　杏仁9克

12月19日4诊。服方4剂，舌苔已薄，然未化净；疱疹淡白不红，仍感灼痛，大便通而不畅。湿重于热，湿热内遏，不易清化，师遂以苦温之法，清化湿热。

苍术9克　黄芩9克　茯苓9克　连翘9克　藿香9克　川连3克　佩兰9克　橘红5克　槟榔9克　草果3克　法半夏9克　杏仁9克　石菖蒲6克　枳壳5克

12月22日5诊。服方3剂，舌苔渐退，大便畅通，胃纳已开，惟疱疹虽渐消，然尚有余痛，再以清化湿热治之。

连翘9克　藿香9克　银花9克　栀子9克　佩兰9克　槟榔9克　草果5克　丹皮9克　银花9克　葛花9克　橘红5克　六一散12克

12月27日6诊。服方5剂，带状疱疹，已经脱屑，痛已轻微，甚感疲倦。师以托里消毒饮加减，养正并清余蕴。

西党参9克　银花15克　连翘9克　白术9克　当归9克　茯苓9克　黄芪9克　白芍9克　花粉9克　皂刺6克　川芎6克　甘草5克

12月30日7诊。服方3剂，疱疹全无疼痛，精神好转，师用归芍六君子汤加味以善其后。

西党参9克　白术9克　茯苓9克　广皮5克　当归9克　白芍9克　炙甘草5克　银花9克　花粉9克　黄芪9克

按语，湿邪黏滞，与热相搏，必胶结难去，须长时间治疗，方可成功。本案为湿重于热带状疱疹之症，其治疗可足以证明之。师先疏解在表之寒湿，清泄内伏之热邪；继之，凭胃脘胀满，食欲不振，大便闭结，而作湿遏热伏，以苦温清化论治；以后，治法大要坚定不移，然时刻视舌苔之厚薄、胃纳之增减、大便之通畅，以辨湿邪之进退，而选将士之刚柔，变更方药。同时，明知疱疹脱屑，大功告成，然仍清剿残余，运筹扶养正气，清除余蕴之策略，选方托里消毒饮加减，继续巩固战果；最后，以归芍六君子汤加味善后，乃不忘"居安思危"，委任银花、白芷留守，防止死灰复燃。由此可见，诊治全程：清扫外围，整治内患，重新图治，步步为营，诚如一场比智比勇军事之演习，吾等从中，必然获益匪浅！

肤痒火燎　泻白清肺

孙某（病历124922号）

男，48岁，居台北中和县中和乡安街某巷某弄。

1979年6月21初诊。患顽固性湿疹，瘙痒成片，常起皮屑，数年不愈。是日延师诊治，以消风散与之，服方4剂，功效不著。

6月26日复诊。师以切诊，触扪皮肤，发觉其病有特殊之处，痒时皮肤热如火燎。师凭热之感觉在皮肤之上，铭记"肺主皮毛"古训，辨证肺热，遂立清肺之法，拟方泻白散加味：

桑白皮9克　地骨皮9克　桔梗9克　连翘9克　黄芩6克　枳壳6克　炒栀子6克　麦冬9克　杏仁9克　知母6克　浙贝9克　蚕砂9克　丹皮9克　甘草3克

6月30日3诊。服方3剂，大效：皮肤已不甚觉热，痒减80%。惟皮肤略觉干燥。更方仍以泻白散加味：

桑白皮9克　地骨皮12克　连翘9克　黄芩6克　栀子6克　桔梗9克　蝉蜕5克　知母6克　浙贝母9克　杏仁9克　芦根12克　麦冬9克　丹皮9克　枳壳6克　六一散6克　蚕砂9克

7月5日4诊。服药后，皮肤已不甚痒，惟疹痕甚红，未消，小溲觉热，师于前方去贝母、杏仁，加红花3克，苡仁9克，黄柏6克，嘱服3剂。

7月8日5诊。疹痕渐消，小便亦不觉热。师于前方去黄芩、栀子、黄柏等苦寒之味，加麦冬、生地、大力子、茯苓等味，药后病瘥。

1980年12月因感冒就诊，告以皮肤病愈后未再复发。

按语，本案为数年不愈顽固性皮肤瘙痒之证。师初诊投消风散，疏风清热，除湿止痒。虽效不著，然病在表，毋庸置疑。二诊凭皮肤热如火燎，热在肤上，辨证肺热。辨证精细，思求经旨，跃然纸上。其论治，反思前药功不显著，深明消风散虽有石膏、知母清泻肺胃，然疏风除湿太过，清泄肺热欠专。今以泻白散增知、芩、浙贝、连翘、山栀等味，以扩大原方清泄肺热之阵容；益枳、桔升降相伍，助长开宣肺气之功用；加丹皮和血、生血、凉血，善治血中之伏火，故疗效大为改观。后来几诊，既未持"效不更方"之定论，而方药随症有所增减，又未离清泻肺热之宗旨。总结经验，化裁方药，变不离宗，吾应遵循。

老师宗尚"肺主皮毛"经旨，从肺论治外病，除上例外，其他治验案例亦颇多，兹再举一二明之。师曰：面部之疾患，很多可按肺热治疗。如面庞之青春痘，可用桑皮、枇杷叶、地骨皮、黄芩等味清泄肺热，脾虚者加四君，火盛者加银花。又如，某女士面部长黑色扁平疣，状似贴上一片片海带，师以六味丸、玉竹、麦冬、桑皮、苡仁，服药两月而愈。方中遣药麦冬、桑皮，即因两药入肺，肺主皮毛之故也。从此例可以看出，老师为吾等又总结出肺肾两治外病之法，那么，引申之，"从肾论治"，亦可成法，实践确是如此：老师曾以六味丸治愈前来听课某先生面部赘疣之病。理论指导临床，临床又发展理论，循环往复，推动医学进步。

狼疮须补　凉破血慎

官某（病历 307721 号）

女，28 岁，居台北市和平东路某巷某弄某号。

1981 年 4 月 9 日初诊。红斑性狼疮，关节酸痛，小便含红细胞甚多，血小板缺少；舌淡红，苔薄白。师以补血、凉血、止血、驱风胜湿治之。

黄芪 12 克　当归 6 克　白芍 9 克　藕节 9 克　茯苓 6 克　阿胶 9 克　草薢 9 克　防风 9 克　丝瓜络 3 寸　仙鹤草

15 克　苍术 5 克　白术 5 克

4 月 18 日复诊。患者为某医院之服务人员，服药 4 剂，大有起色，筋骨酸痛减轻，血小板增加，师得悉此况，为之欣然。缘于刻诊筋骨酸痛已愈，小便中含红血球尚多，师旨在凉血，遂减去防风等药，处方如下：

生地 12 克　藕节 12 克　萆薢 9 克　天冬 12 克　丹皮 9 克　仙鹤草 15 克　茜草 6 克　阿胶 9 克　赤芍 9 克　秦艽 9 克　甘草 3 克

4 月 28 日 3 诊。服方 7 剂，谓血小板继续增多，惟感腰酸痛，本届月经量多。师已明此症不能过用凉血之误，遂更方景岳惜红煎加减与之。

熟地 12 克　阿胶 9 克　怀山 15 克　川断 6 克　茯苓 9 克　白术 9 克　白芍 9 克　萆薢 9 克　地榆炭 9 克　砂仁 5 克　五味子 2 克

5 月 7 日 4 诊。服方 3 帖，自觉甚安，以原方略予增减治之。

6 月 6 日 5 诊。师改方左归饮加味，处方如下：

熟地 12 克　山茱萸 9 克　怀山 15 克　枸杞 9 克　阿胶 9 克　藕节 12 克　茯苓 6 克　白术 9 克　萆薢 9 克　白芍 9 克　当归 6 克　甘草 3 克　仙鹤草 15 克

嘱服 7 剂，服后进步更好。

按语：红斑性狼疮，目前西医尚无可靠疗法，普通用皮质激素，疗效均不理想。师面对此证，发挥中医"辨证论治"之长，初诊因证设方，命当归、黄芪、阿胶、白芍补血，令仙鹤草、藕节凉血止血，遣二术、防风等诸药驱风胜湿，而奏血小板增加、筋骨痛瘥的大有起色之效；继之又以惜红煎、左归饮加减，使疗效更有进步；最后总结出治疗该病"须用补养，慎用凉血破血之经验，无疑对吾中医如何治疗红斑性狼疮探索出一条新的途径。

消渴溃疡　攻补兼施

张君（病历 6331 号）

男，60 岁，中国医药学院董事会干事。

1987 年 10 月 6 日初诊。患糖尿病多年，近忽感染带状疱疹，热极致左背部生脓疡，溃烂一孔约有三指大，灼痛似火燎，彻夜不眠。住中国医药学院附属医院 7 楼，用消炎剂甚多，溃孔日见扩大，有不可收拾之势。是日，推派师往会诊。患者气乏语言无力，口渴，大便不畅，舌质胖大，脉洪数无力。师认为此证基本属虚，然带状疱疹，为滤过性病毒，由传染而来，热毒甚厉，遂以四妙勇安汤加味治之。

银花 1 两　玄参 1 两　黄芪 1 两　升麻 2 钱　花粉 5 钱
当归 4 钱　山药 1 两　丹皮 3 钱　龙胆草 2 钱　赤芍 4 钱
柴胡 2 钱　薄荷 2 钱后下　甘草 2 钱

服方 7 帖，带状疱疹渐消，疮口流水减少，肌肉腐势已止，疮口未继续扩大，疗效大有增进。第一、二帖曾有龙胆草，红肿虽大减，因患者甚虚，不能多用苦泄，用 2 剂即止。同时，师叮嘱主治医师不能用抗生素，因为此病为大虚证，抗生素性寒，有损元气故也。有一护士以为不用抗生素，不能抑制炎象，偷用一次，师知道即严词制止。第 2 次处方如下：

黄芪 30 克　山药 30 克　银花 30 克　花粉 18 克　玄参 30 克　当归 15 克　赤芍 12 克　丹皮 9 克　白及 9 克　白术 12 克　茯苓 12 克　甘草 6 克

252

11月19日3诊。服方7剂，带状疱疹红退，疱已消失，溃孔稍见缩小。溃疡炎势已减，即进一步用补法，略兼解毒清热和血，其方如下：

西党参15克　黄芪30克　白术9克　山药30克　玄参15克　银花15克　丹皮9克　花粉15克　白及9克当归9克　茯苓9克　鹿胶9克　甘草4.5克

服上方后，溃孔更见缩小。医院某医师会诊，建议在身上另一处切皮补贴溃孔，以便收口。师谓不必，服中药很快即会收口。后服药20余帖，溃孔即痊愈合。此一大症，治愈为时不到两月。最后所用处方如下：

西党参15克　北黄芪30克　山药30克　白术12克当归12克　茯苓9克　花粉15克　白及9克　鹿胶9克白芷9克　桔梗9克　浙贝9克　香附9克　甘草6克

按语：糖尿病溃疡为难治之症，西医常用手术治疗，将患者溃疡之肢体截除，但效果不理想。中医治疗此病用治本之法，补养气血，常显卓效。然师之经验：认为糖尿病溃疡，多是由兼症所诱发，虚固宜补，然蛮补仍非善治之法，如不去其病邪，仍难转危为安。此案为糖尿病溃疡最为凶险之病，如初期师不予银花、花粉、玄参等清热解毒，病势不能减轻，补亦徒然，同时，如不予黄芪、山药、当归等大补其虚，溃疡必日益溃烂，终将危及生命，故老师采用补虚扶正与清热解毒并施之法，而奏化险为夷于顷刻之效。

曾君，男，70岁。

夙有糖尿病患，缘于大便秘结。采用人工通便之法，不慎后阴伤破，发生溃疡，住院接受外科手术治疗，创口不能愈合。回家疗养，卧床无力动弹，师为其切脉，手软不能伸动。师辨析其证，此乃手术致使身体虚弱，且有湿邪内蕴，故大便涩少，小便亦不畅。处方先理其湿邪，并救其脾虚。

西党参 12 克　白术 9 克　茯苓 9 克　炙甘草 3 克　泽泻 9 克　砂仁 6 克　扁豆 9 克　广皮 4.5 克　厚朴 6 克　苡仁 9 克

2 诊，服方五帖，小便排出黑色沉淀之物。湿浊外泄，脾气渐苏，腑行较畅，病有起色。继守原法，并加当归养血润肠，更方如下：

西党参 12 克　白术 9 克　茯苓 9 克　炙甘草 3 克　砂仁 4.5 克　扁豆 9 克　广皮 4.5 克　泽泻 3 克　苡仁 9 克　当归 9 克

3 诊，服方 5 帖，元气稍增，手足略能活动，收效尚佳，更方如下：

西党参 12 克　白术 9 克　茯苓 9 克　炙甘草 3 克　黄芪 15 克　当归 9 克　白芍 9 克　广皮 6 克

4 诊，服方 5 帖，更有进步，精力增加，惟便后见红，痔疮微微出血。前方益桔梗、槐花，再服 5 帖。

5 诊，后阴出血减少，惟便后肛门收缩无力，右肢仍软弱，足跗浮肿，更方加重黄芪补气，处方如下：

西党参 15 克　北黄芪 24 克　白术 9 克　当归 12 克　木瓜 9 克　牛膝 9 克　扁柏 15 克　槐角 12 克　炒荆芥 9 克

6 诊，上方有效，服用约两月，未多增减，此时已能起床如厕。因足肿，方中曾加防己、五加皮、苡仁等味。

7 诊，足肿已愈，惟上肢颤抖，腑行不畅，口干，更方如下：

生黄芪 24 克　当归 12 克　麦冬 12 克　花粉 12 克
石斛 9 克　槐角 12 克　赤芍 6 克　钩藤 12 克　牡蛎粉
12 克

8 诊，服方甚安，口津渐多，手颤亦较轻，更方如下：

生黄芪 24 克　花粉 15 克　当归 12 克　麦冬 15 克　牡
蛎 15 克　龙骨 9 克　石斛 9 克　钩藤 12 克　白芍 9 克　槐
角 12 克　知母 6 克　山药 12 克　玄参 15 克

9 诊，服方效果更好，身体近完全恢复，已能健步。后
长服下方：

山药 30 克　牡蛎 15 克　熟地 12 克　知母 6 克　花粉
9 克　西党参 9 克　龙骨 9 克　金樱子 9 克

按语：本例患者凤患糖尿病，肛门溃烂，手术之后，身
体虚羸至极：卧床无力动弹，切脉手软不能为之伸动。然湿
邪甚重，身疲难于举动；湿邪伤脾，大便涩少，小便不畅。
故师既不恣意蛮补，又不专断祛邪，而是以胜湿理脾为法，
四君子汤增扁豆以健脾补气，益厚朴、砂仁以宣气除湿，伍
苡仁、泽泻以利水去湿，服方 5 帖，小便排出污秽之物，病
即减轻；至第 5 诊方加重黄芪，最后补药配伍增多，乃为病
邪大势去矣，固当专行补正以收全效而设。若早期专用补
法，何以有如此效果耶？

跌仆致虚　补益救逆

黎君（病历 271343 号）

男，70 岁，居台北市景美区某街某号。

1983 年 11 月 4 日初诊。患者为退休军官，一日晨间，
出外散步，有少年骑摩托车驰过，车托挂到患者衣衾，患者
即跌仆于路旁坑中，左足胫外廉受伤甚重，肌肉全部变黑，

送附近某军医院治疗。医师切去足胫之死肌，取右腿之皮补上，恐其发炎，注射一种针剂。此针剂碍胃，注后胃倒不食，且病腹泻，一日数行，因之卧床不起，精力衰敝至极。其女黎佩珍女士服务于某银行，曾因病请诊多次，迎师出诊。师诊其脉，断为脾虚，第一诊以理中汤加扁豆、陈皮、乳香、没药、红花、桃仁、山甲、砂仁、厚朴治之，服方 7 帖，泻止，胃纳稍开，每日能进糜饭；第二诊以归脾汤加砂仁、扁豆、山药，服 20 帖而愈。

按语：此证为跌仆伤损，复行手术，大伤元气，服消炎药，又戕害脾气，若非师以理中、归脾诸剂治之，实难恢复健康，同时，师未因跌仆之伤，手术已治，而置之不问，仍于健脾温中方中，不忘参伍活血止痛之味，以促进伤口早日恢复。真可谓"运用之妙，存乎一心"

妇科术后　力挽狂澜

曾君（病历 806036 号）

女，47 岁，居台北市富阳街某巷某号三楼。

1985 年 4 月 22 日初诊。患者子宫口糜烂，请某医院治疗，医师给予手术割治，出院后，创口流水不止，再去医院请治，医师主张再行手术。患者不愿接受手术治疗，延师诊治。患者胃纳不香，甚感倦乏，舌淡多苔，脉象细弱，师以香贝养荣汤治之。

潞党参 9 克　白术 9 克　茯苓 9 克　熟地 12 克　当归 9 克　白芍 9 克　川芎 6 克　浙贝 9 克　桔梗 9 克　香附 9 克　广皮 6 克　炙甘草 3 克

服方五帖，流水即止；二诊，改用八珍汤加陈皮、砂仁，服 10 帖而愈。

按语：此为子宫口糜烂，术后创口流水不能遏止重证。西医要挽回此险恶局势，非手术莫属。然而，殊不知亦有多次手术，致病情迈向深重地步之惨痛教训，历历在目。老师面对严峻形势，成竹在胸，脉症合参，辨证气血两虚，兼夹痰湿，故以香贝养荣汤益气养血，理气化湿，而"回狂澜于既倒"。可见中医之奥秘，本于辨证确切，方药对证，药中病的，必现神奇之效。

严重再生不良贫血治验

再生不良性贫血，现代医学尚无特效疗法，师曾以益气养阴、佐以清血中潜热之法，治愈一例患严重再生不良贫血小孩。此为吾等研究中医治疗该病，开辟一条探索之路。

气阴双补　兼清潜热

王童，男，6岁，为内戚侄女邓湘涛之子。

1989年4月1日初诊。是年2月，患儿上幼稚园中班，忽然两腿多处发现紫色斑块，3月初旬背部有点状出血现象。3月10日邓小姐携幼往逸安小儿科医院请诊，医师认为病势非轻，吩咐往检验医院抽血化验。立刻去南昌检验医院，检验结果，发现血中有不寻常之病情，乃于3月12日往长庚医院血液科挂号求治。杨医师门诊，13日住院抽骨髓化验，当针头插入背脊，患儿几乎休克，身上处处发现紫斑，杨医师诊为严重"再生不良贫血"。有人谓三军总医院血液科最佳，3 月 15 日携孩往诊，医师谓"此病尚无有效疗法"，因之，更惶恐不安。于 3 月 16 日转至台大医院住院观察，由林医师主治，原计划要进行 ALG 治疗，然 3 月 17 日抽血检查，白血球升高，故要求延缓，先进行药物治疗，住院 5 天，于 3 月 21 日出院，回家继续服药，每周五返院抽血检查 1 次。以上为患儿王童发病经过及向医院请诊服药情况。是日其母邓湘涛夫妇携来请师诊治。师切得脉象细弱，望知舌红少苔，询知唇干目涩，食欲尚可，大便稍干，病后不似以前活泼爱动。师辨证为气阴两虚，不能生血故也，遂以圣愈汤加味。

西党参 4.5 克　黄芪 6 克　熟地 6 克　当归 4.5 克　白芍 6 克　川芎 4.5 克　阿胶 6 克　藕节 6 克　仙鹤草 9 克女贞子 9 克　茯苓 6 克　炙甘草 3 克　石斛 6 克　大枣 2 枚

4 月 30 日 2 诊。服药甚安，服方 30 帖，按时抽血检查，发现渐有进步，红血球持续上升，血小板亦上升，惟白血球略有起伏不定现象；面色改善，行动较前活泼，脉象舌苔如前。师照前方略予增减再进。

西党参 4.5 克　熟地 6 克　黄芪 6 克　当归 6 克　川芎 3 克　白芍 6 克　阿胶 6 克　茯苓 6 克　仙鹤草 9 克　藕节 9 克　女贞子 9 克　板蓝根 9 克　炙甘草 3 克

5 月 8 日 3 诊。大便较软，前方去女贞子，加白术。

西党参 6 克　黄芪 9 克　熟地 6 克　当归 6 克　白芍 6 克　川芎 3 克　白术 6 克　茯苓 6 克　阿胶 6 克　藕节 9 克板蓝根 9 克　仙鹤草 9 克　炙甘草 3 克

5 月 15 日 4 诊。服方 7 帖，某医院主治医师发现病之进步甚快，生血情形甚佳，问知为服中药之故，即嘱咐继续服用中药，并要求给中药处方参考，以后不再使用西药，惟须按时抽血检验。师照原方未予更改，服至 7 月 9 日，因常有喷嚏，始更方加柴胡、丹皮、青皮以平肝气。

西党参 6 克　黄芪 9 克　白术 6 克　茯苓 6 克　熟地 6 克　当归 6 克　白芍 6 克　川芎 3 克　丹皮 6 克　柴胡 4.5 克　阿胶 6 克　藕节 9 克　仙鹤草 9 克　青皮 4.5 克　板蓝根 9 克　炙甘草 3 克

7 月 23 日来诊，喷嚏已瘥，前方去柴胡、青皮续服，以后方未更易，用八珍汤加黄芪、阿胶、藕节、仙鹤草等味，服 4 日停 3 日，按时抽血送某医院检验，血液已正常，至 10 月始止服药。

按语：此证为严重"再生不良贫血"，现代医学尚无特效疗法。师凭唇干目涩、脉象细弱、舌红少苔，辨证为气阴两虚，不能生血，故以圣愈汤加味，补而不燥。特别引人注目、深思、学习的是：老师据白血球起伏不定之状，断之为血中有潜在之热，遣药板蓝根以清潜热之见解，卓尔不群，血液正常之实践亦证明此论断无比正确。如此证一色用补，收效恐难如此圆满。

癌症治验及癌症术后调理

众所周知，癌症为夺走人之生命的凶险之症，故人世间大有"谈癌色变"之惊恐、绝望之感。然而，本篇老师从癌之涵义、命名，癌之发生，癌之辨治诸方面，咸作了别有见地之论述。并且，篇中以淋巴癌、鼻咽癌、脑癌治验三则，以彰明他的辨治思路及临床经验。案中所列举的补益气血、化瘀解毒、通利二便的攻补兼施之法，继承张从正之力主攻邪的峻下之法，和发扬《内经》的变"衰其大半而止"为"衰其大半而减"的寓补于攻之法，及偏于祛邪的驱风活血等法，咸为举其大要，示后学以门径。

癌症术后，复施化疗、放疗，为今之西医习用之法，人之元气伤残何以恢复，亦为今之医学界之突出矛盾，于是人们咸将目光转向中医中药，"术后调治，中药独显其长"，成为当今研究的新课题。老师从临床治验中举例胃癌术后复予化疗，子宫癌术后复施放疗，肝癌行栓塞疗法之救治验案三则，并为之总结出补益气阴，温补脾肾，清除余蕴，健固下元诸法，可视为老师探索新路先行迈出的成功之步，亦为吾等研究、学习、步入新的征途，开创了良好之肇端和提供了宝贵之经验。

体虚毒盛　攻补兼施

欧阳光，男，45岁，湖南新化人，寄居同乡长者张星舫老先生家。

1953年病淋巴腺癌，项下、胁下、胯间结核累累，右腿上凸起9个如番茄一样大小肿块，发热身痛，大便秘结，胃呆纳少，失眠，常彻夜不能合睑，肌瘦如柴。经台北某大医院检查证实为癌，当时尚无 ^{60}Co 等疗法，拒绝受医，他要求去日本就医，然需多金，不易筹措，遂延师诊治。师诊其脉，弦数无力，右关独大，察其舌，舌苔厚腻，舌质淡白。师辨证为体虚热盛，遂以攻补兼施之法。

西党参60克　白术60克　黄芪60克　柴胡30克　黄柏15克　牡蛎90克　白芍60克　当归60克　乳香30克　没药30克　黑丑60克　大黄15克　虻虫15克　白芥子

30 克　山甲（炒）30 克　槟榔 30 克　斑蝥（去头足半炒）3 克　牛膝 30 克　银花 90 克　木通 30 克　滑石 60 克　百草灵 30 克

上方共研细末，炼蜜为丸，早晚每服 9 克温开水送服。

患者服药初期，排出大便黑秽极臭，小便中有时有如白色粉末，大便白天如得畅解，晚间便得安卧，亦不发热。服药 1 月后，项下、胁下之结核减小，双手久不能举动，此时已能上举并向后反转。从 6 月开始，服至年终，服丸药 4 料，结核全部消失，胯间核消在最后，有几颗如龙眼核在胯下深处，坚硬无比，以为不会消失，然结果也没有了，过年时能自己缓缓步行去理发，此种疗效，令人满意。至次年春，患者自以为痊愈，加之囊橐空虚，无可借贷，未续服中药补养复原，而止服药。岂料春来东风潮湿，感觉不舒，一日不慎跌仆，右腿折断，此正为过去癌毒所结之处，以无人照拂，大解小解，如厕不便，遂由客厅壁柜旁迁卧后阶檐下，感受寒湿之气，忽发高热，送至某大医院，即告不治。

按语：此例淋巴腺癌，虽因身体未全复原，无钱停治，功亏一篑，跌仆、发热而殁，然老师辨证体虚毒盛，用攻补兼施之法，而收淋巴腺癌全消之功，客观存在，不容否认。何以治验？观老师施治便明。初期师以参、术、芪、归、芍诸药补气血之虚，其余各药，化瘀解毒，通利二便，意欲使病毒从下排出而不伤正。服之果然有效，印验师意：大便黑秽奇臭，小溲时有白色粉末，结核渐消，精力未减。后期丸药，老师为收全功，自拟"衰其大半而减"治则，再予增益熟地、山药、枸杞等药扶正；减去虻虫、斑蝥、黑丑等味克伐；大黄、槟榔等攻下之品，亦减其制；参伍木香、陈皮等味调气和中；而方中银花、百草灵清热解毒，始终重用，从未解聘。百草灵（干牛粪），老师认为验之临床，清热解毒最佳，惜药房不备，每次咸为老师亲自往养牛户搜集。师之医疗经验，堪为吾等法程；师之仁义为本，更为后学楷模。

癌毒内积　峻下奇攻

陈光辉，男，江西省人。

1959 年 3 月 16 日初诊。患鼻咽癌，曾在台北郑州街台北医院接受 ^{60} 钴放射治疗 12 次（此医院后迁移他处），耳下癌肿甚大，面赤唇焦，食欲全无，食物不能咽下，仅喝米汤度日，头痛彻夜不眠。师以峻下之法治之，以《中医验方交流集》里治梅毒癌瘤秘方：轻粉（炒黄）4.5～9 克、斑蝥（去头足）0.54～0.66 克、巴豆霜 0.54～0.66 克、防风 4.5 克、蝉蜕 4.5 克、土茯苓 10.5～12 克，共研细末，炼蜜为丸 7 粒，每日早上 5 时起身后空腹服 1 粒，用金银花 30 克、土茯苓 15～18 克，（分作 7 份）泡水送服，参照芪婆丸（师曾制过"芪婆万病丸"）药味加减制成峻下药，以胶囊装好，给予 10 枚，嘱他每服 2 枚，黎明前空腹以温开水送下，另处方川芎茶调散加连翘、银花等味予他。此患者性急，不待次日黎明，当晚即将丸药服下 2 枚。服后约半小时，周身寒颤，心胸至感难受，忽然吐出绿汁约半痰盂，旋又大泻，泻出臭水甚多。吐泻之后，头即不痛，鼻如锁钥顿开，立感轻松，下半晚且得入睡。

3 月 19 日复诊。口述上面奏效情形。状至愉快。耳下癌肿亦减少甚多，惟表示丸药力峻，不敢再服。师嘱他续服，因病毒已大量吐出泻下，余蓄不会太多。并处方用金银花、蒲公英、贝母、花粉、射干、桔梗、山甲、枳壳、香附、连翘、甘草等，嘱其兼服汤剂。他续服所给之丸药，每次泻出黑水果然印验师之预见：不像第一次之多。服完，项上癌肿只余一拇指大未消。此人以相命为业，因病停业已久，至此又遂复业。一日，有一老者请其算命，谈及此病，老者知医，谓其病为阴证，遂处方一笺，方名阳和汤，然未用鹿胶，服后颈项又肿大甚多，头亦剧痛，再请师治。师以清热解毒之方与之。服数剂后，头痛已止，癌肿未全消，他亦不急求治，每日摆摊为人相命。5年之后，往新竹寻一密医，用药外敷，颈项溃烂流水不止而故。

按语：金元时期，张从正长于攻邪而绌于补虚，堪为评价公允。然他主张"邪气加诸身，速攻之可也，速去之可也"，"有邪积之人而议补者，皆鲧湮洪水之徒"之见解，以及他"识练日久、至精至熟"地对汗吐下三法的灵活运用，积累了丰富的经验，扩充了《内经》和仲景的治疗范围，对祖国医学有所贡献，还是值得我们继续加以发扬。此案鼻咽癌，老师运用竣下之法，使患者能恢复相命生涯5年，此神奇攻效，即可视为发扬下法之成功案例。同样也使"癌症可以用中药治疗"的立题之可行性、必要性，又一次向世人进行证实。

垂体生瘤　驱风活血

于某（病历 005028 号）

女，53 岁，居台中市进化路 168 巷某号。

1970 年 11 月 5 日初诊。脑下垂体生瘤，据其家人告，经某医院检查，证实为癌。头痛目昏，右视失明。有医师主张手术切除，然需手术费 30 万元，其夫姓胡，为师同乡，请师诊治。脉弦数，舌苔白。师立法驱风活血，选方蝉花无比散加减。

　　蒺藜 12 克　蝉蜕 6 克　羌活 6 克　防风 9 克　川芎 6 克　白芷 6 克　当归 9 克　赤芍 6 克　红花 3 克　桔梗 9 克　枳壳 6 克　藁本 6 克　甘草 3 克

　　1971 年 1 月 14 日复诊。服方 20 余剂，头渐不痛，睡眠甚佳。是日，因感风邪，头微感痛，咳嗽，有痰，口干。师更方如下：

　　蒺藜 12 克　蝉蜕 6 克　玄参 9 克　花粉 9 克　前胡 9 克　荆芥 6 克　桃仁 9 克　红花 4.5 克　赤芍 6 克　羌活 9 克　当归 9 克　石决明 15 克　苏木 3 克　桔梗 9 克　甘草 3 克

　　2 月 21 日 3 诊。服方 7 剂，外感已愈，停药月余，头又感痛，师更方如下：

　　蒺藜 12 克　蝉蜕 4.5 克　羌活 9 克　防风 9 克　当归 9 克　川芎 6 克　木贼 6 克　红花 4.5 克　石决明 15 克　苏木 4.5 克

　　3 月 25 日 4 诊。头痛偏左，师再予更方如下：

　　柴胡 6 克　当归 6 克　白芍 15 克　丹皮 9 克　栀子 9 克　桃仁 9 克　红花 4.5 克　蒺藜 4.5 克　蝉蜕 4.5 克　石决明 30 克　青皮 4.5 克　龙胆草 4.5 克　甘草 3 克

　　4 月 14 日 5 诊。服方 7 剂，头痛渐愈。改方胆草易为 6 克，服 10 余剂，头已完全不痛。西医检查，脑瘤无变化，亦未扩大，惟视神经萎缩。5 月 27 日来诊，师处方逍遥散加减：

　　柴胡 3 克　当归 6 克　白芍 9 克　茯苓 6 克　升麻 1.5 克　丹皮 4.5 克　栀子 3 克　五味子 2.4 克　甘草 3 克　白术 6 克

　　服上方视力大有进步，后服此方甚久，断断续续，时服时停，1972年，几次请师复诊，因挂不上号，故没有机会。以后，师曾试拨电话探询，报告癌已扩散到子宫，子宫常有秽物排出，感痛，在某医院治疗中，然幸头未发痛。患者曾再来就诊2次，师以仙方活命饮加减予之，服后平平。

按语：此案脑癌，经师以驱风活血蝉花无比散加减治之，头痛终获治愈，西医检查脑瘤虽未变化，然亦未扩大，中药治癌可行，不言而喻；视神经萎缩，虽有案可查，然服逍遥散加味，养血疏肝清肝，令视力大有进步，西医束手无策，中医凭"辨证论治"，能大显身手；最后病及子宫，而头未发痛，师以仙方活命饮加减，清热解毒，消肿溃坚，活血止痛，按证处方，虽为治病，然对癌亦有疗效，当无疑义。总之，该案当属治疗有效之列，绝无非议！

脾肺合治　疗效尚佳

一位陈姓患者，年龄73岁。经某医院检查确诊肺癌，未手术，未作放射治疗，亦未注射化学药物。症状为咳嗽不甚，胃纳不佳，大便不实。师以六君子汤加桑白皮、鱼腥草、贝母、桔梗、百合等味，有时胃痛加三七，已近2年，尚健康如常，曾去复检，告病未变化。

按语：老师曾治过几个肺癌患者，疗效尚佳。此例即为其中之一也。师辨证脾肺同病，脾肺同治，遣药咸为常见之药，无用一味百花蛇舌草清热解毒之品，尚见疗效。癌症无秘方可通治，不亦明乎？

癌症治验，除本篇外，在前肝硬化病、妇人病篇亦曾选载。兹将老师对癌症之涵义、命名、辨治思路，举其大要，特书于此，必然有助于对老师治癌经验之研究。

癌之含义，现代医学认为是不正常的细胞、无法控制的发展而成为不规则的结节，终将危害生命。中医古籍谓癌为毒疮，属肿瘤、积聚科之疾病。今人之咸称癌为恶性肿瘤，则包含了毒疮之义，故流传的治癌方药，咸为清热解毒之品，如白花蛇舌草、半枝莲、金银花、蜈蚣之类。然而验之临床，有服之见效者，有服之反而加重其病者，故老师认为谓癌为毒疮，固无可厚非，而谓凡是癌症，皆为毒疮，则为不通之论。

癌症何以命名？师认为中医临床是以辨证为依据，故癌之命名当以病证而定名，并随病位之异而名称不同。如噎膈证即食道癌，鼻疳即鼻咽癌，骨槽风类似喉癌，阴疽类似皮肤癌、瘰疬、马刀、石疽、失荣类似颈癌，肺痈类似肺癌，肝痈类似肝癌，玄癖类似胁癌腹癌，癥瘕、积聚、血崩类似子宫癌等，病名甚多，不能尽举。大体癌症生在内脏者，古称癥瘕；生之外面者，通称肿瘤。

癌症何以发生？现在还无定论。西方医学寻找不出是何种因素致使癌细胞不规则而无法遏制地繁殖。中医文献上，多谓此症起于内伤七情，师虽未断言，然师认为多数是由一种疾病所引起，疾病导致身体某部不正常，癌细胞即因之而生，即使一个小疮，时久反复不愈，也可能变成癌症。师以中医辨证论治之法宝，从证的方面可以分出若干类别，则必然可以推论癌之产生因素亦为若干种。师例举癌是因一种毒素发生的，是因体内瘀血结成的，是因气滞而发生的，是因痰结而生成的，是因寒凝而发生的，是因积聚（自家中毒）而发生的等。诸多因素，必引起多种类型之疾病，因之癌病何以治之问题，则迎刃而解了。

如何治疗癌症？根据以上所述，不难看出师之治癌思路：治病即治癌。即为我们诊到病之所在，按中医之八纲辨证，分型论治，癌虽为患，即可减轻，病愈癌即随之消失。此治癌思路及方法，已经让前之验案证明并将继续让实践证明为行之有效的成功战略。有人谓治癌不能用补药，此见解是错误的：殊不知体虚患者，扶其正气，即可控制癌细胞之蔓延。若病毒极盛者，则不能呆补，此即"急则治其标"，以去病为先之谓也。更有人主张寻找秘方治癌，此亦为极端错误之举：殊不知以一方统治诸癌，其本质早已把中医学"辨证论治"之长忘得一干二净，且已成为挂着中医招牌，而相距中医甚远之人。同时，实践也充分证明：如蜈蚣、金银花煮服，白花蛇舌草、半枝莲煮服，康复力（草药）煮当茶饮等秘方，既不为某种癌症的特效药，又不为诸多癌症的通治之方，故寻找秘方治癌，为一条已经被许多人走过，而行之不通的失败之路。因之，癌和其他病证一样，如等待秘方或特效药出来，俟河之清欤？何况，今日有许多疑难怪证，不都是从绝望的边缘在中医的治疗下重返健康之境吗？

术后救治　中药显功

朱君，男，58 岁，居台北市敦化南路 77 巷某号 6 楼。

1988 年 2 月 3 日初诊。患者 1985 年因每日解黑便 4 次，于 6 月 6 日住三军总医院治疗，床号 5-71535。次日胃镜检查怀疑胃上部早期癌；6 月 7 日施行剖腹，探查并全胃切除，手术检体，病理切片检查：胃之腺癌，戒指细胞型；6 月 28 日接受第一阶段（8 周）之化学药物治疗；8 月 3 日出院。病患术后身体甚为虚弱，每日进食不多，营养不能为之充分吸收，骨瘦如柴，常卧床休息，行动乏力，更不能远行，经常失眠，口干，每月进出医院多次。1988年元月，上述诸症加重：口中干涸，胃无能多纳，水亦不能多饮，日夜不能入睡，服药甚多，毫无功效。是日延师诊治，行动须人扶持。师诊其脉数而无力，察其舌淡而少苔，辨证为术后复加化疗，身体虚损，致成气阴两虚之险证，遂以生脉散合八珍汤加减与之。

西党参12克　熟地12克　麦冬9克　黄芪15克　五味子3克　当归9克　炒枣仁15克　茯苓15克　白芍12克　玄参12克　菟丝子15克　广皮4.5克　炙甘草3克

2月9日二诊。服方4帖，口干略减，睡眠亦有进步，仍用补法，再以生脉散合八珍汤加减治之。

西党参12克　黄芪15克　白术9克　茯苓9克　熟地12克　当归9克　川芎9克　麦冬9克　五味子3克　炒枣仁15克　花粉9克　天冬9克　玄参18克

3月15日三诊。服方14帖，精力增进不少，口渴仍甚。师用《医宗金鉴》治虚渴方，以圣愈汤、竹叶石膏汤合方加味与之。

西党参9克　北沙参9克　黄芪9克　熟地9克　当归9克　白芍9克　川芎9克　麦冬9克　姜夏6克　石膏（研）9克　竹叶9克　炒枣仁9克　山药12克　苡仁12克　甘草3克

4月12日四诊。服方14帖，口渴大减，夜间能入睡4小时，功效甚佳，惟大便软化，一日3行，小溲亦多，腰部感酸。师以生脉散加补脾固肾之药，以治其本。

明党参9克　白术9克　山药30克　扁豆9克　麦冬9克　五味子3克　巴戟天9克　菟丝子15克　骨碎补12

克 砂仁6克 杜仲12克 诃子9克 女贞子9克 广皮4.5克 炙甘草4.5克 茯苓9克

服方14帖，自感甚适，口不觉干，睡眠亦渐正常，食欲及消化均好，体力日渐充实，未予更方，嘱服40余帖。此时即恢复上班办公，以后来诊，即以此方略予增减，成为有效常服之方。患者恢复健康，至为欣喜，常谓他的第二生命是服中药得之的。

按语：此案为胃癌术后，复予化疗，致成身体气阴至虚之险证，师初以生脉散补、清、敛协作，补心增液，合四物汤去芎，以滋阴补血，四君子汤益气补中，以救胃气；继之，虽精力增进，缘于口渴仍甚，以圣愈汤补益气阴，竹叶石膏汤清肺胃虚热；末诊以生脉散加健脾固肾之品，以治其本；其间伍枣仁以养心安神，益天冬、花粉、玄参以养阴救液，增山药、苡仁以利湿而不伤脾阴，佐陈皮、砂仁和中醒脾而活泼气机。吾等从老师选方遣药灵活变通中，可以清晰看到他时刻从顾护气阴入手，而培养气阴又不忘乎脾肾二天生化之本的学术思想。

周君，女。66岁，居台北市富贵街23巷某号。

1988年10月7日初诊。患子宫癌，是年于某诊所施行割除手术，又予 ^{60} 钴放射治疗，脾胃消化功能失职，腹泻如水，一日数行，阴部仍有不洁之分泌物，身体倦怠乏力。是日由同乡好友向开先介绍请师诊治。师切脉虚数，察舌淡苔薄微黄；辨证脾肾两虚，余热蕴结下焦。遂主温补脾肾，兼清余热。

明党参9克 山药30克 巴戟天9克 仙茅9克 淫羊藿9克 黄柏9克 知母6克 砂仁6克 扁豆9克 炮姜4.5克 骨碎补12克 车前子9克 葛根9克

10月22日二诊。服方4帖，甚效：服泻已止，阴道分泌物减少。效不更方，再服6帖。

11月5日三诊。腹未再泻，阴道分泌物减少未净，色已不黄，微感头晕，前方加牡蛎、龙骨、天麻。

服方7帖，诸症痊愈。改用丸剂以巩固疗效。

熟地90克　羊藿60克　山药120克　山萸90克　天麻90克　巴戟90克　茯苓60克　丹皮60克　泽泻60克　菟丝饼90克　杜仲90克　白术90克　仙茅90克　砂仁30克　广皮60克

共研细末，炼蜜为丸梧桐子大，早晚每服50丸。

按语：师凭泄泻如水，阴道分泌浊液，辨证为脾肾两虚，下元不固，余热蕴结下焦。方以二仙汤调整内分泌，补肾而除热；加党参、山药、扁豆、炮姜以温补脾胃；方中黄柏大苦，以葛根、砂仁佐之，以保胃肠；骨碎补、车前子相辅止肾虚之泻。最后丸方亦为二仙汤、六味丸加减组成，其健脾补肾宗旨不移。此例为遵古法治之而效也，故癌为险症，遵传统医学辨证论治，亦有痊愈之希望。然而，老师指出：验之临床，癌症患者之生机，留在元气保存未竭之时，如元气伤残太过，正气至虚而邪气至实者，虽有灵丹，亦难挽回于万一。吾等对此，不能不清楚。

阮君（病历：中国医药学院附设医院383175号）。

男，63岁，居台北市福港街244巷某弄某号6楼。

1988年6月12日初诊。患慢性肝炎、胆石症，住台北市某医院治疗，检查肝有恶性肿瘤10.1厘米×7.8厘米，病情严重，医院为其作栓塞疗法，所给药物，咸为治胃，处方患者尚积存甚多，当时医师告其家属，此病只有四月即尽其天年。是日延师诊治。症见腹胀泄泻，胃纳不甘，厌食油腻，脉弦无力，舌胖色淡少苔。师断为脾寒，运化功能衰退使然，遂以理中汤加味治之。

西党参9克　白术9克　炮姜6克　青皮6克　陈皮6克　厚朴9克　香附9克　乌药9克　枳实6克　甘草3克

6月29日复诊。自诉食欲增进，腹胀大减，大便渐实，次数减少。师更方如下：

西党参9克　白术9克　炮姜6克　补骨脂9克　香附9克　枳壳6克　乌药9克　广皮6克　青皮6克　厚朴9克　茯苓9克　甘草3克

服方7帖，甚安，腹胀不甚，以后每周来诊1次，师处方总以理中汤加理气利水之品；至10月19日，腹胀极微，大便仍不实，师更方续用理中汤，损去气分药而增益收涩及固肾之品：菟丝子、益智、仙茅、草蔻、山药、诃子、石榴皮等味。

11月16日去医院作超声波检查：肝脏瘤体缩小为8cm×8cm，医院为其做第二次栓塞。

1989年元月11日来诊。又见腹胀，大便每日增加1次，日2行。师处方如下：

西党参12克　白术12克　茯苓12克　炮姜6克　补骨脂9克　厚朴6克　小茴香6克　苍术6克　广皮6克　诃子9克　炙甘草4.5克

3月8日，忽然右肋感痛，因外感引起，胆结石生变。师处方疏肝利胆，并解表邪。

柴胡9克　青皮6克　白芍9克　姜半夏9克　白术9克　炮姜6克　小茴香6克　丹皮9克　白芷6克　防风9克　细辛2.1克　茯苓12克　黄芩6克　甘草3克

1989年4月3日，右肋痛愈，继续处方补脾，辅以疏肝固肾收涩，以理中汤加补骨脂、柴胡、白芍、黄芪、杜仲、石榴皮、诃子、怀山诸药。5月3日医院超声波检查，肿瘤更见缩小，5.7厘米×6.0厘米。

此证某医院认为极险，患者常去检查，肿瘤日见缩小，不过，先后曾做栓塞四五次，所给药物多为治胃。至今（1992年4月），师曾嘱患者往此医院取诊断书，医师以为事属离奇，问患者，此证为何至今犹安然活着，患者告曰："吾在服用中药"。医师认为此乃极其少见之例。

按语：此例为肝癌接受栓塞治疗致成脾虚，而救治获效，被西医誉为罕见之案。师法宗景岳"虚能受热"，"补必兼温"之说，始终按脾寒运化失职，穷必及肾，下元不固，作温中健脾、助运和中、补肾收涩治之，令其症状改观，精力增加，生命延长，有目共睹。至若瘤体缩小，虽与栓塞治疗有关，然从所给之药，多属治胃，也不排除中药培养元气之功。此即景岳"补亦治病"之谓也，亦为老师"治病即治癌"学说之体现。

艾滋病治验实例一则

艾滋病为当今世界威胁人类生存最险恶的一种疾病。老师虽年事已高，然勇于投身到为阻止它蔓延，而为之刻苦探索，努力奋斗之行列中，并成功地治愈一例，为我们在艾滋病的病因、病机、治疗等方面，探求出一条可喜途径。师认为艾滋病为免疫功能不全，中国古典医籍虽无此病名，然与古之前贤"劳、极"至虚之论甚为合拍；艾滋病之传染途径，今之认为有性之接触、血液渗透两途，与古之"嗜欲无节、失精丧神、恶气传染"甚相近似；艾滋病治疗，今之西医尚无特效疗法，而师认为以中医辨证论治为基础，辨明何脏之劳？何脏之极？而补其脏之虚，则治疗艾滋病之前途，定然光辉灿烂。因之，吾等从老师治验一则中，得到了启迪，增加了信心，看到了征服艾滋病之曙光。

却艾滋病　补为先着

吴某，男，38岁，居台湾彰化县福兴乡沿海路4段。

1996年1月20日初诊。患艾滋病已第三期，在林口某医院就医已2年余，致信于师求治。师持一个信念：中国医学历史悠久，学理自成体系，技能代代相传，有其特殊性，对艾滋病之危害应该可以克服，他愿为此尽力。虽年老退休不轻应诊，然对此却毫不犹豫地接受，慨然诊之。症状：关节疼痛，腹中自觉积粪甚多，坚如石粒，排出夹有菜叶未消化之物；口中溃烂，背上红斑甚多；脉沉弦，重按无力，舌质淡嫩，苔白湿。师分析症状为风寒之邪外束，脾胃虚寒，消化机能衰沉至极，HIV病毒显现于外使然，遂拟升阳益胃汤减黄连，另服自制蟾酥丸，处方如下：

人参　黄芪　白术　陈皮　甘草　柴胡　羌活　独活　防风　半夏　茯苓　白芍　泽泻

蟾酥丸：

蟾酥　朱砂　雄黄　铜绿　枯矾　蜗牛　轻粉　麝香　胆矾　寒水石

共研细粉，水和为丸，如绿豆大，早晚每服3粒。

服方7贴，关节疼痛减轻，然消化机能未有进步，大便完谷不化如故。是药只能解关节之寒邪，而对脾经之寒力未有逮故也。师更方附子理中汤加温散风寒之药，并另服蟾酥丸。

附子　人参　白术　炮姜　甘草　羌活　桂枝　防风
白芷

服上方，肠胃寒邪减轻，大便渐正常，惟背上红斑、口中溃疡未退。师改用附子理中汤为主，合《千金》内托散为辅，再增益活血解毒之药，以温脾经之寒和内托散解 HIV 外现之红斑和疮疡。

附子　人参　白术　炮姜　肉桂　白芷　防风　黄芪
当归　白芍　桔梗　木香　山楂　厚朴

蟾酥丸另服。

本方适证，患者每周来诊一次，咸用此方，时因气候变化偶感时邪，方有增减，而主方终不变更。病症渐次减轻：消化正常，背上红斑先退，口中溃疡收敛较慢。师加用灸法，每次灸"身柱穴"三炷，功效更显。自 1 月 20 日起，患者每日服药 1 帖，丸药 10 余粒，身体渐复正常，体重增加，其宿疾膀胱结石，此时亦无意间排出。

7 月 10 日，患者背上突发带状疱疹，痛似火灼，急往某医院求诊。主治医师认为其死期已至，谓患者免疫功能不全，带状疱疹为滤过性病毒，用药治疗不能生效，疱疹扩散，则难逃过此关，必须立刻住院。患者惶恐，要回家料理家事，医怜其剧痛，给予止痛之药，并谓无其他药物可给。患者返家即时致电于师，师电话传真处龙胆泻肝汤一方，缘于顾及脾寒，去归、地，加苍术、砂仁、半夏等和胃之品予之。

胆草　柴胡　黄芩　栀子　木通　泽泻　甘草　半夏
苍术　砂仁

服方 3 帖，疱疹已不觉痛，转忧为喜，驰往某医院向医师报告。医见疱疹脓液消退不少，甚以为奇，嘱越 3 日再去复诊。患者返家，再服 3 帖，疱疹竟痊愈。如约再往见医师，医师询问究竟，患者初不欲言，被逼问再三，只得直告，医师索方而去，谓要研究。此时，师认为患者体质已改变，免疫功能可能已恢复。患者闻师之言，疑信参半，往石牌荣民总医院求验，挂号 2617642-1，由郭英调医师即时为之检验，结果 HIV 呈阴性反应。患者心上如解开了枷锁，然事实奇特，恐检验忙中出差错，越一周，再往求验，结果仍为如此。如此突出疗效，殊难令人置信，然台湾最大之医院检验得来之结果，绝无错误；患者消化正常、红斑消退、溃疡收敛，身体渐复正常，体重增加，斯为铁的事实！

按语：艾滋病为威胁人类生存最险恶的一种疾病。1981年在英国最先被发现，今日全世界人都知道它的危险性，担心它会导致人类之毁灭，事实上全世界各地先后受到它的蹂躏，同时也激起人们都为阻止它的蔓延而在不断努力。老师身为一位中国传统医学之名医，凭着中国医学之悠久、中国医学之特长，一定能战胜任何疾病之信念，而成为为之探索、奋进之一员。

艾滋病，中医典籍中虽无此病名，然老师精研古典医籍，发现有类似今天艾滋病之病证。艾滋病为免疫功能不全，中医谓此为虚。唐·孙思邈著《千金方》，有"六极"之论述：五脏心、肝、脾、肺、肾各有其"极"，"极"乃虚至极点。明·虞抟著《医学正传》，亦有"劳""极"之专章（卷三、卷三十七），慨叹人不知养生，嗜欲无节，起居不时，七情六欲之火，时动于中，饮食劳倦之过，屡伤乎体，渐而至于真水枯竭，阴火上炎，而发生"劳""极"之候。始多姑息，日久形体疲甚，真气已脱，然后求医，虽仓扁复生，莫能救其万一。虽然一人未足怜也，其侍奉亲密之人，或同气连枝之属，久而受其恶气，多遭传染，名曰"传尸"。此未有不由体气虚弱，劳伤心肾而得之，初起病于一人，久而传于数十百人，甚而至于灭门灭族，诚可惊骇。《千金方》与《医学正传》所言之劳极，与今日之艾滋病为免疫功能不全，其病具有严重之传染性如出一辙。

艾滋病从何途径而来？老师认为，古人所认识的"极"，是由嗜欲无节、失精丧神，最后产生恶气传染及人。今日科学昌明，知其得来之途径有二：①为性的接触；②为血液渗透（包括母体透过胎盘传染胎儿及血管注射或其他血液感染）。古之传播途径认识，虽未及今人认识之深刻，然而已明确嗜欲无节、失精丧神，产生恶气传染，与之今人之认识，已相当接近，且在终要危及生命之严重性上，古今皆知，看法一致。

艾滋病何以治疗？今日世界艾滋病流行区域日见扩大，现代医学界尽力研究，迄无特效疗法出现。而老师认为，中医临床是以辨证论治为纲领，虚者补之，实者泻之，寒者温之，热者清之，治艾滋病的方法也是一样。《千金方》治"六极"多用补法，因六极为虚证，对兼证则又按病情另立方药，艾滋病既为免疫力不全，治疗自以补法为先着。

此案吴先生之病，HIV已到第3期，表现之症为脘腹膜胀，自觉如石粒满胀，大便完物不化，此乃脾气虚寒，消化机能衰沉至极，故老师以贯用之附子理中汤为主方治之，补其虚、温其寒、起衰沉、振机能，为治得其本。其次患者背上之红斑、口中之疮疡，是HIV病毒显现于外，因其体质虚寒，不能用消炎剂，如抗生素之类，中药则不能用苦寒剂，如芩、连、银、翘之辈，用之必加重其脾虚而腹泻不止，促其死亡。故师以《千金》内托散以托其毒，而归于消散，乃缘于内托散中有人参、黄芪、肉桂、当归等药，温补之力甚强，令患者体气得以振起充实，病毒自不存在故也。此法为中国医学数千年传下之捷法。

同时，老师推理指出：艾滋病之证，仅见过吴先生患者一人，推想患此者，病情必有无数种。师相信：古代医贤有"劳""极"之论述，无论证型有多种，总为后天免疫力不全，治之必按五脏心、肝、脾、肺、肾补其虚，那么，其他病证不同之艾滋病，亦能治之得法，使免疫力恢复，其愈亦当易如反掌。吾等中医如能齐心协力，以中医辨证论治为准绳，师之预见，征服艾滋病时日，一定不会很远。

诊余漫话

　　本篇是从老师之授课讲稿、论文著作、毕业题词、带教面授等方面选录整理而成，内容极其丰富，哲理非常深刻，传道用心良苦。篇中有反映老师对祖国医学无比酷爱，及执着精神；有显示老师发扬祖国医学的抱负、构想，及发挥中西医之长，使中医学成为最完备医学的热诚期盼；有对《伤寒论》至高无上经典的学习体会；有对后之异军突起温病学说的研究心得；有对末学诲人不倦的"中医千万不能丢失辨证论治法宝"的谆谆教导；有毫不隐私的古方运用、药物研究的经验传授；有为初学者开辟门径、备勤学者临床参考、朗朗成诵、易于记忆、选方能尽左右逢源之妙的自创歌诀等。总之，吾等若认真研读，必将和医案一样获益匪浅！

中医焉可称为草药医生

中医和西医根本不同，有人把西医看作科学医生，而把中医视为草药医生。我们不否认西医之诊疗是以科学为基础，然将中医看作草药医生，是对中医根本没有认识。

中国医学是中国固有之医学，和中华文化有关，有独立的学术体系，此种医学是由生活实践之经验积累而产生的。即循着积累之经验，不断地应用与体验，乃发现了其中的原理原则，而成为一种专门性的学问。如汉·张仲景综合前人治伤寒的经验，归纳起来，著《伤寒论》一书，将治伤寒分为六经，从表到里，从阳到阴，以比较推理之逻辑治学方法，显示出伤寒之学理，从而成为后世治伤寒的法则。是例证之一。

中医临床是以"证"为依据，因之历代许多医学名家，所著的浩如烟海的医书，可以咸视之为"证治学"，即"辨证论治"。证治学为从病象研究治法，即从病象，分辨病证的阴阳、虚实、表里、寒热，然后处方，以取得疗效。这其间存在着盈虚消长之道理，充分体现出辨证论治是基于一种哲理之学问。以理治学，即为科学。斯为例证之二。

有人以中医不懂生理而诋毁之，殊不知，中医之生理学是研究脏腑功能的。虽对实质方面固然缺少确实性，是个缺陷，然基于中医学为独立的学术体系，中医之特殊性为辨证论治，因之，中医学屡经年移代革之经验、发展，而成为行之有效的专门学问，则充分表明：中医临床所本的是"证治学"，不是从生理上求治法。同时，亦毫无疑义地表明：中医研究脏腑功能之生理，是完全正确的，及他对"证治学"建立之功勋是不容抹杀的。此为例证之三。

于此可见，谓中医是草药医生，不是认识不够，即是排斥异己者，有心轻薄中医。事实上已经证明，并将继续得到证明：凡是一种有用学术，必有益于世人，决不会被排斥而磨灭的，中医也应无例外。

辨证必须掌握三要诀

1. 辨主次

一个证候有几个不同之症状，相同之症状可出现在不同证候之中，因之，要根据症状来辨别证候，就要抓住能反映疾病本质的主证。

（1）患者比较突出的症状，最感痛苦、最严重的症状。

例如：患者突然腹痛，要辨别腹痛属于什么证候，必须将其他兼证结合起来进行审辨，辨明他与主证有无联系。如腹痛的同时兼有反酸、呕吐、泄泻、胃脘拒按、泻后腹痛即减等证，那么，此腹痛即可断定为"饮食内伤"证。

（2）要确诊一个证候，非有此不能成立诊断之症状。

例如：患者头痛头晕，其一面赤耳鸣，怔忡不宁，证属肝阳上扰；其一胸满呕逆，食少苔腻，证属浊痰上泛。此两个证候，前证若无面赤，肝风证不能成立；后证若无苔腻，浊痰证亦不能成立。因为头痛头晕，由肾气上逆而致者，也可出现耳鸣；由心脾两虚而致者，也可出现怔忡不宁；由胃中寒饮上逆而致者，也可出现胸满呕逆等症。

（3）在整个病情变化中，对一切症状之产生和消退，有决定性意义之症状。

例如：温病病在气分，舌苔黄白相兼；病入血分，舌现绛色。在气分则证见壮热烦渴，大便秘结；入血分则证见夜热更甚，神昏惊厥。这些症状咸随舌苔转变而转变的，从此也可以说明以舌苔黄白，舌现绛色作为温病在气分、血分的主证是正确的。

2. 辨同异

将要确定一个证候，发现其中一两个症状，一般是不应该在此证候出现，那么，就应当根据此一两个症状及其特点重新考虑，从"同中辨异"。

同中辨异，不仅从多数相同的症状中，可以找出不同差别，就是一个症状，也有同异可辨。如口渴一证，燥热口渴，则大渴引饮；痰饮口渴，则先渴后呕。腹泻一证，热泻则腥臭灼热；寒泻则清稀如水。

3. 辨真假

病人之外表现象，一般视为疾病本质的反映，现象与本质是一致的。若病人之外表现象不能明显地反映疾病之本质，这种证候，外表是假象，真实的病情，尚隐蔽在内。

例如：患者热邪内伏，格阴于外，证见恶寒战栗，四肢厥冷，如丧神守，兼有目赤、唇红、舌干、大便秘结等症状。此种证虽恶寒厥冷，然同时目赤便结，就不能单纯看表面现象，认定寒证，应当由表及里，才能发现阴阳格拒之病情。

神乎、忽视脉学，皆失偏颇

　　谈到切脉，此真是难题。民间对中医之看法，是中医诊脉如神，三个指头按到病人腕上，一定可以道出什么病。有些同道们，也以凭脉知证自夸，其实，切脉只能看到某些很显著的病，有些小处发生了毛病，如一边手痛，或身上某处一点不舒，实不容易诊断出来。闻市区也有以脉学特殊见称的先生，不须病人开口，能将病情写出来，这样的本事学来不易。台北南昌街有一位老医，名闻遐迩，假如有病人要先试脉，不讲病情，他便责骂起来，年岁不大的人，似乎不能如此。有一次，有一位当过军长的医生，领着太太来诊病，表示先要评脉，脉看准了，才请开方。师曰："请先讲病情，比较易于明了。"他表示不愿，气势凌人。师只好云："我的学问不如人，请另请高明吧！"那时，师年方四十余，还是寂焉无闻之人，不免被人轻视。后来，曾多次遇着不讲病情的人，婉言为之解说，终于照常诊断处方而去。然诊脉不是完全不可靠的，微茫之间，常似是而非，讲错了会惹人笑骂，要找到实在之凭据再开口，比较妥当。

　　切脉要先分部位。左手心、肝、肾，右手肺、脾、命，很多人都知道，能顺口道出。三部之脏腑分配，如肺配大肠，心配小肠等，古人所说多不一致，此不关紧要。李时珍曾云："两手六部皆肺经之脉，特取此以候五脏六腑气耳，非五脏六腑所居之处也。"师谓大致以关为中部，关前为阳，关后为阴，从两手左右及前后可以测到一些不同脉象而作出诊断。

普通分法，寸口左为人迎，右为气口。主病之义，师指出：验之临床，左大于右，为外感风寒，右大于左，为内伤饮食；外感病，左大为寒邪，右大为温邪；胃肠方面的病，从右关探测，滑大为食滞，消化不好，弦为肝气犯胃，肝硬化者，右关常见弦大；精神方面的病，从左关探测，弦大为怒为郁结，或为精神容易紧张；如神经方面正常，腹有癥痕，或脾肿大，则左关脉见浮弦而芤之现象。脉之前后常大小不一。《难经》云："前大后小，头痛目眩，前小后大，胸满短气。"思求前贤名训，考校临床实践，师认为：关前脉动，多汗易惊，关后脉动，肾水不足，男子失精，女子崩中失血；女人尺脉较男子实大；不论男女，凡关后脉实有力者，忌用实药；关后脉绝者多死。

近人吴甫堂先生尝曰："脉只一条血管耳，而以三部分配脏腑，于义难通，从前西医驳诘，不为无见。然以我国旧法诊之，每多切实有据。余幼读西医书，也甚攻击寸关尺分配脏腑之非。此后临症日多，经验日丰，如寸浮大，知其膈间不快；右关濡弱无力，知其胃痛吐水；左关浮弦而芤，知其脾脏肿大；两尺浮沉有力，知其肠有积粪。大概本此诊断，往往获中。"吴先生由非议脉学，到临床中总结出一些脉学经验，堪为认识上一次很大的变化。脉学真不易深入，故玄其脉学，固然没有意义，忽视脉学亦不应该。临床要能懂得切脉，至少要读熟《四诊心法》之脉诀和《濒湖脉学》之歌诀。

临证按脉，下手按之部位，必须正确。手法先轻后重，分浮、中、沉三部。近人彭子益先生创"圆运动中医学"，主张两手合诊，三指斜下：次指按寸脉之浮部，中指按关脉之中部，无名指按尺脉之沉部，左右手齐下，可诊察全部脉象而得其差异之处。彭先生的脉法，确有可采之处，师已录于《台北临床三十年》之后，又如，古人论脉，通言七表、八里、九道，李时珍分二十七脉，后人加"疾脉"为二十八脉，徐灵胎又有清脉、浊脉之分，而彭之脉学篇首揭櫫"枯""润"二脉，并以此二脉为用药之提纲。枯为言指下感到枯涩，乃津少阴虚之象，忌用燥热之药；润为言指下感到滑润，乃津液充足，阳气不足之象，忌用凉腻之药。师认为很有道理。谚云："心中了了，指下难明。"恽铁樵先生尝谓切脉要以自己之指头为凭，亦不为无见，惟指如何按之，亦为学问：指头按脉最好用螺纹略前之处，不能用指目尖端去按，因指目正动脉所出之地方，用此处按病人三部，自己动脉与病人动脉相击，所得不会正确。

师门诊应诊病人颇多，时间不容许从容论脉，故他传授一种四诊合参之经验：嘱病人先在挂号单上将病情简单写出，诊断先从望到问，然后从脉去推敲，结果自然准确。

中医使用仪器仅为印证

有人认为中医"不科学"，如能使用科学仪器诊断，便成为"科学"的了。此是一个亟待阐明的重要问题。诚然，中医能使用科学仪器，可视为一种进步，然中医临床对科学仪器检查之结果，只是在诊断上求取一个印证而已，在处方时，并不完全以仪器检查之结果为依据。因为中医诊断是以"证"为主要，从病人的"证"找寻原因，从病人的"证"

来探索病的发展趋向，从病人的"证"来分辨阴阳、表里、虚实、寒热。辨证明确了，即有把握处方。中医的诊断方法为望、闻、问、切四者，故善于诊断的中医，并不需要任何仪器。

西医检查肝病，为抽血化验。检查黄疸指数（Ⅱ）、脑磷脂胆固醇絮状试验（CCFF）、麝香草酚浊度试验（TTT）、锌浊度试验（ZnTT）、谷－丙转氨酶（SGPT）等。中医则从证象上去辨认，结合望闻问切四诊作诊断。肝病在症状上表现为湿热，大体凭症可分为热重型、湿重型、瘀血型，亦有湿热相兼者，亦有病久而转为寒证者，治疗为热重者清热，湿重者渗湿，血瘀者化瘀，寒则用温法，临证随病之所在处方遣药，无所谓特效药。患者用药隔不多久，便嘱他往西医医院检查，并持检查结果来复诊，为证明服药之后进步多少，作一个印证，与处方毫无关系。

凭望闻问切四诊诊断，不用仪器，也有相当可靠性。约在五年前，国立编辑馆有一位职员屈万里先生，请师诊病，师经过四诊，凭之肤色黝黑，全身倦怠，右肋间胀，舌苔厚腻，舌质有瘀点，断为肝病。患者担忧，次日，即到有公保之大医院去检查，住了一月，出院告师，医院检查结果，为心脏病，不是肝病。过了些时，他的胸骨下隆肿起来，又往医院检查，此次西医诊断他肝病，并认为因肝病引起脾脏肿大。患者闻之生气，责问医院为何上次检查诊断不是肝病。于是出院请师治疗，不幸他患的是肝癌，终于不治。

又十余年前，有一位周元松先生，身常感不适，所有症状，咸为肝病。那时，师在"现代中医诊疗中心"任主治医师，给他用治肝病的方药，效果很好。以后他赴美国留学，出国时，检查身体，未查出肝病，至美国入学不到两月，腹部肿大，医院检查他患的是严重肝病。他要求回国医疗，并写信给他太太，要她请师配药寄去。他回国后，飞机到台北，已不能走下机舱。后来住某医院，曾私下请师诊治，亦为肝癌，不久即死。

我们的医院为教学医院，希望我们的下一代，为贯通中西的医生，能运用四诊，同时也能使用科学仪器，成为世界上最优良、最完备的医生。因之，将来在此医院，当中医诊断时，以四诊为主要，诊断之后，能多利用科学仪器检查来作印证，也是很合理的。

中西病名统一实在困难

中医许多书籍咸为研究病证和治疗的，可以谓为"证治学"，这是正确的，应无疑义。人们身体有所不适，即是有病，有些病，病人苦不堪言，西医检查不到病菌，五脏六腑皆无异常，西医则认为无病，当然更无病名可言，中医却可以依病证命名，予以治疗。同时，许多疾病，西医是根据生理病理来定名称，而中医则是根据病证来定名称。有人主张中西医要统一病名，此实在有些困难。例如西医之病名"气管炎"，中医之病名为"咳嗽"，分寒咳、热咳、燥咳、火咳、虚劳咳等，对每一种咳嗽，有不同的治法，如此，孰能将病名和西医统一乎？况且，中医典籍中病名甚多乎？例如一位姓张患者，居景美镇仙岩路二巷，病小溲时打寒噤一症，往西医院检查无结果，定不出病名。1980 年 8 月 17 日请师诊治，师凭患者舌上布满白苔而湿，身疲手足酸软等症，断为寒湿，用辛温淡渗之药，一剂知，三剂痊愈。此虽为很小之疾，然患者感觉身体上有异样，不能因为西医无病名就谓之无病，更不能因为无中西统一之病名，而不予他解除业已事实存在之病痛。

临床中医师，要能达到娴熟地据证命名，依病证治疗，必须要熟读一些古书，才有把握临床。最基本的书为《伤寒论》《金匮要略》《医宗金鉴》《温病条辨》等。许多疾病，古人都有了治法，药方适证即效。例如，同乡何昭明先生，于 1977 年 4 月间，患发热，住进某医院求治。其症状为发热，时高时低，高时达 40℃，口苦，头眩，住院 7 天，日日检查，终未确诊，未给服药。4 月 27 日，他一气之下，出院请师诊治。师诊为少阳证，用小柴胡汤加减治之，2 剂即愈。少阳证为伤寒六经之中的病名，如不读《伤寒论》，何以知少阳证之病名？更不知其治法。

如果要中西医统一病名，《伤寒论》六经之病名，西医何以来配合统一耶？

中西医之间彼此独力、帮助、切磋

中西医学根本上不同，将来在一个医院服务，精神上是合作的。在执行业务的时候，要互相信任，不能彼此轻视，更不能彼此攻讦。中医的诊断和治疗，多本于古人之经验，有些方法，于理似乎不通，然用之有效；有些术语为虚拟，实际并无其物，然却不能移易。如中医之六淫，为感受外邪的六种因素，许多人不相信，谓科学上无此根据；又如伤寒之六经，为伤寒传变之必有过程，亦有不相信者，谓实质上无此存在。事实上中医之精髓，是本于《易》，包含了哲学，以哲理治学，本身即为科学。西医之诊断和治疗，是本于现代科学，是进步的，中医要虚心学习。将来，无论在诊断上或治疗上，彼此要独立，有不能解决之问题，可以互相切磋，然执行业务的时候，因所本不同，彼此不要干扰，凡有欠缺之处，可以善意地互相提意见。真是有所欠缺，要虚心接纳。

中西医的病历，应有不同的格式。西医之病历，写的为英文，中医不一定都认识ABCD，且西医之检查，咸从化学仪器得来之结果，中医只能凭作参考，而不能作治疗之根据；中医之诊断，是凭望、闻、问、切四诊，所记之病历，为伤寒、温病、杂病及各科各种不同之症状，西医也不能用作治疗之根据。因之，其格式应该是不同的。

中西合作在一个医院执行业务，是一创举，最为重要的是彼此了解，互敬其长。上面诸多文字，是借以说明中医有中国固有学术的特殊性，冀望获得各方面之认识，及中医本身地位之尊重。

未来中国医学将为世界最完备医学

将来之中医，将成为辨证与辨病融会贯通，治无不应之完备医师。众所周知，西医之诊断，是辨病；中医之诊断，是辨证。何谓辨病？就是用现代之科学方法，对疾病作精细而准确之检查，从实质上下功夫，肝病检查肝，肺病检查肺，肾病检查肾，丝毫不肯放松，没有得到确实之证据，决不用药；何谓辨证？就是用中医之理论将疾病辨明是什么类型，从患者所表现之症状着眼，人有什么病，必有什么症状表现之，同为一种病，因患者体质之不同，或感受之病源不同，或发生之病因不同，表现之症状亦不会相同，因此，证可分为阴阳、表里、寒热、虚实等类型，根据类型，来决定治疗方针。如上所述，西医辨病，用现代科学之方法诊断，没有确实之证据，不认为有病，不开方给药，是科学家或科学的信奉者应有的态度；中医辨证，不用科学仪器，根据患者脉证，分出类型来治疗，常能发生一定之效果，亦是千真万确之事实。然而，今日科学进步，多数疾病，要经过辨病才能作精确之辨证。如无黄疸性肝炎，皮肤及巩膜咸无病色，要检验血清方知肝功能不正常；又如急性肾炎，浮肿、溺赤等症状消失了，不检验小便，不知小便中有无蛋白质、红细胞、白细胞。因之，我们临床上，一方面仍要以"辨证"为先，发扬中医辨证诸多优势。如从"病位""病因"找出疾病之所在和其发生原因；从"病态"分辨出疾病之"虚实"，即病情之有余与不足；从"病机"辨清疾病之演变与归宿。另一方面也要认识到"证"是由"病"而产生，古代中医限于历史条件，没有科学的方法认识疾病之真实因素，只能做到辨证，而今，我们不能满足于"证"，也要迎头赶上时代，"辨证"之外，研究"辨病，争取学习现代医学的新知识和新方法，以补辨证论治之不足。即将来之中医，一定要能辨证，同时亦能辨病，做到辨证与辨病汇通，这样才能成为最完备的医师。因之，可以预言：将来之中国医学一定为世界最完备之医学。

《伤寒论》为后世医学经典

  《伤寒论》为中医临床最基本之典籍，是后汉张机（仲景）所著。汉前伤寒的思想，早已出现流传于民间及当时之医籍，现在所存之《内经》，就有许多片断记载。张仲景承受前人的思想和理法，以其自己的经验与发明，撰著一部条理化的书，成为后世至高无上的经典，后人奉为治伤寒之圭臬，研究专书累计在 400 种以上。该书之价值在以八纲辨证。曾见诒安县中医院沈兆科先生写过一篇《试谈〈伤寒论〉比较推理的特点》文章，论述仲景《伤寒论》，融理法方药于一体，立辨证施治之大法，创中医临床分型之楷模。沈氏之说很有见地，亦很正确。比较法为认识事物的一种基本的逻辑方法，凡研究事物要以两种不同之比较，方知其中真理。八纲辨证是"阴与阳对""虚与实对""寒与热对""表与里对"，以两种对立比较来推理，而显示经久不衰之真理。《伤寒论》分三阳、三阴六经，定出六种不同类型，是比较推理最可靠、最简明之方法，也是正确的证治分型学。

  发热恶寒为表、为阳；

  无热恶寒为里、为阴；

  大渴、大热、大汗、脉洪大，为阳明经证，为实、为热、为阳。

  腹满拒按、大便闭、潮热、谵语、脉实有力，为阳明腑证，为实、为热、为阳。

  脉沉细、四肢厥冷、但欲寐，为少阴证，为寒、为虚、为阴。

腹满时痛、呕吐、自利不渴、不欲饮食、脉缓弱，为太阴证，为寒、为虚、为阴。

阳病制白虎、承气以存阴。

阴病制真武、理中以回阳。

六经病，可以视为六个阶段，亦可以看作六种类型。概述六种类型之传变，一般先在表，后入里；先在阳，后入阴，表示疾病在进展或正气在衰退。如从里出表，从阴出阳，则提示疾病在好转，正气在逐步战胜病邪。我们必须法仲景之学，以能动之观点和有联系之观点对待六经病证之间的关系，才能正确地掌握外感热病过程中正气与病邪之间抗争形势，因势利导地或汗、或清、或下、或和、或温、或补，而取得疗效。由此可见《伤寒论》之辨证论治，为比较推理之模式，完全合乎逻辑学，此书堪称为万世之法，仲景当尊为中医之圣。

伤寒进化至温病，是需要、是进步

温病和伤寒为中医治外感病之二大门类。温病从伤寒分开，始于金元时期。金元·刘河间认为《伤寒论》所研究者为寒邪，热病应另有治法，创防风通圣散，并采用局方凉膈散诸方治疗温热之证；明·吴又可发现疫毒致病，创达原饮，用以治疗瘟疫；垂至有清一代，叶天士、薛生白、王孟英、吴鞠通、陈平伯、余师愚名家辈出，各有温病著作发表，温病学系统至此乃灿然大备。

温热病学形成、发展之成就，及入台之临床实践，使老师治学向温病学方面大发展。台湾地域、气候与湖南大相径庭。师东渡入台，开业之初，临床以湖南家乡之见解诊断立方，常不发生良效。在湖南治外感，常用麻黄、桂枝、细辛等辛温发散之品，桂枝可用至 18 克至 30 克，台湾地处亚热带，解表大都辛凉剂。曾有一小孩患咳，师以小青龙汤加减治之。第三日患者复诊云："先生，吾服药后，咳嗽是减少了，然咳嗽好像深了一些，痰为从胸的内面咳出，出来不易，喉有些痛。"师知乃小青龙汤过温故也，遂改用辛凉剂治之而愈。临床实践向师提出了在治学伤寒之同时，一定要将治学温病放到亟待解决之迫切地位。此与中国医学史进程中伤寒进化至温病，为临床发展之需要，为中医界一种进步之趋势，是何等地相似！于是，师正视台湾外感病以表证居多、表证以温热居多之现状，自感所学不够，用心研究温病。他找到《温热经纬》《温病条辨》《时病论》《时逸人温病学》《中医伤寒与温病学》等书阅读。师认为《温热经纬》为王孟英所著，搜集有关温病之资料比较详备，包括《内经》《伤寒论》《金匮》之温病章节，及叶香岩《外感温热篇》《三时伏气外感篇》，陈平伯《外感温病篇》，薛生白《湿热病篇》，余师愚《疫病论》《疫病条辨》等篇，分节注释，为研究温病最佳之作。师反复研读，并将温病方编成歌诀记诵。雷丰（少逸）的《时病论》所附之方，多为新创，宜乎选用，师亦择要编成歌诀自读。后来购到南京中医学院的《温病学》教科书，又节录编写了一本《温病学》。老师通过潜心研究温病，他认为研究温病一定要读叶天士之《外感温热篇》等文献，要有卫气营血观念。他尝谓："时逸人先生学问颇深，但却不赞同叶天士之说法，反对伤寒、温病分家。当然我们也不主张伤寒与温病如何分家,应视温病为伤寒之发展,应当互相羽翼,互相补充,然而伤寒属寒,温病属热,还是必须有分别的。"师之观点,对吾等今天为何习温热病学,指明了学习目的。

老师结合临床,学习温病学的心得是:温病临床,要照叶香岩(天士)所持的卫气营血四个阶段学说来辨证。其辨舌最为重要,脉象和证候要合参,如此才能窥得温病全貌。师例举其要以示大概。如辨舌,苔白厚而湿者,多伤寒,苔薄白而干者,多温病;病在气分,则苔由白而转黄,若黑苔粗而有芒刺者,则气分实热无疑,黑苔滋润,舌质细嫩者,则非气分之实热,当属肾虚之明征;邪传营分,则舌质红绛而无苔,然初入营,舌质红绛而有黄苔,或黄白相间者,则应作"有一分舌苔,病就有一分在气分"视之。又如辨脉,脉象右大于左者,多见温病;气分热证,脉洪大而重按无力者,为热邪伤及津气,切不可作纯实热证论治;脉洪为阳脉,为大脉之一种,来盛去衰,然不是强脉,有人气虚,心脏衰弱者,脉亦见洪,万不能作实证,而犯虚虚之误。再如辨症状,大便燥结,腹痛拒按者,为气分证胃肠实热者恒有,然便溏黏臭者亦属之热,不可误断为寒;壮热,日晡益甚者,亦为气分证胃肠实热者特有,然不可与阴虚或肺痨、肺癌病证,每近黄昏发热如潮者混为一谈;营分有热,身多斑点,然斑属阳明胃经,疹属太阴肺经,热入营分,斑多疹少,此为疾病通常之征,不可不明。总之,临床四诊合参,舌、脉、症状互为印证,必得其真。

至若温病论治,前贤已备述,验之临床,吴鞠通之"治上焦如羽,治中焦如衡,治下焦如权";叶天士之"在卫,汗之可也;到气才可清气;入营犹可透热转气,如犀角、玄参、羚羊角等物；入血就恐耗血动血，直须凉血散血，如生地、丹皮、阿胶、赤芍等物"；吴锡璜之"治温病宜刻刻顾其津液"，"留得一分津液，便有一分生机"等论述，咸可作为我们温病论治之准绳。还有叶天士治疗温病与湿温病之"热病救阴犹易，通阳最难。救阴不在血，而在津与汗；通阳不用温，而在利小便"之心得；及吴鞠通治疗湿温病之"徒清热则湿不去，徒祛湿则热愈炽"等经验，悉可作为我们温病论治之借鉴。

我们只要认真学习前贤理法，努力考校今之临床，那么，继伤寒学后的异军突起之温病学，一定会得到更加发展，一定会更加广泛地运用到当今中医急诊领域中去。

善用古方，必须精研、发展古方

银翘散为辛凉平剂，邪在卫分者首选，然方中竹叶当为草本之淡竹叶，服药之法，一日要服五六次以上，方有显著效果。

桑菊饮为辛凉轻剂，风温犯肺者恒用。方中桑叶善清风热，咳嗽初起者可用，然咳嗽日久，肺热深重者，可以桑皮易之；芦根为生津止渴之品，然其用量少则五钱（15 克）以上，才显其功；薄荷气味芳烈，协助桑、菊以疏散上焦风热，然须后下，否则药气挥发，就失去疗效。

加味香苏散出自《医学心悟》，方子十分平稳，临证可灵活加减，孕妇外感可用此方，然秦艽勿过三钱（9 克），过量可致泄泻。

　　九味羌活汤又名冲和汤，感冒身痛者可用，然此方之缺点在于用药太重，不如加味香苏散。我们临床首要在辨证，用药当求轻灵，药味无须太多，药量亦不必太重。

　　人参败毒散亦可治外感风寒，此方对神经性感冒（头痛、身痛、恶寒）有效；因外感而导致外科疾患者，用之亦效。

　　防风通圣散为刘河间所创，组成药味多，清热通下药比之发散药为多，对于流行性感冒一身痛、口渴者有效；南部流行之登革热者运用此方，也应有效。此方组成尚有当归、白术二味甘温之品，此乃该方发散与通下并用，加当归以和血、白术以健脾，避免损及正气故也。

　　参苏饮合四物汤、小柴胡汤合四物汤（寒重加荆芥），缘于一面解表，一面清营分之热特长，故可却产后发热、畏寒、头痛诸症。

　　蒿芩清胆汤加减，可疗暑湿似疟，然方中青蒿最少用三钱（9克），常量为四至五钱（12~15克），稍重亦不妨，否则用之无效。

　　小柴胡汤加秦艽、黄连，用以治先热后寒之疟属热者，疗效堪佳。

　　三仁汤出自《温病条辨》，方中杏仁宣上焦之湿，蔻仁化中焦之湿，苡仁渗下焦之湿。厚朴行气，滑石、淡竹叶、通草等导诸湿热由小便而出。此方为清化法，治湿温初起湿重热轻之证，比大分清饮更进一步。

　　藿朴夏苓汤，亦为清化法，由三仁汤加减而来，内有藿香、豆豉，有宣表之用。清朝温病家治法较精细，而通过临床实践证明运用三仁汤、藿朴夏苓汤就已能适应证之需要了。

清营汤适用于温病之营分证。若还有白、黄苔，则邪尚留气分，不能用营分药，否则邪遏气分不去，必须用透热转气之法，该方之银花、连翘等即为气分药，唯清气才可祛病。

清燥救肺汤为清·喻昌所创，是著名清燥润肺方剂，然科学中药不易制好，麦冬、阿胶咸易发霉，用煎剂较佳。师很少用此方，因咳嗽以外感为多，不宜用人参；如需用此方，宜用西洋参，或太子参代之，千万不可用高丽参。

《金匮》麦门冬汤为治燥第一方。本方之特点在于群队润燥生津药中加入辛温性燥之半夏，若配厚朴，其效更佳。方中半夏，其用量必小，主要用以制麦冬之寒，又可佐之以润肺，因之，处方时，半夏之量当须留意，若统统用之三钱（9克），则失去古方之原意。

《千金方》中亦有麦门冬汤，主治感受燥邪而里有沉寒之证。于润燥清热，镇咳祛痰方中加麻黄以除在里之沉寒。后世有医者反对此种用法，改用干姜、细辛。其实无妨，有时也可改用细辛或荆芥代之。细辛辛润，能润肾燥，故虽见咽燥咽痛，有时亦可用细辛。

甘露饮也可治燥，方中二地、二冬滋燥，黄芩、枇杷叶清肺热，茵陈祛湿，枳壳通气以防凝滞，甘草和中；治燥除尽量避免用发散药，苦寒药也应少用，因为苦能化燥伤阴故也。

逍遥散善治肝气郁结，方中气分药较少，其中白术、茯苓、当归、白芍等是关键之药：当归养血和血，苓、术、白芍等有补土平木之义。

龙胆泻肝汤为清泻肝火之上乘之剂，然龙胆草量多易致泄泻，尤其与生地、栀子、当归同用时，量更不宜重，且宜佐砂仁，否则会大泻不止；急性鼻炎或急性结膜炎，或耳朵红肿痛甚者，皆可用龙胆泻肝汤去疾如扫，然火盛骤用苦寒，往往收热在里，病反难愈，故须加荆芥、薄荷、菊花、蒺藜、蝉蜕等风药；有人治高血压动辄用龙胆泻肝汤，实在危险；目赤、苔黄、口苦、脉弦者可用，而年高体弱者服之反成大害；常坐办公桌者，用脑多劳力少，多偏阴虚，不适用龙胆泻肝汤，只宜杞菊地黄丸之类养阴；王泰林认为肝火在上者宜清，故兼有小便赤涩、热痛者，则可用龙胆泻胆汤治之。

镇肝息风汤为张锡纯创制，治疗高血压有效。此方以淮牛膝、代赭石为君，下降力强，可治顽固性便秘，配合石决明、龙骨、牡蛎等成重降之功，其建瓴汤、冉雪峰之补天石等方，皆同此意。

天王补心丹治心阴虚之心悸心烦，失眠多梦功擅；而读书善忘者，亦可服之，然偏阳虚者不宜，胃弱消化不佳者慎用。

交泰丸为治心肾失交之名方，然验之临床，欲取其效，必增其制：益枸杞、地黄以入肾，增远志、菖蒲、枣仁以入心。同时，补心者，要注意清泄心火；交泰者，当任用重镇之品。

炙甘草汤治歇止脉之理在于用麦冬之滋润药保护心阴，再用姜、桂温药卫护心阳；大陆治冠心病初用冠心一、二号，咸为活血化瘀之品，久之用不生效，因为缺少温煦心阳之药故也。

补中益气汤，升阳益胃汤、升阳散火汤均为东垣创制，能充分反映他治脾胃喜用升麻、柴胡、葛根、黄芪、人参诸药之特色，然三方用法有别：脾虚、中气下陷者，可用补中益气汤；中夹火邪者，可用升阳益胃汤；若火郁于内者，则用升阳散火汤。补中益气汤补气时，恐体虚反滞塞不通者，可加枳壳少许以行气；若治胃下垂未见有效者，因久病入血，须加川芎、莪术血分药。东垣《脾胃论》首重升发脾胃之阳气学说，对脾虚湿重慢性之肝炎，可用东垣法治之，屡试不爽。

左归右归饮丸，为景岳从《金匮》肾气丸和六味地黄丸化裁而创立补肾阴肾阳之方剂，平时调补可用左右归丸，然此二方纯补无泻，临床还是以六味及桂附八味为佳。

金锁固精丸世医常用之治肾气不固腰背酸痛或冷、滑精早泄之证，然殊不知此方力仍未足，真要补其肾者，须加胶类药物，如阿胶、鹿胶、龟板胶之类。

真武汤为壮肾中之阳方剂，对肾阳虚小便不利者疗效堪佳。他充分显示中医利小便药诚不如西医，而治小便不利之方法远胜于西医，完全避免过服利尿西药容易损伤肾脏功能，终至涓滴难出之弊端。

通过上述老师对古方精心研究之心得，中肯公允之评价，临床不泥古方，灵活化裁之体会，吾等不难体会"善用古方"为何能成为老师学术特点之奥秘。

"用药如神"，须明功能、炮制，
继承发扬前贤经验

葛根除解表发汗功效，还有降血压、升发胃中阳气之用。苦寒药过量时，易伤胃口，加葛根可避免此过。葛根连用多日，可能会影响睡眠，配白芍则眠佳。葛根用量不能太轻，三五分（1~1.5克）没有效果，至少要一钱（3克）以上。

生姜汁、蒜头汁之类灌服，或以热物敷脐可急救阳暑之证，千万不可因中暑以冷饮或冷敷治之，乃因此病外虽热而内实寒故也。

乌梅有解暑、杀菌、生津之效，一味煎服，有预防夏天霍乱、登革热流行之妙。

草药鹅不食草一撮捣汁加黑砂糖服，渣贴内关穴可治疟，发作时服之，立时可止颤抖。

升麻、葛根、桔梗性皆升提，三者配伍，可相得益彰，却脾阳不升之口渴。

生甘草泄火，炙甘草补中，其理易明，然殊不知用升提药多时，甘草之量可以加重。

苡仁祛湿力宏，张锡纯治水肿常遣使苡仁、赤小豆、白茅根。苡仁亦可消油脂，去黑斑。孕妇多服苡仁，易致胎儿不长，因之，古人云：孕妇勿服，以利小便伤胎故也。

养阴药太多，对肠胃不佳者，易致泄泻，斯时可佐以白术；便软者，生地宜慎用，必要时改用首乌、女贞子、旱莲草之类，稍佐砂仁、陈皮可也。

肉桂可引火归元、降冲逆，如苏子降气汤、通关丸等方，其中皆用桂。肉桂宜冲服，每次服用五分（1.5克）即可，至多一钱（3克）。

附子为温阳药中最热者，可挽命于垂危，然毒性大，用之不慎，易生他变，因之有些医者一辈子不敢用附子，这就有点矫枉过正了。徐小圃善用附子早已流传佳话，我们应当潜心研究前贤运用附子之经验。临床证明，肩背疼痛、身痛而倦重者，在羌活胜湿汤中加上附子，往往可提高疗效。

姜、桂往往被任用治瘀或利小便，如五皮饮用姜皮，生化汤用炮姜，《金鉴》积聚门方中十常八九用桂。此乃辛热药鼓动气化、增快循环、畅流血行故也。若全用寒药，则血液反凝涩不行，膀胱气化迟缓。

丹参一两，加红花、赤芍、桂枝等，脉弱者加人参，治心血管阻塞者有效，可免西医遇此概行手术之苦。治疗之理，乃因集活血通阳于一方，此即"心为循环枢纽，贵流畅，最忌郁滞"之谓也。

木耳一至二两（30~60克），红枣数粒，姜数片，虽为偏方，然对心血管病有效，我们应当博采，不可冷眼对待。木耳有抗凝血之作用，黑糖有活血之功效，故上方若加黑糖，则效果更佳。

连翘善清心热，精神刺激或饮酒过多者，上见舌红舌破，下见小便短赤，斯为心火为祟，用之甚为合拍。

琥珀入心，乃松脂入土中凝结而成。高丽参三两（90克）、三七二两（60克），配琥珀五钱（15克），研末服用，可治心脏疾病。

木香辛温，入脾胃二经，功擅芳香健胃，行气止痛，然药有两种：一种名老木香，香味甚重，普通用钱半（4.5克）即可，量多味苦难以下咽，煎药时须后下；一种名南木香，气味较淡，效力较差。

地榆为止血要药，大便下血，炒用；尿血生用。用量为四五钱至一两（12~30克）。《金鉴》醋煮地榆一两（30克）治妇人下血不止。烧伤起疤发烂，可用地榆炒炭研粉蜜调敷于患处。

白及粉性黏，功擅止血，痰中有血及胃溃疡者，咸可用之；白及可长肉芽，然必须为生白及，科学中药制成的白及，失去黏性，可能无效。

麦芽服之伤胎，人知之甚少，而功助消化，人皆尽知，故有人买三仙服用，用以消食，然久服之，亦会致泄泻，因麦芽发酵故也。

桑寄生可降低胆固醇、软化血管；杜仲可降血压；夜交藤可安神，治失眠，其原植物为首乌，应为草本，然目前药房售者多为木本，不知系何物。

决明子微炒，平时大便不通、血压高者甚佳，炒焦则影响疗效。决明子有两种：一种为长条形而一截截的；另一种呈圆形，又名望江南，效果较佳，研末服用，可兼治糖尿之病。

花生之营养素在其红皮之中；蚕豆壳炒黑研末，可治胃癌初期。此乃一般果实之功效皆在其皮故也。

胡桃肉功在补肾，为滋润之品，故与川贝、款冬配伍，可疗唱歌暗哑。

蜈蚣、全蝎功擅镇痉，蜈蚣性燥，不宜用之太多，一二条即可，不去头足亦无妨；全蝎性格柔和，多用无妨。

煅石膏研末，有收敛、清热之效，故将其置于牛胆内风干，可治烫伤。

土茯苓功效祛湿解毒，香港脚发烂，烂至足背，可用土茯苓、黄柏研粉，流水者直接敷之；干性者，调膏敷之。然必须为真土茯苓，现药店所售之土茯苓，用至五钱以上，煮起来就稠黏，不知为何物。

白金丸可治羊癫风，药物组成为白矾、郁金二味，然药要经自己亲手制过才知究竟，殊不知此二药很难成丸，须装在胶囊内服用。

礞石滚痰丸擅治痰火扰心。古人谓礞石要烧至白色，硝烧至消失，然礞石烧红即可，硝再长时间烧煅，也不会消失不见。

上述老师用药心得丰富多彩：有对古人用药经验之验证；有对乡间野老偏方之搜集；有对药物质量之鉴别；有对药物炮制之笺正；更有诸多临床用药发明与创新。由此，充分体现老师用药犹如将帅用兵，战士之刚柔、勇怯、智愚，既往"战事"之得失、经验、教训，尽在胸中，故尔谋略布阵、调兵遣将，挥洒自如，用药如神。

古方编歌，临床选方可左右逢源

一、景岳新方歌括

景岳张氏为明代医学大家，所著自成一家言。其《新方八阵》颇多可采之方，陈修园氏虽有专书贬之，然在《时方妙用》《医学从众录》诸书中，却采用不少。《从众录》末尾，《伤寒附法补》一节中，且录景岳方多首，发扬内托之义，以补治伤寒法之未备者。

人谓景岳喜用熟地，竟有呼之为"张熟地"者，殊不知所立之方，八阵分列，并无偏重之处。客窗余暇，将新方编为歌括，盖欲体其创方之义，而补吾临床处方之不足。

1. 补阵

大补元煎第一方，培元固本取纯良，人参熟地炙甘草，杜杞归萸薯蓣尝，气分偏虚加芪术，元阳不足附干姜。

左归（饮）益水治阴衰，地杞萸山苓草偕，苓去再加杜桂附，阳衰阴胜右归（饮）施。

五福饮中用人参，当归熟地术甘呈，气血双亏可兼治，自来王道致升平，再加远志与酸枣，能益心脾七福（饮）珍。

一阴煎用生熟地，麦芍丹参草膝供，水亏火盛真阴损，误在庸工过汗攻。

加减一阴（煎）二地甘，麦冬知芍（地）骨皮掺，阴虚偏见熊熊火，滋水功多直折难。

二阴煎治心经热，多笑惊狂或失血，生地木通酸枣仁，甘草灯（草）苓连玄麦。

三阴煎治肝脾虚，参甘地芍枣归施，养筋少血风邪中，寒热绵绵疟散余。

四阴（煎）生地麦沙参，白芍生甘合茯苓，肺热阴虚劳损证，津枯烦渴嗽频频。

五阴（煎）所重在脾经，地芍怀山扁四君，五味酸收能固脱，治脾尤要顾真阴。

大营煎用当归地，肉桂牛甘杜杞俱，精血亏虚腰膝痛，妇人血少月经迟，芍添除去杜牛桂，小营（煎）和平性味殊。

补阴益气（煎）地蓣陈，升柴参草当归身，阴虚外感淹缠久，升散无如用此灵。

气虚下陷举元（煎）宜，血脱亡阳势最危，证若不宜归地辈，人参白术草升芪。

两仪（膏）参地炼成膏，精气虚兮用此疗，克伐太多阴受损，心烦溺短便难调。

贞元饮治肾肝虚，元海无根短吸呼，莫作寻常哮喘治，当归熟地炙甘施。

当归地黄（饮）治肾虚，膝腰疼痛地归萸，怀山杜仲甘牛膝，下部虚寒附桂舒。

济川（煎）牛膝肉苁蓉，泽泻升麻归枳从，虚损液干常便结，不胜攻下此方通。

地黄（醴）枸杞与沉香，精血亏虚酒浸尝，常服不愁营卫弱，滋阴化气构方良。

归肾（丸）当归杜菟丝，茯苓山药地山萸，真阴不足形憔悴，脚软腰酸血液枯。

赞化血余（丹）地杞归，鹿参杜菟茯乌茴，苁蓉巴戟胡桃肉，壮体乌须百损培。

养元（粉）淮糯黄椒莲，炒熟糖调不用煎，养胃实脾功效大，四君楂肉可随添。

玄武豆用大黑豆，羊腰枸杞肉苁蓉，二茴故纸青盐夥，七药煎浓吸豆中，若是阳虚可加附，填精补肾效无穷。

左归丸益肾元阴，填补精津实卫营，地膝萸山丝枸杞，鹿龟胶炒蜜和匀。

右归丸益火之源，脾肾虚寒病百端，左归去却龟牛膝，杜仲当归附桂增。

蟠桃果可治遗精，滋肾培脾效若神，芡实胡桃莲枣肉，地黄九晒九回蒸。

王母桃中巴戟天，首乌白术杞为丸，饥时嚼服温汤下，脾肾双虚赖补填。

休疟饮为止疟方，能疗过汗本元伤，或因体弱缠绵久，参术归乌甘草将。

2. 和阵

金水六君（煎）归地黄，半陈苓草引生姜，阴虚外感痰多喘，不必辛温散剂尝。痰滞胸膺加白芥，阴寒嗽久细辛帮，表邪寒热如何治，加入柴胡效最良。

六安煎治风寒咳，非风初感痰滞逆，半陈苓草芥杏仁，煎加生姜多片切，老弱去芥较和平，寒甚细辛几分益，冬月严寒麻桂增，风胜防风与苏叶，若兼寒热加柴苏，芎芷蔓荆疗鼻塞，久咳肺火减用姜，轻加黄芩重知石，寒咳痰滞加当归，年迈金水六君合。

和胃二陈（煎）治胃寒，恶心呕吐湿生痰，砂仁陈半姜苓草，温化痰消气自宽。

苓术二陈（煎）治痰饮，吐酸心下水停留，五苓去桂二陈合，微炒干姜八味投。

和胃饮如平胃方，姜陈朴草但无苍，脾伤寒湿生痰饮，呕泻交加腹痛尝。

排气（饮）陈皮朴木香，霍香香附枳乌藏，再加泽泻能沉降，气下胸宽胀满康。

大和中饮陈枳砂，泽朴山楂并麦芽，饮食不消成积聚，胃疼乌药二（木）香（附）加。

小和中饮扁豆楂，厚朴陈皮苓草加，膈满妇人胎气滞，呕增半夏胀香砂。

大分清饮通茯猪，栀枳车前泽泻须，淋闭疸黄皆可服，若逢热甚胆芩施。

小分清饮利水方，湿侵肿胀可煎尝，茯苓泽泻猪苓苡，展气还须枳朴襄。

解肝（煎）朴芍茯砂仁，苏半陈皮怒可平，胁痛可加白芥子，胸膺气滞枳香增。

脾弱肝强二术煎，陈皮芍药茯苓兼，木香厚朴炙甘草，泽泻干姜湿泻痊。

廓清饮用枳萝陈，白芥腹皮朴泻苓，气道不清胸膈满，胀非停水服之宁。

扫虫煎治虫为患，腹痛胸疼服可除，榧肉槟榔茴乌药，雄（黄）青（皮）梅草配吴（萸）朱（砂）。

芍药枳术丸陈皮，荷叶煎汤煮米稀，共捣为丸疗食痞，小儿腹大痛无时。

十香（丸）丁木附沉茴，皂荔乌沉泽泻随，气滞寒凝皆可服，疝癫酒下效非微。

苍术（丸）川椒芍药甘，小茴故纸朴苓攒，脾伤寒湿时为泻，久治无功服似拈。

贝母（丸）沙糖共研团，或加白蜜杵为丸，痰火治标功第一，肺痈什一白矾增。

括痰丸用括寒痰，猪半姜陈白芥甘，积饮停痰胸膈满，或为疼痛呕吞酸。

神香散用丁香蔻，二味为丸汤水吞，气逆胸疼成膈噎，诸方不效此方灵，

3. 攻阵

萝卜子（散）捣温汤搅，取来淡汤徐饮之，饮后作吐或下泻，食盐炒煮亦堪施。

赤金豆用生附子，丁木巴霜天竺黄，轻粉朱砂为丸服，攻坚破积效非常。

太平（丸）厚朴与木香，草蔻三棱乌药姜，白芥蓬莪牙皂泽，为丸蒸饼合巴霜，腹胸气血成积聚，及早攻之免正伤。

敦阜丸治食积停，坚牢难破此方胜，青陈乌木丁香皂，黄麦巴霜泽泻伦。

蟅虫（丸）干漆锡（灰）雄黄，皂角芜荑榧肉榔，轻粉

雷丸使君子，诸虫积胀痛难当。

百顺（丸）牙皂川大黄，阳邪留滞用通肠。伤寒寒热大便结，气血食积总能攘。

4. 散阵

一柴胡饮从寒散，地芍柴芩甘草陈，内火外寒寒热见，怒劳产后外邪侵，外邪甚者防风益，内热蒸腾翘壳增，胸痞去地加枳实，热渴蒌根与葛根。

二柴胡饮从火散，陈半柴辛朴草姜，元气素充无内火，只宜温散忌寒凉，湿加苍术寒麻桂，邪盛防风白芷羌。

三柴胡饮归芍柴，陈皮炙甘草生姜偕，肝经血少风寒袭，补散兼行病可排。

四柴胡饮从气分，柴归参草生姜并，忍饥劳倦感风寒，正不胜邪宜煎进。

五柴胡饮术地归，陈皮芍草七般偎，外邪不散中州弱，调气兼将血分培。

正柴胡饮平治方，柴陈防芍草生姜，头痛加芎渴干葛，呕恶半夏湿邪苍，外感风寒头身痛，邪深不解益麻黄。

麻桂饮为温散方，阴寒气胜用之良，当归炙甘草陈麻桂，煎服多加几片姜。

大温中饮麻桂姜，术参归地草柴襄，虚人感冒资温服，固本除邪两顾良，泻益怀山归减去，寒加附子壮元阳，气虚加入黄芪好，头痛川芎芷细尝。

柴陈煎治风寒咳，痞满多痰身发热，半陈芩草柴胡姜，升散除痰功效捷。

柴芩（煎）泽枳木通栀，疟痢兼行表未除，脉数渴烦形气壮，热弥内外此方舒。发黄身热柴芩饮，即是五苓加柴胡。

表邪不解阳明热，宜用柴胡白虎煎，甘草黄芩石膏麦（冬），竹叶轻清廿片添。

阳明温暑大热渴，不能作汗阴津涸，养阴凉散法良奇，景岳新方有归葛（饮）。

秘传走马通圣散，麻黄甘草与雄黄，共为细末一钱服，初感阴邪用最良。

秘传白犀（丹）亦便方，元明血竭草麻黄，雄黄慈菇姜汁拌，塞入枣内包纸张。砂锅炒好再去枣，后加龙脑及麝香。外邪瘟疫与痫毒，簪蘸油黏点眼良。

外感营虚作汗难，寒邪不解久淹缠，归柴（饮）平散新方好，甘草归柴药共三。

5. 寒阵

保阴煎治阴虚热，带浊遗淋见赤色，便血不止或血崩，经行太早滑数脉。二地怀山续断甘，黄芩芍药与黄柏，夜热宜加地骨皮，肺热汗多枣仁麦（冬），气滞去地加青陈，肢痛秦艽丹皮列，年少气盛去地山，血脱（乌）梅（地）榆文蛤塞。

诸火炽盛宜抽薪（饮），斛通枳泽柏栀芩，甘草水煎食远服，热在阴分地冬增，小水痛涩车（前）胆草，阳明热甚石膏清。

徙薪饮治三焦火，内热未甚此先清，芍药麦冬黄芩柏，丹皮陈皮白茯苓。

阴虚热泻用清流（饮），下血纯红热不休，小便红疼常饮冷，泻苓地芍草归收，芩连清热枳行气，黄柏加之热甚瘳。

阴虚水涸化阴煎，癃闭淋疼阳火煊，二地膝猪知胆泽，柏皮绿豆与车前。

茵陈（饮）栀子泽青皮，甘草菊花热泻宜，小水不多缘湿热，甘凉淡渗疸能医。

清隔煎中贝胆星，木通海石芥霜陈（皮），痰因火动息高喘，煎服胸开立可平。

化肝（煎）丹芍配青陈，泽泻山栀土贝停，怒气伤肝因气逆，热烦胁下胀沉沉，寒热加柴滞减芍，胁疼白芥火黄芩。

安胃（饮）能安火上冲，频频呃逆麦（芽）（山）楂（木）通，陈皮泽泻黄芩斛，热甚加膏始奏功。

玉女（煎）水亏火盛方，石膏（熟）地麦（冬）膝知襄，少阴不足阳明热，热渴牙疼失血良。

大清饮用石膏君，知母木通石斛臣，胃火上冲成呕吐，发斑烦热效如神。

绿豆（饮）一味煮汤糜，解毒消炎不碍脾，又有玉泉（散）名六一，石膏六两一（两）甘宜，阳明内热烦而渴，便闭头疼喘咳医。雪梨（浆）切浸甘泉内，饮水除烦止渴奇。

滋阴八味（丸）滋阴剂，六味原方知柏加，能治阴虚兼湿热，修园评语亦云佳。

约阴（丸）归地芍丹参，苓术（石）脂榆味断芩，经水先期或带浊，或为肠热便红频。

服蛮（煎）性味极轻清，善入心肝滞气行，养正除邪开郁结，知通地麦（冬）（石）斛丹（皮）陈，敛肝芍药菖和气，定悸安神有茯神。

血热肠红用约荣（煎），膀胱肠胃症皆应，地芍断榆黑芥穗，槐花甘草与梅芩。

6. 热阵

六味回阳（饮）有六般，人参姜附地归甘，阴阳将脱宜煎服，算是回生第一丹，除去地归名四味，元阳虚脱即时安，四维（散）四味加梅肉，滑脱脾寒肾亦寒。

理阴煎主理阴营，归地姜甘四味呈，寒重再须加肉桂，真阴亏损此方斟，感寒不散头身痛，加入柴胡用即应，阴盛寒凝麻（黄）可益，腹疼胀滞木砂陈，阴虚火盛删姜桂，脉细憎寒入附（子）（细）辛，脾肾两虚痰呕胀，可加芥子与茯苓，诸般疾病难皆述，脉弱无神是的凭。

中气虚寒为呕吐，养中（煎）山药草参苓，干姜扁豆共六味，嗳腐砂（仁）陈可再增。

温胃饮治中寒症，呕吐吞酸泄泻频，妇女脏寒胎气逆，异功（散）姜扁与归身，下寒带浊加故纸，气滞（木）香砂蔻藿丁，脾胃虚寒呕不止，川椒少许术参增。

五君子煎脾胃寒，呕而泄泻湿邪兼，参苓术草干姜炒，煎服相宜亦可丸，六味异功陈皮入，病兼微滞最宜餐。

参姜饮用草参（干）姜，胃气虚寒温补方，咳嗽肺虚形气短，小儿吐乳亦宜尝。

焦姜扁豆地（吴）萸甘，白术怀山名"胃关（煎）"，脾胃虚寒因作泻，气凝腹痛木香宽。

佐关（煎）陈朴桂甘（干）姜，猪泽怀山扁豆襄，生冷伤脾成泻痢，病方初起此方尝。

抑扶（煎）姜朴与陈乌（药），泽泻猪苓炙甘草（吴）萸，寒湿伤脾成霍乱，或伤生冷急宜施。

真阳失守镇阴（煎）宜，失血如倾脉似丝。（牛）膝（熟）地炙甘兼泽泻，再加附桂救阳归，倦言气弱临虚脱，速入人参效更奇。

归气饮中地茯苓，扁（豆）姜甘草藿陈丁，能疗气逆中寒症，桂附茱萸审症增。

暖肝（煎）归杞茯沉茴，肉桂生姜乌药随，肝肾阴寒成疝气，症如寒甚附（吴）萸偎。

寿脾（煎）一曰摄营煎，忧郁多思损后天，或是庸工误攻伐，神魂无定血崩鲜，若兼呕恶尤为险，服此强脾摄血痊，白术当归酸枣草，人参远志苋（干）姜莲（肉）。

三气（饮）风寒湿袭侵，体虚历节痛难禁，芍甘地杞（茯）苓牛（膝）杜，附（肉）桂当归芷细辛。寒胜麻黄温散入，气虚温补（白）术人参。

五德（丸）吴萸五味（木）香，干姜故纸研丸尝，鹜溏飧泻虚寒甚，酒湿伤脾火不扬。除（五）味加乌（药）苍术茯，丸名七德振脾阳。内伤生冷初为泻，少壮相宜治效彰。

复阳丹亦治阴寒，腹泻而疼疝气餐，姜附炙甘（胡）椒五味（子），再加白面捣为丸。

黄芽（丸）二味即参（焦）姜，消化因寒故不良。呕吐吞酸还腹胀，为丸常服自然康。

参附为丸一炁丹，不时患泻肾脾寒，怯寒阳痿皆宜服，备带随身四季安。

九炁丹同五德（丸）方，虚寒尤甚药增强，原方再加（熟）地附（肉）蔻，荜茇粉甘（草）无木香。

温脏丸治诸虫积，虫逐复生宜补益，参术茯苓能能健脾，归芍养阴姜燥湿，榧肉槟榔与使君，川椒吴萸为丸服。脏热可加川黄连，脏寒宜温附子入。

圣术煎方白术君，（干）姜陈（皮）肉桂补兼温，偶伤饮食心胸痞，胁肋为疼脉少神，克伐过多伤脏气，人参炙甘草任加增，中虚外感寒难尽，亦可麻（黄）柴（胡）入阵营。

7. 固阵

秘元（煎）专主治脾心，带浊淋漓或滑精，远志枣仁山芡实，四君五味（子）与金樱。久遗无火方为的，觉热还须入苦参。

固阴（煎）熟地与怀山，远志人参五味甘，萸肉菟丝治虚滑，下焦阳弱故（纸）吴（萸）掺。

固真丸治梦遗精，牡蛎金樱菟（丝）茯苓，四味牡金苓四两，菟丝独重一斤蒸。

菟丝煎主益心脾，思虑劳伤精即遗，远志枣仁归蕨草，参苓鹿角取霜宜。

惜红煎主妇人崩，下血肠风用亦胜。白术怀山甘续断，地榆芍药（五）味（乌）梅荆（芥）。

苓术菟丝（丸）五味莲，怀山杜仲炙甘丸，肾脾虚损难收摄，困倦遗精夜梦连。

粘米固肠（糕）白糯淘，配（干）姜炒研白糖调，饥时滚水随冲服，脾胃虚寒久泻疗，若入陈皮缩砂末，泻而兼滞效能高。

玉关（丸）崩带与肠风，血脱诸方乏治功，白面诃矾文蛤（五）味，塞能固脱此方崇，虚人补剂煎汤下，凉药煎吞血热从。

小水不禁巩堤（丸）医，故纸茯苓（熟）地菟丝，术附补阳韭（子）温肾，再加（五）味（益）智作丸宜。

敦阜（糕）固肠是妙方，用疗带浊亦为良，炒黄白面和冬术，故纸相和服用糖，胃若寒兮姜炒入，气如不顺益丁香。

8. 因阵

逍遥饮用芍当归，（熟）地枣（仁）茯（神）陈（远）志草陪，思虑伤脾冲任损，调经开郁此方推。

决津煎用（熟）地归君，泽泻牛（膝）乌（药）肉桂温。经痛血虚行不畅，江河一决垢难存，水来济水为神剂，气滞宜加香附陈，呕恶加（干）姜寒加附，红花血滞亦宜增。

五物（煎）四物（地归芎芍）加肉桂，血虚经滞痛堪扶，寒加炮姜气香附，瘀涩红花桃核俱。

调经（饮）归（牛）膝与山楂，香附青皮白茯加。经血不调兼气逆，若逢实证用无差。内伤生冷加（吴）萸桂，胀闷相宜入朴（缩）砂。

通瘀煎治血瘀凝，经痛难禁拒按寻，归尾山楂香附泽，红花乌药木香青。寒加肉桂热栀炒，滞固不行桃核行。

胎元饮可固胎元，杜仲当归熟地参，白术陈皮芍药草，兼寒姜入热芩增。

凉胎饮用芍黄芩，生地当归白茯苓，枳壳甘草与石斛，胎因内热不安斟。

固胎煎治胎屡堕，胎元不固肝脾火，阿胶陈皮缩砂仁，黄芩白术当归芍。

殿胞煎是产后方，儿枕疼时治效良，当归川芎炙甘草，茯苓肉桂量相当。虚寒脉细加姜炒，血热桂删酒芍襄。

滑胎煎用地归芎，杜仲怀山枳壳同，临月妊娠宜常服，气虚参术可增充。

脱花（煎）临盆用催生，产难速用莫因循，芎归肉桂车前（牛）膝，还有红花郑重增，胎死腹中（朴）硝可入，气虚困剧益人参。

九蜜（煎）功超岩蜜汤，（细）辛（吴）萸归地芍干姜，茯苓肉桂炙甘草，产后虚寒腹痛尝。

清化饮疗产后热，阴虚血热妄而行。麦冬芍药丹皮（石）斛，生地黄芩白茯苓。

毓麟珠补妇人虚，带浊腰酸瘦不支。参术苓甘归地芍，（鹿）角霜杜仲蜀椒（菟）丝。丸如弹子空心服，效速何愁膝下无。腹痛经迟加故（纸）桂，先期地（骨）断火能除。

阳痿精衰赞育（丹）宜，山萸杜仲枸（仙）灵脾，蛇床归地仙茅术，巴（戟）韭（子）苁蓉附桂依。虚寒无子宜温补，或入参茸效更奇。

柴归（饮）痘疮疑似用，是邪是痘总相符，柴胡归芍甘荆芥，邪在阳明证却虚。

疏邪（饮）痘疹热初萌，气血无亏用此烹，柴芍苏甘荆芥穗，较之升葛效和平。

凉血养荣（煎）痘症方，血虚血热证偏阳，阴虚热渴地红赤，生地黄芩芍药当（归），地骨红花甘紫草，渴加花粉热柴（胡）商。

柴葛（煎）痘疹表里热，干葛柴胡芍药芩，甘草连翘清散剂，功能解毒不伤阴。

搜毒（煎）黄芩地骨皮，木通紫草鼠（粘）蝉衣，连翘芍药水煎服，痘疹纯阳色紫鳌。

六物（煎）四物（地归芍芎）加参草，痘疹临床气血虚、见点痘浆迟不贯，或加芪桂效尤殊。

六气（煎）黄芪肉桂参，当归白术炙甘临，痘疮陷痒气不足，寒战咬牙须补荣。

九味异功（煎）归地（干）姜，参芪（炙）甘桂附（子）丁香，痘疮倒陷虚寒甚，吐泻腹疼战栗尝。

透邪煎适疹初期，用药须防误病机，惟有此方为稳妥，荆防归芍草升咀。

牛膝煎为截疟方，当归牛膝橘皮匡，病邪已散微虚证，酒浸一宵加水浆。

何人（饮）截疟效如神，气血俱虚苦不胜，久疟急煎能即止，人参归首（乌）橘（皮）（煨生）姜斟。

追疟（饮）当归何首乌，青陈半夏草柴胡，尚非气血全虚证，屡散无功此可符。

木贼（煎）青皮半夏苍，再加厚朴与槟榔。疟由痰湿形犹实，药截唯宜用此方。

牙皂（散）能疗胃痛剧，诸方不效施宜急，皂烧烟到将尽时，研末一钱酒调服。

荔香散治疝为疼，气分之邪治有功，荔核大茴末酒服，小肠气痛服亦松。

豕膏冷服猪板油，嗌内猛疽治即瘳。肺热暴喑亦可用，兑和白蜜炼膏收。

伤寒结胸罨法奇，葱姜萝卜捣如泥，中气若虚攻不可，此药罨之从外医。

连翘金贝（煎）治痈毒，发在肺腑乳胸间，贝母银花夏枯草，公英翘壳与红藤。

连翘归尾（煎）金银花，红藤甘草酒煎佳，一切无名痈毒用，丹毒流火火邪赊。

桔梗杏仁（煎）治肺痈，夏枯百合贝红藤，阿胶枳壳连翘麦，甘草银花共煮吞。咳吐脓痰中带血，胸间还觉痛沉沉。

当归蒺藜（煎）地芍芎，芷甘荆芥首乌（防）风，痈疽疮疹血气少，非有实邪而肿疼。

芍药蒺藜（煎）龙胆草，栀芩泽泻（生）地木通，通身疮疹缘湿热，下部㶫红有异功。

降痈（散）土贝野菊花，薄荷用叶茅根加。痈毒未成敷即散，已成可敛效堪夸。若为深固坚顽者，另有一方用之佳，脑荷南星土贝母，石灰朴硝研敷搽。

百草（煎）山间野草分，不拘品类重香辛，毒能解毒香行气，煎取浓汤热熨蒸。

螵硝散是外敷方，毒水淋漓湿澜疮，研细海蛸与（人）中白，草煎汤洗后掺良。

肠痈秘方用红藤，酒煎一两午前斟，午后紫花地丁服，腹疼已止再除根，当归蝉蜕僵蚕石（蝎蚆），（天）龙（大）黄蜘蛛为散吞。

槐花蕊治杨梅疮，下疳采用亦良方。槐蕊三钱清酒服，服至二斤保永康。

飞丹散治风寒湿，脚腿生疮湿下注。飞丹水粉与中黄，轻粉末掺盖油纸。

外科棉花疮点药，杏仁轻粉等分末，敷于疮上有奇效，二三日后痂即脱。

鸡子黄连（膏）治火眼，暴红疼痛热尚浅，鸡子一枚取其清，掺入黄连一钱研，箸搅数百成浮沫，倾出清液频频点。

金露散治目翳障，海螵（硝）月石天竺黄，炉甘童便浸研细，临用再加龙脑香。

二辛煎治阳明火，口舌牙根痛莫当，一两石膏三钱（细）辛，水煎漱后搽三香（散）。

冰玉散治牙疳痛，牙宣喉痹皆堪用，石膏月石龙脑香，再入僵蚕为末共。

冰白散治口舌糜，人中白与杏仁泥，再加铜绿与冰片，走马牙疳效亦奇。

代匙散用治喉痹，月石石膏皂角灰，粉草脑荷僵蚕（冰）片，胆矾共研管频吹。

三香散治牙根肿，丁香冰片与蜀椒，为末敷于疼痛处，即时痛止肿亦收。

熏疥（方）朱砂与银朱，雄黄木别大枫施。艾铺卷筒长二寸，疥疮搔洗后熏之。

杖丹（膏）黄占猪板油，轻粉水银冰片收，竹纸摊贴热即换，轻者随愈重旬瘳。

银朱烟治发生虱，诸疮用之亦甚适，朱揩厚纸燃碗中，上覆一碗水涂湿，稍留隙缝烟内腾，着碗取涂毡盖覆。

雷火针方白芷芎，细辛独活乳丁松（香），桂枝皂（角）枳（壳）穿山甲，杜没硫雄艾麝同。

疥癣光疗疥癣疮，水银麻油和松香。三味研膏入药后，枯矾樟脑与硫黄。

固齿将军散大黄，青盐杜仲研如霜，每日清晨擦齿漱，牙疼糜烂火为殃。

鹅掌疯有四条方，第一猪胰花椒洒；第二麻油熬白砒，取油搽之火烘手；第三生葱花椒醋，罐盛汤冲熏良久；第四谷树叶汤洗，柏白油搽干洗又。

秘传水银（膏）黄柏连，（大）黄雄（黄）黛胆（矾）腻（粉）人言，铜（青）（儿）茶枯矾大枫子，珍珠冰片共磨研。番打（麻）水银后加入，量人体质定分钱。梅疮疯毒久不愈，此膏外擦口流涎。内服药方宜败毒，短期痊愈效如仙。

二十四味败毒散，归芎二地芍防风，栀连知柏桔（梗）甘（防）己，羌独陈（皮）翘芷木通，荆芥薛皮牛膝苡，银花再入土苓丰（干者四两，鲜者半斤），水银膏外此内服，内外兼施无量功。

臁疮隔纸膏飞丹，乳没黄占冰（片）腻（粉）铝（粉），先煮麻油后下药，膏成摊纸孔多穿。

完疮散治疮不敛，粉草滑石石脂飞。掺上或调麻油用，烂疮着手即春回。

《新方八阵》共一百八十六方。

二、胸腹诸痛

胸腹诸痛之治疗，中医止痛既不用镇静药，更不用麻醉药，要诊到病之所在，然后治之，病除痛自止。此为从根本着手的彻底方法。师临床取法于陈修园时方妙用，效果甚好，故师照时方妙用略予增损，分出类型治疗，并编作歌诀，以便记忆。

1. 按病证分型

（1）气痛：气能致痛，其痛游走不定，有时注在一处，有时又移至他处而痛，排气觉舒，脉沉涩，舌苔白。用四七汤或百合汤（百合、乌药），或柴胡疏肝散。

歌诀：气痛脉象涩而沉，气滞四七百合斟，或用柴胡疏肝散，气得宽舒痛即平。

（2）血痛：其痛如刺，常有定处，拒按，按之痛甚，或寒热往来，或大便黑，脉浮沉俱涩，舌质绛或见瘀点。用失笑散、拈痛散（五灵脂、元胡、没药、香附，一方用草果，如内出血忌之）；便黑用三一承气汤（大承汤加甘草）。

歌诀：血痛如刺痛不移，内如出血便黑稀，失笑拈痛可选用，釜底抽薪承气宜。

（3）痰痛：痰痛即饮痛，实际为肺积水或肋膜积水。常见有咳嗽、痛连胁下、或亦有游走现象，脉滑，舌苔滑湿。宜用十枣汤，然时下大都避用峻剂，可用二陈汤加白芥子、瓜蒌、牙皂或滚痰丸。

歌诀：脉滑痰痛肋积水，痛连胁下咳频频，或是游走无定处，十枣、二陈、滚痰灵。

（4）火痛：内有实热，胸腹疼痛，时痛时止，口渴便秘，身热面赤，脉数苔黄，用金铃子散、丹参饮（丹参、砂仁、檀香），或越桃散（焦栀、高良姜）。

歌诀：实火脉数渴便秘，面赤时痛或时休，金铃子散丹参饮，或用越桃散亦瘳。

（5）寒痛：其痛绵绵不止，心下喜按，得食稍宽，或吐清涎，手足俱冷，脉迟细，舌苔白润。宜用理中汤加附子、当归、肉桂、木通、吴茱萸。

歌诀：寒痛迟微手足寒，绵绵不止吐清涎，宜用理中加附子、当归、肉桂木茱攒。

（6）虚痛：悸痛，痛而心下悸，喜按，得食少愈，二便清利，脉象虚细，舌苔薄白。宜用归脾汤加石菖蒲，或用当归补血汤加肉桂4.5克。

歌诀：虚痛悸痛脉虚细，心悸喜按得食舒，二便清利归脾治，加入3克石菖蒲，当归补血亦可用，温寒加桂3克余。

（7）注痛：入山林古庙古墓，及感一切异气而痛，语言错乱，其脉乍大乍小。宜平胃散加藿香6克、木香3克、麝香0.2克。

歌诀：注痛山林异气侵，平胃麝香木藿增。

（8）虫痛：其痛忽来忽止，闻甘肥之气更痛，按摩稍止，唇红，舌上有白花点，脉如平人。宜理中汤去甘草加附子3克，乌梅3枚，川椒、黄连各4.5克，黄柏、当归各3克，水煎服。

歌诀：虫痛唇红舌见点，时休时痛按摩轻，理中去草加附子，连柏椒归梅桂匀。

（9）食痛：饮食失节，胃痛，嗳腐吞酸，恶食腹胀，或有一条扛起，脉实而滑，舌苔厚腐。宜用平胃散加麦芽、山楂、半夏各6克，胀甚者再加莱菔子9克，水煎服。

歌诀：食痛缘由过食成，吞酸嗳腐痛沉沉，平胃散加楂麦夏，胀甚再将菔子增。

2. 按部位分型

（1）胸口痛：胸口痛为鸠尾下胃上端疼痛，古称心痛，为心胞之络不能旁达于脉之故。宜用加味香苏散（紫苏梗、陈皮、香附、甘草、当归、元胡、木通、桂枝）。

歌诀：胸口痛缘络不通，香苏加味桂归同，元胡散结通通络，水酒煎熬力更雄。

（2）胸膈痛：痛在胸膈上端，乃上焦失职，不能如雾之溉，故成胸痹而痛。宜用百合汤加味。

歌诀：心脉上端胸膈痛，15克百合贝9克，蔻仁4.5克蒌乌倍，薤白24克共水煎。

（3）膺胸痛：胸膈之下，两乳中间，名曰膺胸。此处疼痛，乃肝血内虚，气不充于期门，致冲任之血从膺胸而散则痛。宜用丹参饮半剂加当归15克，白芍、银花各9克，红花、续断各3克，水酒各半煎。

歌诀：胸膈之下两乳间，膺胸作痛主疏肝，方宜半剂丹参饮，归芍银红续断攒。

（4）中脘痛：中脘作痛，手不可近，为内外不和，外则寒气凝于皮毛，内则浊垢停于中脘。当审其体之虚实而施治，以灯火当痛处爆十余点，则寒去而内外通，便痛瘥。若灯火爆后痛仍不止，实者宜五积散；虚者宜加味香苏饮，即香苏饮合当归四逆汤加吴茱萸；虚甚者去紫苏加黄芪，汗多者再加附子。

歌诀：膺胸之下中脘痛，内停浊垢外寒凝，若施灯火无良效，虚人当归四逆应，加萸再合香苏饮，虚甚除苏芪必增，汗多加附 4.5 克，实者五积可称心。

（5）中脘下痛：中脘之下，当阳明胃土之间，时觉疼痛，以手按之痛稍减，此中土内虚故也。宜香砂六君子汤加干姜，或用附子理中汤。

歌诀：中脘之下属阳明，疼痛中虚按稍平，附子理中为适剂，或用理中合六君。

（6）乳下痛：乳下两旁，胸骨尽处痛，为上下阴阳不和，少阳枢转不利之故。宜逍遥散加生姜 4.5 克，倍用柴胡。

歌诀：胸骨尽处乳下旁，疼痛逍遥是的方，再加生姜柴倍用，少阳枢转霍然康。

（7）大腹痛：大腹属足太阴脾，痛在内而缓，为中土虚寒，宜理中汤倍人参；痛兼内外而急，为脾络不通，宜理中汤倍干姜，若不应，再加肉桂、木通。

歌诀：大腹痛属太阴脾，内缓理中倍参宜，痛兼内外双重急，倍用干姜不用疑，若还不应加通桂，温寒通络治功奇。

（8）脐左右痛：脐左右痛，为冲脉病，当用血分之药，使胞中之血通达肌表则痛止，当归四逆汤加吴萸，或用四物汤去地黄加肉桂 3 克，黄芪、生姜各 9 克、炙甘草、红花各 3 克水酒煎服。

歌诀：脐旁左右属血分，止痛当归四逆汤，并加姜黄水酒半，又方四物去地黄，加桂生芪炙甘草，红花钱许引生姜。

（9）脐中痛：痛不可忍，喜按者，为肾气虚寒，宜通脉四逆汤加白芍 9 克；若脉沉实，口中热渴，腹满拒按，大便秘结，宜三一承气汤。

歌诀：脐痛喜按肾虚寒，通脉四逆白芍攒，实沉口渴腹拒按，便秘承气加生甘。

（10）脐下痛：脐下属少阴水脏，因太阳水腑不得阳热之气以施行，致阴寒凝而作痛。少阴水脏虚寒，用真武汤温之；太阳水腑虚寒，用桂枝汤加附子、茯苓温之。

又有火逼膀胱，小便不利而痛，宜五苓散。

阴虚阳气不化，小便点滴俱无，胀痛者宜通关丸。

歌诀：脐下作痛属少阴，水脏虚寒真武温，太阳水腑虚寒者，桂枝汤加附茯苓，又有火逼膀胱腑，小便不利痛沉沉，治宜施用五苓散，通关丸证另求征，小便不行还胀痛，阴虚不化是原因。

（11）少腹痛：少腹为足厥阴肝脏之部，其痛属厥阴肝气不合胞中之血而上行，肝脏不虚者，宜香苏饮加柴胡9克，当归、白芍各9克、橘叶3片；肝虚者，宜乌梅丸，以米饮送下9克，一日3次。

歌诀：小腹两旁少腹疼，厥阴肝气逆而行，肝脏不虚香苏饮，归芍柴胡橘叶增，肝虚宜用乌梅（丸）治，米饮送下日三吞。

（12）季胁痛：两旁季胁痛，为肝虚，宜当归四逆汤加阿胶，四君子汤去白术加当归、粳米，与乌梅丸互服；两胁之上痛，为少阳之气不和，宜小柴汤去枣加牡蛎、青皮。

歌诀：两旁季胁肝虚痛，当归四逆入阿胶，四君去术归粳益，乌梅互服效功高，两胁之上少阳气，小柴去枣牡青疗。

从部位分症，有十二型，此为高士宗医学真传，陈修园节录，师略加修改，并作歌附之。师对中脘痛手不可近，用灯火爆之，实者用五积散，虚者用香苏饮合当归四逆汤，认为要审慎采用，手不可近，应为炎症，宜用半夏泻心汤、清中汤之类，全投温剂，恐引起溃疡或内出血。

临床遇有脘痛患者，如善饥，不食则痛，为胃酸过多，宜用乌贝散、左金丸之类。然饥而欲食亦有虚证，其痛不甚，唯嘈杂难受而已，实证不食则剧痛。

胸腹痛症甚多，不善辨证，即不能显效。

三、时病论方歌

时病论，清衢州雷丰（少逸）撰。所谓时病，是指四时六气为病，非全谓温疫也。全书以《内经》"冬伤于寒，春必病温；春伤于风，夏生飧泻；夏伤于暑，秋必痎疟；秋伤于湿，冬生咳嗽"四语为纲，先论病，次载拟用诸法。

所拟诸法，都简约不杂，疗效甚好。十余年前，师之好友奚南薰兄曾言惜无人将其作为歌诀，师当时表示愿意为之。后数月，师将歌作成，而老友已病逝。奚兄墓木已拱，兹将歌诀付印，顿起怀念，雍容之度，如在目前。

辛温解表法：

辛温解表用防风，桔梗杏仁陈豉葱，初见春温为适剂，邪如抵胃不为功。

凉解里热法：

舌苔化燥黄焦现，的是温邪抵胃中，凉解里热天花粉，豆卷芦根草石（膏）同。

清热解毒法：

舌绛神昏谵齿燥，热入阳明营分间，清热解毒二参（西洋参、玄参）（绿）豆，连翘银（生）地麦冬餐。

解热息风法：

手足瘛疭脉弦数，是缘热极忽生风，解热息风钩藤菊，羚羊生地麦门冬。

祛热宣窍法：

邪窜心包昏不语，祛热宣窍有神功，犀角连翘菖贝母，牛黄至宝可增充。

辛凉解表法：

辛凉解表薄荷蝉，豆豉前胡蒌鼠粘，口渴再加天花粉，热侵营分另方煎。

清凉透邪法：

清凉透邪用石膏，竹叶芦根淡豉翘，绿豆取衣煎水服，病温无汗此方疗。

清热保津法：

病温有汗用何方，清热保津功效良，生地麦冬鲜石斛，连翘参叶栝蒌襄。

清凉荡热法：

谵言壮热脉来大，热入三焦白虎疗，清凉荡热参翘草，生地知粳（米）并石膏。

润下救津法：

苔燥渴谵脉实沉，热侵胃府病邪深，润下救津玄地麦，大黄甘草与元明。

清凉透斑法：

温毒发斑为胃热，色红邪透不须惊，清凉透斑为妙法，石膏甘草鲜芦根，银翘豆卷新荷叶，神昏再加犀玄参。

解肌散表法：

此方即是桂枝汤，风邪伤卫服之良，桂枝白芍与甘草，药引还须用枣姜。

微辛轻解法：

微辛轻解苏薄荷，桔梗牛蒡瓜蒌和，加以橘红喜轻透，冒风鼻塞即时瘥。

顺气搜风法：

顺气搜风治中经，半身不遂病伤筋，天麻甘菊紫苏草，乌药参条（木）瓜与陈（皮）。

活血祛风法：

活血祛风中络方，眼歪肤木芍芁桑（叶），鸡血藤胶能活络，归芎橘络共煎尝。

宣窍导痰法：

宣窍导痰中脏腑，痓来昏倒邪深入，菖蒲远志天竺黄，瓜蒌（僵）蚕杏皂炭煮。

两解太阳法：

两解太阳治风湿，头耳重痛小便艰，羌防苓泻生薏苡，桂枝桔梗七味攒。

培中泻木法：

培中泻木术（白）芍陈，防风甘草白茯苓，吴萸炮姜新荷叶，泻和风痢此沾唇。

补火生土法：

补火生土附桂（菟）丝，（益）智仁故纸与吴萸，莲肉芡实共八味，久泻原须补火虚。

暖培卑监法：

暖培卑监潞党参，二（苍白）术苓甘与葛根，炮姜益智能温土，虚寒泻痢此方斟。

补中收脱法：

补中收脱气陷虚，肛门下脱痢无时，东（洋）参芪术诃黎勒，芍草榴皮粟壳俱。

通利州都法：

通利州都泽茯苓，车前苍术滑通梗，身疲水泻俱宜用，第一功能去湿淫。

清凉涤暑法：

清凉涤暑扁通蒿，滑石甘苓瓜翠翘，暑泻稠黏小便赤，渴烦面垢又高烧。

化痰顺气法：

化痰顺气半夏陈，木香厚朴草（生）姜苓，痰多气闭为疟泻，服此痰消气亦行。

楂曲平胃法：

楂曲平胃神曲楂，朴陈苍术草（脛）脛佳，食伤作泻宜煎服，亦可方中用麦芽。

清痢荡积法：

清痢荡积用（木）香（黄）连，枳壳生军苓芍兼，甘草葛根鲜荷叶，渴烦溺赤热如煎。

温化湿邪法：

温化湿邪寒湿聚，酿成清痢胸成痞，溺白藿香厚朴陈，苍术蔻衣甘草益。

调中开噤法：

调中开噤痢不食，脾虚噤口兼热滞，黄连半夏广藿香，西党石莲陈米煮。

调中畅气法：

调中畅气芪术参，陈皮炙甘草腹皮增，木香荷叶沁脾气，泻痢中虚服最灵。

祛暑解毒法：

祛暑解毒用夏（茯）苓，黄连滑石草翘银，（绿）豆衣参叶同煎服，受暑热如刺在身。

增损胃苓法：

增损胃苓滑藿香，朴陈泽泻（猪茯）二苓苍，腹疼水泻渴尿短，暑湿之邪入胃肠。

清暑开痰法：

中暑犹如矢中人，清暑开痰法最灵，香薷扁朴黄连杏，荷梗益元半夏陈。

却暑调元法：

却暑调元元气伤，暑侵热盛正宜匡，东洋参麦（茯）苓甘（粳）米，半夏石膏滑石襄。

清离定巽法：

清离定巽治风方，抽搐缘由热过张，连翘竹叶元参（生）地，木瓜钩藤与菊桑（叶）。

清宣金脏法：

清宣金脏清肺金，川贝牛蒡瓜（蒌）杏仁，桔梗兜铃枇桑叶，咳兼胸闷热邪深。

甘咸养阴法：

甘咸养阴治阴损，热伤血络咳频频，潮热阿胶龟（板）（生）地牡（丹皮），旱莲淡菜与女贞。

治乱保安法：

治乱保安木藿香，夏（茯）苓乌药伏（龙肝）砂（仁）苍（术），夏秋霍乱吐又泻，腹中绞痛痛非常。

挽正回阳法：

挽正回阳治中寒，肢寒吐泻脉微探，东洋参术（茯）苓（炮）姜桂，附片吴萸与粉甘。

芳香化浊法：

芳香化浊佩藿香，腹朴半陈荷叶襄，暑湿温邪胸痞闷，诸痧秽湿服之康。

329

金水相生法：

金水相生补肺肾，神昏夏痉汗而烦，身疲久咳元参麦（冬），五味东洋（参）知（母）炙甘。

二活同祛法：

二活同祛羌独活，防风苍术细辛甘，生姜3片加为引，风雨连朝受湿干。

清营捍疟法：

清营捍疟治暑疟，恶寒壮热渴饮频，连翘竹叶青蒿翠（西瓜翠衣），青皮扁豆（衣）与黄芩。

辛散太阳法：

辛散太阳桂羌防，甘草前胡豉枣姜，去湿要除桂与豉，再加厚朴及茅苍。

宣透膜原法：

宣透膜原果朴榔，芩甘藿夏引生姜，热寒似疟苔白滑，邪遏膜原第一方。

和解兼攻法：

和解兼攻柴夏芩，元明（粉）枳（壳）（甘）草熟川军，病因里积生寒热，疟疾淹缠服若神。

甘寒生津法：

甘寒生津治瘅疟，但热无寒欲呕恶，（生）地麦（冬）连翘竹叶（石）膏，蔗浆梨汁（北）沙参合。

宣阳透伏法：

湿温腹满胫寒冷，邪遏中阳要透宣，宣阳透伏苍姜附，蔻朴陈皮大腹兼。

驱邪避祟法：

驱邪避祟治鬼疟，乍大乍小脉来奇，茯苓苍术龙骨木（香），柏实（子仁）菖蒲桃叶医。

补气升阳法：

补气升阳治气虚，胃呆寒热汗濡濡，（党）参芪于术陈皮草，姜枣归升与柴胡。

营卫双调法：

营卫双调脉弱濡，洒寒烘热疟劳虚。（潞）参芪白芍当归草，护卫还须入桂枝。

双甲搜邪法：

双甲搜邪三日疟，久缠不愈补阴阳，首乌二甲（山甲、鳖甲）当归桂（枝），木贼东（洋）参鹿角霜。

清宣温化法：

清宣温化（瓜）蒌杏仁，荷（叶）佩（连）翘荷合二陈，初见湿温宜用此，再加豆（卷）朴效如神。

宣疏表湿法：

宣疏表湿用苍防，藿缩芁陈甘草姜，晴霁湿蒸晨雾重，人如冒触用斯方。

辛热燥湿法：

先伤于湿后伤寒，头汗拘挛转侧难，脉缓近之身剧痛，一经辛散去如拈，辛热燥湿苍防芷，独羌草蔻与姜甘。

苦温平燥法：

苦温平燥治燥侵，畏寒无汗稍头疼，咳而鼻塞痰偏少，荷叶陈皮与枣仁，荆芥桂枝与白芍，桔前宣气苦兼清。

松柏通幽法：

松柏通幽治燥结，便难糟粕踞于肠，冬葵松（仁）柏（仁）（火）麻瓜（蒌）蕤，大腹桔梗冲蜜尝。

加味二陈法：

加味二陈治痰多，夏陈苓草杏仁和，再加生苡姜2片，冲入饴糖咳自瘥。

温润辛金法：

温润辛金治干咳，胁疼咽痒却无痰，松仁百部款冬（紫）菀，冰糖陈皮叭杏仁。

清金宁络法：

清金宁络燥更深，咳红火盛致喉疼，麦冬玉竹元参（生）地，旱莲二叶（桑杷）北沙参。

甘热祛寒法：

甘热祛寒性大温，寒邪直中在三阴，干姜附子吴萸（炙）草，拒格须防冷服宁。

四、傅青主女科方选歌诀

定经汤，治月经先后无定期。

定经归地芍柴胡，荆芥怀山苓菟丝，经水愆期来不定，要舒肝肾莫踌躇。

活胃饮：治妇人恼怒之际，饮食难进。

活胃苍术果砂仁，川楝怀山栀子增，生姜为引能扶土，怒余食少可煎斟。

清经汤：治经来先期量多。

清经地骨牡丹皮，熟地青蒿芍药需，黄柏茯苓滋水剂，月经先至量多宜。

两地汤：治月经先期仅数点。

两地（汤）地骨生地黄，玄麦阿胶芍药襄，经水先期偏量少，惟宜补水致平康。

宣郁通经汤：治经水未来，腹先痛，及来多为紫黑血块。

宣郁通经归芍柴，丹栀白芥郁金偕，黄芩甘草与香附，经前腹痛血如炙。

调肝汤：治经后少腹痛。

调肝山药芍当归，巴戟山萸甘草偎，更用阿胶滋养血，腹疼经后法宜培。

清骨滋肾汤：治骨蒸夜热，遍体火焦，口干舌燥。

清骨滋肾（汤）地骨丹，玄麦沙参五味掺，术斛水煎治阴损，骨蒸夜热口唇干。

救损安胎汤：治妊娠失足损伤，致伤胎气，腹痛。

救损安胎地芍归，参苏（木）乳、没术甘随，妊娠跌仆伤胎气，服此平安可渡危。

完带汤：治白带下。

完带白术与怀山，白芍车前苍术甘，荆芥陈柴疗白带，健脾去湿亦和肝。

易黄汤：治黄带下。

易黄汤治带下黄，芡实怀山白果襄，黄柏车前轻用好，健脾降火正无伤。

清肝止淋汤：治赤白带下，似血非血。

清肝止淋归芍地，阿胶黑豆丹牛膝，柏皮香附枣 10 枚，治带淋漓如血液。

加减逍遥散：治青带下。

加减逍遥芍茯苓，茵陈甘草栀子陈，带如豆汁色青绿，质甚稠黏气臭腥。

温脐化湿汤：治经水将来，三五日前，脐下痛如刀刺，所下如黑豆汁，宜利湿温寒。

温脐化湿巴戟天，苓术怀山扁豆莲，白果水煎性温利，经前脐下痛如拈。

年谱

1914 年	11 月 1 日诞生于湖南省湘潭马公堰。
1929 年	随外祖父彭公文彩习医。
1938 年	独立为乡人诊病，成为乡村最年轻之医生。
1939 年	因习外科喉科，曾拜马扬武先生为师，马公教授炼丹技法，后因时局多变，流离转徙，未曾炼用，常感惋惜。
1947 年	参加中医师考试及格。
1951 年	入台湾，由何键先生介绍拜访中医界领袖覃勤（醒群）先生，未久即正式执弟子礼，拜其为师。
1952 年	5 月 15 日经台北市政府批准，在厦门街开业。
1956 年	考试院聘任为中医师襄试委员，后聘为典试委员6 次。
1972 年	中国医药学院聘为董事会董事。
1975 年	中国医药学院聘为兼任教授。
1975 年	教育部聘为医学教育委员会常务委员。

1978 年　中国医药学院聘为专任教授，兼中医系主任。

1984 年　兼任中国医学研究所所长。

1990 年　聘为中国医药学院副院长。

1992 年　退休，专心著作。